Hendrik van der Velde

Fysiotherapie en medicatie

Hendrik van der Velde

Fysiotherapie en medicatie

Medicijngebruik en implicaties voor fysiotherapeutisch handelen

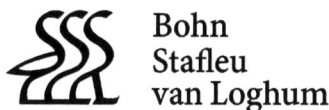
Bohn
Stafleu
van Loghum

Houten 2016

ISBN 978-90-368-0470-7   ISBN 978-90-368-0471-4 (eBook)
DOI 10.1007/978-90-368-0471-4

© 2016 Bohn Stafleu van Loghum, onderdeel van Springer Media BV
Alle rechten voorbehouden. Niets uit deze uitgave mag worden verveelvoudigd, opgeslagen in een geautomatiseerd gegevensbestand, of openbaar gemaakt, in enige vorm of op enige wijze, hetzij elektronisch, mechanisch, door fotokopieën of opnamen, hetzij op enige andere manier, zonder voorafgaande schriftelijke toestemming van de uitgever.

Voor zover het maken van kopieën uit deze uitgave is toegestaan op grond van artikel 16b Auteurswet j° het Besluit van 20 juni 1974, Stb. 351, zoals gewijzigd bij het Besluit van 23 augustus 1985, Stb. 471 en artikel 17 Auteurswet, dient men de daarvoor wettelijk verschuldigde vergoedingen te voldoen aan de Stichting Reprorecht (Postbus 3060, 2130 KB Hoofddorp). Voor het overnemen van (een) gedeelte(n) uit deze uitgave in bloemlezingen, readers en andere compilatiewerken (artikel 16 Auteurswet) dient men zich tot de uitgever te wenden.

Samensteller(s) en uitgever zijn zich volledig bewust van hun taak een betrouwbare uitgave te verzorgen. Niettemin kunnen zij geen aansprakelijkheid aanvaarden voor drukfouten en andere onjuistheden die eventueel in deze uitgave voorkomen.

NUR 890
Basisontwerp omslag: Studio Bassa, Culemborg
Automatische opmaak: Crest Premedia Solutions (P) Ltd., Pune, India

Bohn Stafleu van Loghum
Het Spoor 2
Postbus 246
3990 GA Houten

www.bsl.nl

Voorwoord

De eerste stappen tot het schrijven van dit boek zijn meer dan zeven jaar geleden gezet en ontstonden uit een gevoel van onvrede over het gebrek aan kennis over de geneesmiddelen die mijn patiënten innemen en welke consequenties dit heeft voor het handelen van de fysiotherapeut. Hier en daar heb ik in het verleden aantekeningen gemaakt wanneer ik informatie over medicijngebruik in relatie tot fysiotherapie tegenkwam. Deze krabbels in mijn schriften gingen in de loop van de tijd over in serieuze zoekacties en gaandeweg ontstonden serieuze vellen tekst met belangrijke informatie. Zoals iedere reis begint met een eerste stap, zo ook is deze reis lang geweest, maar vooral leerzaam, boeiend en fascinerend. Na het schrijven en herhaaldelijk teruglezen van dit manuscript, is het specifiek uitvragen van medicijngebruik een standaardonderdeel van mijn screeningsproces en anamnese geworden. De informatie die de fysiotherapeut verkrijgt over de specifieke toepassing van medicijnen, vergroot de patiëntveiligheid, geeft bruikbare informatie over de patiënt die anders dikwijls niet achterhaald zou worden en maakt de fysiotherapeut tot een speler van grote waarde in de gezondheidzorg omdat hij een signalerende rol kan gaan vervullen bij medicijngerelateerde klachten. Het is bijzonder te noemen dat een professie die pretendeert een belangrijk onderdeel te zijn van de gezondheidszorg in Nederland tot op heden nog geen aandacht in zijn opleiding heeft besteed aan het onderwijzen van basale farmacologische kennis of van de implicaties die het gebruik van medicijnen heeft op het fysiotherapeutisch handelen. Het boek dat voor u ligt heeft niet ten doel om fysiotherapeuten deskundigen te maken op het gebied van de farmacologie; het is vooral bedoeld om een basale farmacologische kennis op te doen, afdoende voor en specifiek gericht op het uitoefenen van het beroep fysiotherapie. Tevens is het bedoeld om patiëntveiligheid te bevorderen in die gevallen dat fysiotherapie en farmacologie elkaar tegenkomen. De fysiotherapeut leert potentiële medicamenteuze risico's te signaleren, te beperken en waar mogelijk te omzeilen. Hij zal door zijn nieuw verkregen kennis op een adequaat niveau potentiële problemen van het medicijngebruik kunnen bespreken met de arts en de patiënt en wellicht op den duur door de arts als een medeobservator van medicatieveiligheid en therapietrouw gezien worden.

Dit boek is een samenstelling van relevante farmacologische informatie uit een breed assortiment van bronnen en is opzettelijk eenvoudig gebleven in taalgebruik om de drempel tot het betreden van de farmacologische wereld laag te houden. Wellicht dat ook diverse andere disciplines die raakvlakken hebben met de fysiotherapie, dit boek zullen waarderen. Vanzelfsprekend kan gedacht worden aan Mensendieck- en Cesartherapie, maar wellicht dat ook sportartsen, huisartsen, sportinstructeurs of trainers dit boek als een verrijking van hun arsenaal in de boekenkast zullen zien. Voor zover als bekend, is dit boek het eerste in zijn soort van Nederlandse makelij. Het boek zal hopelijk inzicht geven in de mogelijke consequenties van medicijngebruik op het fysiotherapeutisch handelen. Mocht de lezer aan- of opmerkingen hebben bij hetgeen hij gelezen heeft in deze publicatie, dan zijn constructieve commentaren zeer welkom.

Dankwoord

Dit boek is mede tot stand gekomen door het geduld dat mijn gezin met mij heeft gehad gedurende het schrijfproces, de vergevingsgezindheid van mijn vrienden en familie voor het verwaarlozen van sociale contacten, de tips en aanwijzingen van enkele pientere collega's, mentale sparringsessies met ingewijden, de feedback van een select aantal fysiotherapeuten en de internet-, software- en computerskills van een enkeling. Bepaalde namen *moeten* hierbij genoemd worden: Jessica van der Velde, Nico Mollema, Paul Nijssen, Henk Salden, Henny van Abswoude, Baukje Wiersma, Hans de Roos, Helma de Haan en Alle Sterk.

Voor mijn liefhebbende vrouw Jessica, mijn prachtige dochter Mirthe en mijn stoere zoons, Jeffry en Barry.

Hendrik van der Velde
Harlingen, juli 2015

Disclaimer
Voortschrijdende inzichten verbeteren reeds bekende fenomenen. Nieuwe ontdekkingen worden ontgonnen uit de accumulerende kennis van heden en verleden en doodlopende paden worden verlaten. Ondanks de grootst mogelijke zorg en inspanning die aan de productie van dit boek is besteed, wordt de lezer aangeraden om de meest recente informatie ter harte te nemen betreffende medicijnen, middelen, therapieën, producten, ingrepen en onderzoeken om de gegevens uit dit boekwerk te verifiëren. De auteur erkent op geen enkele manier aansprakelijkheid voor eventuele schade die voortkomt uit het toepassen van informatie die verkregen is uit dit boek.

Inleiding: farmacologie en fysiotherapie

De toenemende autonomie en professionele verantwoordelijkheid van de fysiotherapeut, ontstaan door de introductie van de Directe Toegankelijkheid Fysiotherapie (DTF), vereist van de huidige fysiotherapeut dat hij zijn medische kennis uitbreidt ten behoeve van het verantwoord zelfstandig werken. Deze uitbreiding betreft ook een bepaalde mate van farmacologische kennis, algemeen en specifiek voor de fysiotherapeutische setting. Kennis nemen van de farmacologie verbetert de expertise van de fysiotherapeut. Farmacologische kennis kan reeds toegepast worden in de screening en levert een schat aan informatie op in de anamnese, waardoor interventies veilig en doelgericht ingezet kunnen worden. Het boek biedt farmacologische informatie toegespitst op de fysiotherapeutische beroepsuitoefening. Veelvoorkomende medicijnen en middelen worden belicht, alsook veelvoorkomende aandoeningen waarbij medicijnen een rol spelen. De invloed van medicijnen op het fysiotherapeutisch handelen wordt belicht, en de invloed van fysiotherapie op de medicijnen. De ontwikkeling van farmacologische kennis zorgt voor een verbeterd inzicht in het geheel van de medische zorg rondom de patiënt, waarbinnen de therapeut dan adequater kan participeren. Het patiëntenoverleg met apothekers en artsen kan hierdoor een waardevolle nieuwe dimensie krijgen. De apotheker kan voor de therapeut een waardevolle bron van informatie gaan worden, wanneer de therapeut meer zicht krijgt op de invloed van medicatie op medische klachten, beperkingen en functioneren van de patiënt. Tevens vervult de therapeut voor de arts (en de patiënt) een belangrijke rol wanneer hij een signalerende functie uitoefent bij problemen die mogelijk in relatie staan tot het gebruik van medicatie.

> **Amerikaanse norm voor farmacologie in de opleiding tot fysiotherapeut**
> Farmacologie is een primair inhoudsgebied voor een opleiding tot fysiotherapeut, waarbij de volgende principes onderwezen horen te worden:
> - farmacokinetische principes;
> - dosisresponsrelaties;
> - toedieningswijzen;
> - versterking van transdermale absorptie van middelen;
> - absorptie en distributie;
> - biotransformatie en excretie;
> - factoren die farmacokinetiek beïnvloeden;
> - potentiële medicatie-interactie;
> - farmacodynamiek.
>
> Bron: American Physical Therapy Association (2012).

Sinds 2004 is farmacologie een vast onderdeel binnen de opleiding tot fysiotherapeut in de Verenigde Staten. Volgens de American Physical Therapy Association (APTA) is de huidige Amerikaanse fysiotherapeut dan ook bekwaam, bevoegd, competent en in aantal gevallen zelfs verantwoordelijk voor het management van de medicijnen die de patiënt gebruikt. De Amerikaanse therapeut inventariseert de middelen die zijn patiënt gebruikt en kijkt hierbij naar mogelijke medicatie-interactie, bijwerkingen, contra-indicaties, dosis en therapietrouw. Tevens is de Amerikaanse fysiotherapeut, volgens de APTA, bevoegd om bepaalde medicijnen die onderdeel zijn van de behandeling, toe te dienen en op te slaan in de praktijk.

De Nederlandse fysiotherapeut krijgt weinig tot geen farmacologische kennis mee vanuit zijn opleiding tot fysiotherapeut. Dit is bijzonder. De huidige geneeskunde bestaat voor een belangrijk deel uit het toedienen van medicatie voor allerhande aandoeningen en toch heeft een belangrijke discipline binnen de geneeskunde – de fysiotherapie – hier geen kennis van. Deze kennis is juist zo belangrijk, onder andere in het geval van polyfarmacie. Bijwerkingen van medicijnen kunnen zich onder andere uiten als musculoskeletale, neurologische, cardiovasculaire, respiratoire of dermatogene klachten. Medicijnen zijn naar alle waarschijnlijkheid de belangrijkste veroorzaker van musculoskeletale klachten van systemische oorsprong (Goodman en Snyder 2007).

Inhoud

1	**De ontwikkeling van medicijnen**	1
1.1	Geneesmiddelen	2
1.2	Geneesmiddelenonderzoek	2
1.2.1	Preklinisch onderzoek	2
1.2.2	Klinisch onderzoek	3
1.2.3	Financiering en patenten	3
2	**Farmacodynamiek en farmacokinetiek**	5
2.1	Farmacodynamiek	6
2.2	Agonisten en antagonisten	6
2.3	Farmacokinetiek	6
2.4	Farmacologische fasen	6
2.5	Biologische beschikbaarheid	7
2.6	Distributievolume	8
2.7	Toedieningsvormen	8
2.8	Toedieningswijzen	8
2.8.1	Oraal	8
2.8.2	Parenteraal	9
2.8.3	Via de slijmvliezen	9
2.8.4	Inhalatie	10
2.9	Klaring	10
2.10	Plasmahalfwaardetijd	11
2.11	Houdbaarheid	11
3	**Medicijnen in de fysiotherapiepraktijk**	13
3.1	Geneesmiddelen voor het houdings- en bewegingsapparaat	14
3.2	Farmacokinetiek en fysio- en oefentherapie	14
3.3	Manuele handelingen en farmacokinetiek	15
3.4	Klaring en oefentherapie	15
3.5	Thermische applicaties en farmacokinetiek	16
3.6	Medicijnen adviseren of voorschrijven	16
3.6.1	Nieuwe ontwikkelingen ten aanzien van het voorschrijven van medicijnen	17
3.6.2	Toedienen van medicijnen	17
3.6.3	Transdermale toediening van medicijnen	18
3.7	In geval van nood	18
3.8	Medicatieoverzicht	19
3.8.1	Actueel medicatieoverzicht	19
4	**Screening**	21
4.1	Screening en Directe Toegankelijkheid Fysiotherapie (DTF)	22
4.2	Screening na verwijzing	22
4.2.1	Communicatie met de arts	22
4.2.2	Screening naar systemen	23
4.2.3	Medicatieanamnese, screening en screening naar systemen	23

5	**De anamnese**	29
5.1	De medicatieanamnese	31
5.2	Wat vertellen de medicijnen over de casus?	31
5.2.1	Benoemen van aandoeningen	31
5.2.2	Signaleren van behandelrisico's, (relatieve) contra-indicaties en rode vlaggen	32
5.2.3	Camoufleren van symptomen	32
5.2.4	Signaleren van symptomen veroorzaakt door medicijnen	32
5.2.5	Signaleren van een mogelijk afwijkend en/of vertraagd behandelresultaat	32
5.2.6	Signaleren van een verlaagde belastbaarheid	33
5.2.7	Signaleren van behandelmogelijkheden	33
5.3	Vitale functies	33
5.3.1	Hartfrequentie	34
5.3.2	Hartritme	34
5.3.3	De kwaliteit van de hartslag	35
5.3.4	Hartfrequentie tijdens en na inspanning	35
5.3.5	Ademhalingsfrequentie	35
5.3.6	Zuurstofsaturatie	36
5.3.7	Bloeddrukmeting	36
5.3.8	Lichaamstemperatuur	37
5.4	De vervolganamnese	37
5.5	Suffix	37
5.6	Medicatie op recept	38
5.7	Medicatie via drogisterij – zelfzorgmedicatie	39
6	**Middelengeïnduceerde klachten of bijwerkingen**	41
6.1	Bijwerkingen	42
6.1.1	Vermoeden van middelengeïnduceerde klachten	43
6.1.2	Interactie	45
6.1.3	Gewenning	45
6.1.4	Afhankelijkheid	45
6.1.5	'Het middel mag niet erger zijn dan de kwaal'	46
6.1.6	Onverantwoord autorijden, onverantwoord trainen?	46
7	**Medisch rekenen**	47
7.1	Dosering, concentratie, temperatuur en snelheid	48
7.2	Rekenvoorbeeld 1	48
7.3	Rekenvoorbeeld 2	48
7.4	Rekenvoorbeeld 3	49
7.5	Zuurstoftoediening en fysiotherapie	50
7.6	Rekenvoorbeeld 4	50
7.7	Kinderen en medicijnen	51
7.8	Medicatie tijdens de zwangerschap en borstvoeding	51
8	**Senioren, medicatie en polyfarmacie**	53
8.1	Senioren en bijwerkingen	54
8.2	Senioren en polyfarmacie	54
8.3	Ongeschikte geneesmiddelen bij oudere patiënten	56
8.4	Therapietrouw bij senioren	60

8.5	Medicijnen en bewegen bij ouderen	61
8.6	Valgevaar, osteoporose en risico op fracturen	62
8.6.1	Slaap- en kalmeringsmiddelen	64
8.6.2	Duizeligheid	65
8.6.3	Onrustige patiënten	65
8.6.4	Eetlustvermindering	65
8.7	**Osteoporose**	65
8.7.1	Manuele therapieën bij osteoporose	67
9	**Middelen bij trombose**	69
9.1	**Anticoagulantia**	70
9.2	**Vitamine K-antagonisten**	71
9.3	**Heparine**	71
9.4	**Orale trombocytenaggregatieremmers**	71
9.5	**Fysiotherapie en antitrombotica**	71
10	**Corticosteroïden**	75
10.1	**Cortisol en hydrocortison**	76
10.2	**Bijnierschorshormonen**	76
10.3	**Langdurig gebruik van corticosteroïden**	76
10.4	**Hypertensie**	78
10.5	**Infecties**	78
10.6	**Syndroom van Cushing**	78
10.7	**Addison-crisis**	79
10.8	**Infiltraties met corticosteroïden**	79
10.8.1	Intra-articulaire infiltraties	80
11	**Pijn**	81
11.1	**Pijnladder**	83
11.2	**Nociceptieve pijn**	83
11.3	**Neuropathische pijn**	84
11.3.1	Anti-epileptica	85
11.3.2	Antidepressiva	85
11.4	**Niet-opioïde pijnstillers en ontstekingsremmers**	86
11.4.1	Paracetamol	86
11.4.2	Non-steroidal anti-inflammatory drugs (NSAID's)	87
11.4.3	Aspirine	88
11.4.4	Cardiovasculaire klachten en NSAID's	88
11.4.5	Gastro-intestinale klachten en NSAID's	89
11.4.6	Nierfunctiestoornissen en NSAID's	90
11.4.7	Zwangerschap, kinderen en NSAID's	90
11.4.8	Sport en NSAID's	91
11.4.9	Plannen van de behandeling in verband met pijnstilling	91
11.5	**Opioïden**	91
11.5.1	Mentale status	94
11.5.2	Plannen van behandeling	94
11.5.3	Ontwenningsverschijnselen	95

11.5.4	Ademdepressie	95
11.5.5	Bloedonderzoek bij nier- en leverfunctiestoornissen en de creatinineklaring	95
11.6	**Chronische pijn**	96
11.6.1	Chronische pijn en pijnmedicatie	96
11.7	**Hoofdpijn en pijnmedicatie**	97
11.7.1	Middelengeïnduceerde hoofdpijn	97
11.7.2	Migraine	99
11.7.3	Clusterhoofdpijn	99
11.7.4	Cervicogene hoofdpijn	100
11.7.5	Nervus occipitalisneuralgie	100
11.7.6	Nervus trigeminusneuralgie	101
11.7.7	Uitlokking of verergering van hoofdpijn	101
11.7.8	Whiplash Associated Disorders (WAD)	102
11.8	**Wervelkolomgerelateerde pijn**	103
11.8.1	Facettaire pijn	103
11.8.2	Radiculaire pijn	103
11.8.3	Discogene lage rugpijn	103
11.8.4	Sacro-iliacale pijn	104
11.8.5	Os coccygispijn	104
11.9	**Oncologische pijn**	104
11.10	**Complex Regionaal Pijn Syndroom (CRPS)**	104
11.11	**Traumatische plexuslaesie**	105
11.12	**Anesthesie**	105
11.12.1	Algehele anesthesie	105
11.12.2	Lokale anesthesie	105
12	**Antireumatica**	107
12.1	Artrose	108
12.2	**Reumatoïde artritis (RA)**	108
12.3	**Middelen bij reumatische aandoeningen**	108
12.3.1	DMARD's	108
12.3.2	Glucosamine	110
12.4	**Middelengeïnduceerde gewrichtspijn**	110
13	**Chronic Obstructive Pulmonary Disease (COPD)**	111
13.1	COPD	112
13.2	COPD en bètablokkers	112
13.3	Inhalatiemiddelen	113
14	**Cardiovasculaire medicatie**	115
14.1	Hart- en vaatziekten	117
14.2	Monitoren van fysieke reacties op inspanning	117
14.3	Reacties op fysieke inspanning en baselinewaardes	117
14.3.1	Steady state bij submaximale inspanning	118
14.4	Veranderd arbeidsvermogen door wijzigingen in het medicijngebruik	118
14.5	Reacties op inspanning bij personen met hypertensie	118
14.6	Antihypertensiva	120

14.7	**Sympathicolytica**	121
14.7.1	Alfa2-agonisten	121
14.7.2	Alfa1-antagonisten	121
14.7.3	Bètablokkers	122
14.7.4	Selectieve bètablokkers	123
14.7.5	Veranderingen tijdens inspanning en oefentherapie als gevolg van bètablokkers	124
14.7.6	Cardiovasculaire training en bètablokkers	124
14.7.7	Orthostatische hypotensie en sympathicolytica	125
14.8	**Vasodilatantia**	125
14.8.1	Nitraten	125
14.8.2	Calciumantagonisten	127
14.8.3	Angiotensine-II-receptorantagonisten (ARA's)	128
14.8.4	ACE-remmers	128
14.8.5	Reacties op inspanning bij personen met angina	129
14.8.6	Chronische refractaire angina pectoris	129
14.8.7	Reacties op inspanning bij personen met hartfalen	129
14.9	**Diuretica**	129
14.10	**Middelen tegen ritmestoornissen**	131
14.10.1	Digitalis	132
14.11	**Cholesterol**	133
14.11.1	Statines	134
15	**Incontinentie**	137
15.1	**Algemeen**	138
15.1.1	Urge-incontinentie	138
15.1.2	Stressincontinentie	139
15.1.3	Overige vormen van incontinentie	139
15.2	**Mictiekenmerken**	139
15.3	**Enuresis nocturna**	140
16	**Obstipatie**	141
16.1	Obstipatie en medicatie	142
16.2	Fysiotherapie en obstipatie	142
16.3	Laxantia en obstipatie	142
17	**Allergieën**	143
17.1	Allergische reactie	144
17.2	Histamine en antihistamine	144
17.3	Allergieanamnese	144
17.4	Allergische rhinitis	145
17.5	Voedselallergie	145
17.6	Medicijnenallergie	146
17.7	Middelen tegen allergische reacties en anafylaxie	146
17.7.1	Adrenaline	147
17.8	Handelen in het geval van anafylactische shock	147
18	**Antimicrobiële middelen**	149
18.1	Micro-organismen	150

18.2	Penicilline	150
18.3	Fluorchinolonen	152
18.4	Sulfapreparaten	153
18.5	Meldingsplicht besmettelijke ziekten	153
19	**Dermatologica**	**155**
19.1	Beschermende en verzorgende dermatologica	156
19.2	Transdermale dermatologica	156
19.3	Fysiotherapeutische transdermale toediening	157
20	**De ziekte van Parkinson en Levodopa**	**159**
20.1	Levodopa (L-dopa)	160
20.2	Dyskinesie	160
20.3	Psycho-emotionele effecten	161
20.4	Patiënteneducatie: orthostatische hypotensie bij dopaminerge middelen	161
20.5	Parasympathicolytica	162
21	**Diabetes mellitus**	**163**
21.1	Diabetes mellitus type I en II	164
21.2	Complicaties bij diabetes	164
21.2.1	Depressie	165
21.3	Behandeling van DM	165
21.3.1	Bloedsuikerverlagende medicijnen	165
21.3.2	Insuline	166
21.3.3	Lichamelijke activiteit	166
22	**Hormonale anticonceptie**	**169**
22.1	Anticonceptiepillen	170
23	**Psychofarmaca**	**171**
23.1	Psychofarmaca	172
23.2	Antipsychotica	172
23.2.1	Hartritmestoornissen	172
23.2.2	Patiënteneducatie: orthostatische hypotensie bij antipsychotica	172
23.2.3	Anticholinerge effecten	173
23.2.4	Versuftheid of sedatieve effecten	173
23.3	Hypnotica	173
23.3.1	Hypnotica en motorische vaardigheid	174
23.3.2	Hypnotica en valgevaar	174
23.4	Antidepressiva	174
23.4.1	Patiënteneducatie: orthostatische hypotensie bij antidepressiva	174
23.4.2	Anxiolytica	175
24	**De ziekte van Alzheimer**	**177**
24.1	De ziekte van Alzheimer	178
24.1.1	Acetylcholinesteraseremmers	178
24.1.2	Memantine	178

25	**Spierkramp**	179
25.1	Spierkramp	180
25.2	(Hydro)kinine en supplementen	181
26	**Vaccinaties en het Rijksvaccinatieprogramma**	183
26.1	Vaccins	184
26.2	Rijksvaccinatieprogramma en dekkingsgraad	184
26.3	Vaccinatiescepsis en teruglopende dekkingsgraad	186
26.3.1	Autisme en de BMR-prik	186
26.3.2	Vaccins en de weerstand van het lichaam tegen infecties	188
26.4	Vaccinatie van medewerkers in de gezondheidszorg	188
26.5	Griepprik	188
27	**Voedingsdeficiëntie**	191
27.1	Algemeen of specifiek tekort aan voedingsstoffen	192
27.2	Verminderde eetlust	193
27.3	Eetstoornissen	193
27.3.1	Effecten van eetstoornissen	195
27.3.2	Behandeling van eetstoornissen	195
27.4	Afslankmiddelen	195
28	**Roken, alcohol en drugs**	197
28.1	Genotsmiddelen	198
28.1.1	Alcohol	198
28.1.2	Tabak	200
28.1.3	Cafeïne	202
28.1.4	Roken en cafeïne	203
28.1.5	Het effect van tabak en alcohol op medicijngebruik	203
28.2	Illegale genotmiddelen en fysiotherapie	203
28.2.1	Psychotrope stoffen	203
28.2.2	Psychotrope effecten	203
28.2.3	Reacties en interacties	204
28.2.4	Afhankelijkheid	204
29	**Homeopathie**	205
29.1	Homeopathie	206
29.1.1	Geneesmiddelziektes	206
29.1.2	Verdunnen en potentiëren	206
29.1.3	Oertincturen	207
29.1.4	Herhaling van het verdunningsproces	207
29.1.5	Wet van Avogadro	207
29.1.6	Wetenschap en homeopathie	208
29.1.7	Onschadelijk	209
29.1.8	Homeopathische artsen	209
29.1.9	Bestuderen van de verpakking	210
30	**Kleinere onderwerpen**	211
30.1	Fytotherapie	212

30.1.1	Kruidengeneeskunde	212
30.1.2	Kruiden in de moderne geneeskunde	212
30.2	**Ayurvedische geneeskunde**	212
30.3	**Cytostatica**	213
30.4	**Dry needling**	213
30.5	**Kunstmatige zoetstoffen**	213
30.6	**Carpaal tunnelsyndroom (CTS)**	214
31	**Waarom verstandige mensen soms rare dingen geloven**	215
31.1	**Gekleurde feiten**	217
31.2	**Geloven als de fabrieksinstelling van de mens.**	217
31.2.1	Type I- en type II-fouten	218
31.2.2	Pavlov en Skinner	218
31.3	**Dopamine en patroonherkenning**	219
31.4	**Confirmation bias**	219
31.5	**Post hoc ergo propter hoc**	220
31.6	**Causaliteit en correlatie**	220
31.7	**Argumentum ad naturam**	220
31.8	**Holisme**	221
31.9	**Anekdotisch bewijs**	222
31.10	**Argumentum ad antiquitatum**	222
31.11	**Placebo**	222
31.11.1	Het Hawthorne-effect	223
31.11.2	Placebo bij dieren	224
31.12	**Regressie tot het gemiddelde**	224
32	**Screenen van bijzondere claims**	227
32.1	**De Baloney Detection Kit**	228
32.1.1	Hoe betrouwbaar is de bron van de claim?	228
32.1.2	Maakt de bron ook vergelijkbare claims?	229
32.1.3	Zijn de claims bevestigd door andere partijen?	229
32.1.4	Past de claim in het geheel van hoe de wereld werkt?	229
32.1.5	Heeft er al iemand al geprobeerd de claim te ontkrachten?	229
32.1.6	Waar wijst het overgrote deel van het bewijs naar?	229
32.1.7	Houdt degene met de claim zich aan de regels van de wetenschap?	230
32.1.8	Levert degene met de claim positieve bewijzen voor de claim?	230
32.1.9	Geeft de nieuwe theorie inzicht in net zoveel fenomenen als de gevestigde theorieën?	230
32.1.10	Wordt de claim aangedreven door persoonlijke overtuigingen?	231

Bijlagen

Literatuur	235
Register	243

Over de auteur

Hendrik van der Velde is in 1999 afgestudeerd als fysiotherapeut aan de Hanzehogeschool te Groningen. Hierna heeft hij de 4-jarige opleiding gevolgd tot manueel therapeut aan het SOMT te Amersfoort, gevolgd door het verkorte master-traject aan hetzelfde instituut. Hij werkt als voltijd fysiotherapeut-manueeltherapeut in Franeker.

De ontwikkeling van medicijnen

Samenvatting
Dit hoofdstuk beschrijft het proces van medicijnontwikkeling, van molecuul tot patiënt. De verschillende onderzoeksfases worden uitgelegd en het belang van medicijnonderzoek wordt toegelicht. Het hoofdstuk geeft argumenten voor de reden waarom medicijnen duur kunnen zijn, waarom het vele jaren duurt voordat een medicijn op de markt verschijnt en waarom bepaalde middelen niet door ieder farmaceutisch bedrijf gemaakt mogen worden.

1.1 Geneesmiddelen – 2

1.2 Geneesmiddelenonderzoek – 2
1.2.1 Preklinisch onderzoek – 2
1.2.2 Klinisch onderzoek – 3
1.2.3 Financiering en patenten – 3

1.1 Geneesmiddelen

Geneesmiddelen zijn middelen van plantaardige, dierlijke of synthetische oorsprong die ziektes kunnen voorkomen, vertragen, verzachten of genezen en kunnen helpen bij het stellen van diagnoses (Goldmann 2003; Stichting Leerplan Ontwikkeling 2010; Römgens en Merkus 1995). De eerste geneesmiddelen zijn voortgekomen uit plantaardige stoffen (Goldmann 2003; Stichting Leerplan Ontwikkeling 2010). Ook vandaag de dag wordt er nog gekeken naar de eigenschappen van plantaardige en andere natuurlijke stoffen als basis voor de ontwikkeling van synthetische medicijnen. Wanneer een werkzame stof in de natuur wordt gevonden, dan wordt geprobeerd om deze stof te isoleren en te synthetiseren, zodat het mogelijk wordt deze stof nauwkeurig gedoseerd tot een medicijn te verwerken. Door de exponentiële groei van kennis en wetenschap zijn deze natuurlijke bronnen echter veelal niet meer nodig om effectieve geneesmiddelen te vervaardigen (Stichting Leerplan Ontwikkeling 2010).

> **Geneesmiddelen naar werkzaamheid**
> - Causale therapie: middelen die de oorzaak van de klachten bestrijden.
> - Symptomatische therapie: middelen die de verschijnselen van de aandoening bestrijden.
> - Substitutietherapie: middelen die een tekort aan bepaalde lichaamseigen stoffen vervangen.
> - Profylactische therapie: middelen die ziektes voorkomen.
>
> Bron: Römgens en Merkus (1995).

1.2 Geneesmiddelenonderzoek

Voordat een geneesmiddel ontwikkeld is en in de handel wordt genomen, zijn daar vele jaren van geneesmiddelenonderzoek aan voorafgegaan (zie ◘ fig. 1.1). Het begint allemaal met het ontrafelen van een ziekte op moleculair niveau. Er wordt gekeken welke stoffen verantwoordelijk zijn voor het ontstaan van de ziekte of symptomen. Men gebruikt hierbij bijvoorbeeld de hypothese: 'De ziekte wordt veroorzaakt doordat een bepaald eiwit in de betreffende patiënt niet goed functioneert.' Het zoeken naar het eiwit dat verantwoordelijk is voor de ziekte – het doeleiwit – noemen we *target finding*. Hierna wordt gekeken naar een biologisch actieve stof die dit eiwit kan uitschakelen of activeren. Dit proces is de *lead finding*, waarna vervolgens de *lead optimization* volgt, wat inhoudt dat de biologisch actieve verbinding wordt verbeterd totdat het middel een maximum effect en een minimum aan bijwerkingen geeft (Stichting Leerplan Ontwikkeling 2010). Bij infectieziekten verloopt het onderzoek naar medicijnen weer anders; hier dienen bacteriën of virussen te worden bestreden.

1.2.1 Preklinisch onderzoek

Tijdens het preklinisch onderzoek wordt het verkregen middel – het *farmacon* – *in vitro* getest op weefsel in een petrischaaltje en vervolgens *in vivo* getest op dieren met een gelijksoortige ziekte als waartegen het middel bedoeld is. Dit preklinisch onderzoek geeft ons informatie over bijwerkingen op celniveau, weefselniveau en op het niveau van een organisme die lijkt op dat van een mens (Stichting Leerplan Ontwikkeling 2010).

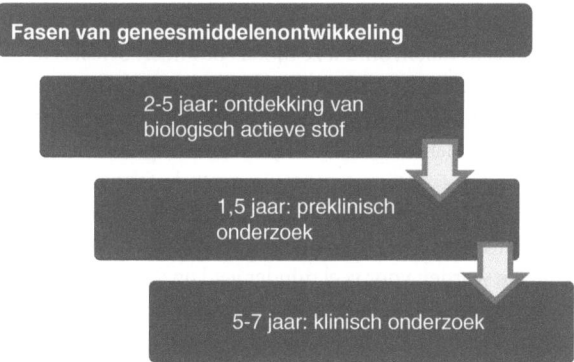

◘ Figuur 1.1 Fasen van geneesmiddelenontwikkeling.

1.2.2 Klinisch onderzoek

Klinisch onderzoek is nu nodig om te kijken hoe het middel zal reageren op mensen. Dit voltrekt zich in vier fasen. Fase 1 betreft een onderzoek op gezonde vrijwilligers, waarbij wordt gekeken of het middel goed wordt verdragen en hoeveel van het middel nodig is om een effectieve concentratie in het bloedplasma te verkrijgen. Hierna volgt fase 2, waarbij een kleine groep van patiënten met de betreffende ziekte het middel toegediend krijgt. Tijdens deze fase wordt er opnieuw gekeken naar de meest effectieve dosis en naar de meest optimale manier van toediening van het middel. Tijdens fase 3 worden grote groepen patiënten onderzocht middels een *dubbelblind gerandomiseerd (placebogecontroleerd) klinisch onderzoek*. In de internationale literatuur wordt de term *randomised controlled trial* (RCT) hiervoor gebruikt. De RCT is (naast de meta-analyse) de onderzoeksvorm die de hoogste evidentie oplevert. Het dubbel blinderen houdt in dat zowel de onderzoekers als de proefpersonen niet weten of ze de werkzame stof hebben uitgedeeld respectievelijk gekregen. Op deze manier kunnen ze het resultaat niet (bewust of onbewust) beïnvloeden. De randomisatie zorgt voor een eerlijke verdeling van de proefpersonen in de experimentgroep of de controlegroep, onbevooroordeeld door onderzoekers. In de controlegroep wordt meestal behandeld met een placebo. Wanneer proefpersonen denken te worden behandeld met een actieve stof, kan zelfs een middel zonder actieve stoffen bepaalde effecten teweeg brengen. Om deze ruis in het onderzoek te minimaliseren is een controlegroep nodig om het daadwerkelijke effect van het middel te bepalen. Wanneer de eerste drie fases van onderzoek zijn doorlopen, moet de overheid bepalen of het middel op de markt mag komen. Hierna wordt een handelsvergunning aangevraagd, waarna het middel met deze vergunning een *geregistreerd* geneesmiddel is geworden. Zodra het middel op de markt verschijnt volgt fase 4, waarbij het middel jarenlang wordt gevolgd onder patiënten om zo zeldzame bijwerkingen in kaart te kunnen brengen. Deze *postmarketing surveillance* wordt in Nederland uitgevoerd door Lareb, het landelijk centrum voor registratie van bijwerkingen (Stichting Leerplan Ontwikkeling 2010).

1.2.3 Financiering en patenten

Het ontwikkelen van geneesmiddelen is duur. Onderzoekers moeten jarenlang betaald worden, meer of minder dure tests moeten uitgevoerd worden, grondstoffen moeten ingekocht worden en proefpersonen moeten betaald worden – om maar een aantal dingen te noemen. En bedenk ook dat de meeste middelen de markt niet eens halen, omdat ze tijdens de onderzoeksfasen niet geschikt blijken te zijn als geneesmiddel. Het zijn dan ook slechts de grote firma's die medicijnen kunnen ontwikkelen, omdat zij het financiële risico kunnen dragen. En ook grote firma's moeten geld verdienen. Om ervoor te zorgen dat de fabrikant zijn investering weer terugziet, is het patentsysteem ingesteld. Een patent op een nieuw medicijn geeft de fabrikant het alleenrecht om het middel gedurende vijftien jaar te produceren. Een gepatenteerd middel heet een *spécialité*. Na deze vijftien jaar kunnen andere bedrijven het middel namaken. Dit zijn dan *generieke* of *locopreparaten*. Deze middelen worden voor veel minder geld op de markt gebracht omdat ze de onderzoekskosten, die voor de ontwikkeling van het spécialité nodig waren, niet hebben gehad. Het spécialité wordt hiernaast ook vaak gebruikt om een *'me-too-preparaat'* te maken. Dit is een middel dat gebaseerd is op het doeleiwit waar het spécialité aan hecht. Omdat de aanhechting op het doeleiwit reeds bevestigd is – door de toepassing van het spécialité – is het slechts een kwestie van het ontwikkelen van een ander molecuul dat ook aanhecht op het doeleiwit. Het me-too-preparaat is veelal ook een verbetering op het spécialité, met verminderde doseerfrequentie en/of verbeterde wijze van toediening.

Geneesmiddelen hebben meestal twee namen. Alle geneesmiddelen hebben een *generieke naam*. Dit is de wetenschappelijke naam voor het middel, waar veelal ook het werkingsmechanisme uit af te leiden is. Deze middelen worden vaak onder verschillende *merknamen* op de markt gebracht. Zo bestaat het middel met de merknaam Valium, uit een werkzame stof die onder de generieke naam diazepam bekend staat (Stichting Leerplan Ontwikkeling 2010).

Farmacodynamiek en farmacokinetiek

Samenvatting

In dit hoofdstuk leert men wat medicijnen doen met het lichaam en wat het lichaam vervolgens doet met medicijnen. Het werkings- en afbraakproces van medicijnen wordt beschreven vanaf het moment van toediening tot aan de uitscheiding. De geneesmiddelen worden onderverdeeld in agonisten ter facilitatie van de lichaamsfunctie en antagonisten ter inhibitie van de lichaamsfunctie en het mechanisme hierachter wordt beknopt uitgelegd. De functie van verschillende toedieningsvormen en toedieningswijzen worden toegelicht.

2.1 Farmacodynamiek – 6

2.2 Agonisten en antagonisten – 6

2.3 Farmacokinetiek – 6

2.4 Farmacologische fasen – 6

2.5 Biologische beschikbaarheid – 7

2.6 Distributievolume – 8

2.7 Toedieningsvormen – 8

2.8 Toedieningswijzen – 8
2.8.1 Oraal – 8
2.8.2 Parenteraal – 9
2.8.3 Via de slijmvliezen – 9
2.8.4 Inhalatie – 10

2.9 Klaring – 10

2.10 Plasmahalfwaardetijd – 11

2.11 Houdbaarheid – 11

H. van der Velde, *Fysiotherapie en medicatie*, DOI 10.1007/978-90-368-0471-4_2,
© 2016 Bohn Stafleu van Loghum, onderdeel van Springer Media BV

2.1 Farmacodynamiek

Het menselijk lichaam is een grote chemische fabriek met diverse kleinere en grotere afdelingen. Deze afdelingen zullen met elkaar moeten communiceren om de fabriek (optimaal) te laten functioneren. Dit gebeurt met behulp van zogenoemde boodschappermoleculen die zich kunnen binden aan het membraam van andere cellen. Op of in het membraam van de cel zitten namelijk moleculen of receptoren die deze verbinding aan kunnen gaan. Receptoren zijn gespecialiseerde plekken op de celwand waaraan lichaamseigen stoffen zich kunnen binden om lichaamsfuncties te beïnvloeden. Wanneer de verbinding tussen het boodschappermolecuul (het *ligand*) en de receptor is gemaakt, wordt de concentratie van *second messengers* in de cel, die verantwoordelijk zijn voor de chemische communicatie tussen de organellen in de cel, veranderd. Geneesmiddelen zijn ontwikkeld om op deze chemische communicatie invloed te kunnen uitoefenen (Stichting Leerplan Ontwikkeling 2010).

2.2 Agonisten en antagonisten

Een ligand past op een receptor als een sleutel in een slot. Niet ieder boodschappermolecuul past dus op iedere receptor. De sleutel moet in het slot passen om een verbinding aan te gaan. Geneesmiddelen werken als sleutels op receptoren en zijn onder te verdelen in agonisten en antagonisten. Agonisten werken als lichaamseigen stoffen die zich aan deze receptoren kunnen binden om lichaamsfuncties te stimuleren. Antagonisten binden zich weliswaar ook aan de receptoren, maar stimuleren de lichaamsfuncties niet en houden de receptoren bezet om processen te kunnen remmen of blokkeren (zie ◘ fig. 2.1) (Goldmann 2003).

2.3 Farmacokinetiek

Wat er met een geneesmiddel gebeurt in het lichaam of wat het lichaam met het geneesmiddel doet, noemen we farmacokinetische effecten. Factoren die invloed hebben op hoe snel een geneesmiddel opgenomen, verspreid en uitgescheiden wordt, zijn farmacokinetische variabelen. Kennis over farmacokinetiek is essentieel om te kunnen bepalen in welke dosis en met welk dosisinterval het middel gegeven moet worden en via welke weg het middel toegediend moet worden (Stichting Leerplan Ontwikkeling 2010). Tevens kunnen fysiotherapeutische interventies, zoals massage, oefentherapie of fysische therapie in engere zin, farmacokinetische veranderingen teweegbrengen die schadelijke of juist gunstige effecten kunnen hebben (Ciccone 1995).

2.4 Farmacologische fasen

In de verschillende farmacologische fasen zijn de geneesmiddelen in de loop van de tijd in verschillende concentraties aanwezig in het bloed. De fasen zijn daarmee bepalend voor de farmacokinetiek. De farmaceutische fase begint zodra het geneesmiddel zich verspreidt door het lichaam. In het geval van een pilletje is dit dus het moment dat de actieve stof zich vrijmaakt uit de pil en oplost in het spijsverteringskanaal. De absorptiefase treedt in zodra het middel vanuit het externe milieu (huid, longen of spijsverteringskanaal) overgaat naar het interne mi-

2.5 · Biologische beschikbaarheid

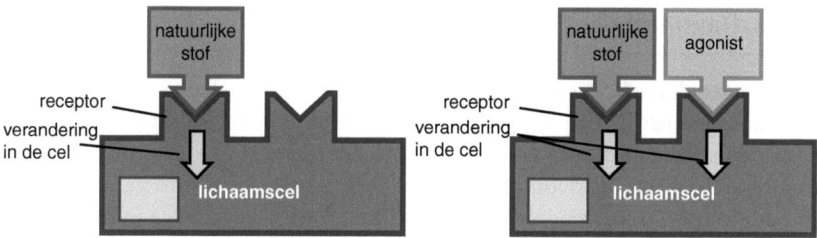

agonisten: vóór (links) en na inname (rechts)

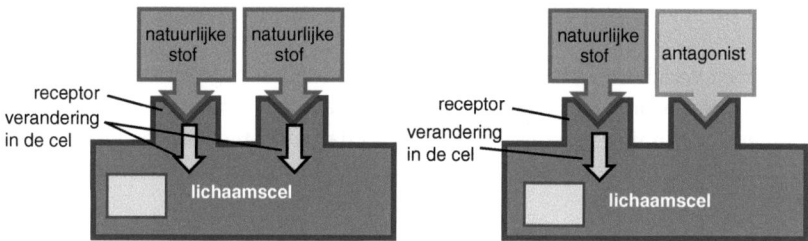

antagonisten: vóór (links) en na inname (rechts)

Figuur 2.1 De werking van agonisten en antagonisten.

lieu (het bloed). In het bloed verspreidt het middel zich door het lichaam in de verdelings- of distributiefase. Via het bloed komen de geneesmiddelen langs de lever waar ze veranderingen ondergaan in de metabolische fase. Wanneer het middel op de plaats van werking aankomt, begint de farmacodynamische fase en wanneer het medicijn het lichaam weer verlaat, dan noemt men dit de eliminatiefase (Stichting Leerplan Ontwikkeling 2010).

2.5 Biologische beschikbaarheid

Farmacokinetiek omvat een complexe interactie van vele factoren, waaronder inname, absorptie, distributie en eliminatie. Biologische beschikbaarheid, distributievolume en klaring zijn de primaire variabelen die het farmacokinetische profiel van een middel beschrijven. De biologische beschikbaarheid van een middel is het percentage dat hiervan in de circulatie terechtkomt nadat het toegediend is. Zo is de biologische beschikbaarheid van een middel dat intraveneus geïnjecteerd wordt 100%. De biologische beschikbaarheid van een middel waarvan 200 mg oraal is ingenomen en waarvan 100 mg in de bloedstroom terechtkomt, heeft een biologische beschikbaarheid van 50%. Verschillende factoren kunnen de biologische beschikbaarheid laten afnemen of toenemen, waardoor de wijze van toediening of de dosis van het middel varieert. In het geval van een leverziekte kan de biologische beschikbaarheid van een middel toenemen. Het oraal ingenomen middel wordt door de slecht functionerende lever niet of nauwelijks afgebroken waardoor het in een hogere concentratie in de bloedbaan terechtkomt. Wanneer een middel in of in de buurt van een actieve spier geïnjecteerd wordt, dan kan hierdoor de biologische beschikbaarheid ook toenemen. De door de spier geleverde inspanning doet de lokale bloedcirculatie toenemen, waardoor absorptie van het middel vanuit de geoefende structuur of regio eveneens toeneemt (Ciccone 1995).

2.6 Distributievolume

Het begrip distributievolume (V_d) wordt gebruikt om aan te geven in welke mate het farmacon zich verspreidt door het lichaam en kan berekend worden door de toegediende hoeveelheid van een middel te delen door de concentratie ervan in het plasma (V_d = toegediende dosis/ plasmaconcentratie). Een laag distributievolume staat gelijk aan een hoge concentratie van het farmacon in het plasma, meestal doordat het middel zich bindt aan proteïne in het plasma. Bij een hoog distributievolume heeft het medicijn zich gebonden aan extravasculaire weefsels, zoals spierweefsel. Een verminderde hoeveelheid aan plasmaproteïnes kan een dramatisch effect hebben op medicijnen met een lage V_d. Hoe lager het distributievolume, des te sneller de eliminatie.

NSAID's hebben veelal een kleine V_d omdat deze middelen in hoge mate binden aan albumine en andere plasmaproteïnes. Van verapamil, propranolol en cafeïne is bekend dat de V_d afneemt tijdens inspanning; van digoxine is bekend dat de V_d tijdens oefentherapie juist toeneemt. Onduidelijk is nog wat de klinische implicaties zijn voor het veranderen van de V_d (Ciccone 1995).

2.7 Toedieningsvormen

Medicijnen zijn er in verschillende vormen: gas, vloeistof of in vaste vorm. Verschillende toedieningsvormen zijn in meer of mindere mate geschikt voor de specifieke patiënt, klacht of situatie. De gassen kunnen worden geïnhaleerd, zoals tijdens narcose of wanneer de longen behandeld dienen te worden, zoals bij astmatische klachten. Een voordeel van het inhaleren van geneesmiddelen bij longproblematiek is dat er een werkzame concentratie van het middel in de longen terechtkomt, terwijl de concentratie van het middel in de circulatie laag blijft, waardoor de kans op bijwerkingen beperkt blijft. Narcosemiddelen komen juist via de longen zeer snel in de circulatie terecht, net als producten die gerookt worden, zoals nicotine, cannabis of opium, of bij producten die gesnoven worden zoals cocaïne (Stichting Leerplan Ontwikkeling 2010). De vaste vormen kennen we in de vorm van poeders, tabletten, dragees, capsules en parels, zetpillen of zalven. De vloeistoffen (of oplossingen) komen voor in de vorm van drankjes, druppels, smeersels, spoelingen of worden parenteraal toegediend (Römgens en Merkus 1995).

2.8 Toedieningswijzen

2.8.1 Oraal

In de meeste gevallen krijgen mensen hun medicijnen oraal toegediend, via de mond, en wordt het middel zo opgenomen in het maag- darmstelsel. Ook wordt er wel gesproken van *toediening per os* (p. o.). Het ingenomen middel komt nu via de wand van de maag en de dunne darm in de bloedbaan, waar het zijn algemene werking kan doen. Een aantal middelen dat oraal ingenomen wordt is bedoeld als geneesmiddel voor het maag-darmstelsel zelf, zoals maagbeschermers of laxeermiddelen. Deze middelen worden niet of nauwelijks opgenomen in de bloedbaan, maar hebben een lokale werking in het spijsverteringskanaal. Orale toediening verdient niet altijd de voorkeur en kan in een aantal gevallen gevaarlijk, onmogelijk of ineffectief zijn (Römgens en Merkus 1995).

2.8.2 Parenteraal

De term parenteraal betreft alle toedieningswijzen die niet via het maag-darmstelsel verlopen. Een voordeel van deze toedieningswijze is dat het middel niet via de lever hoeft te gaan, waar het afgebroken kan worden ten nadele van de werkzaamheid (Römgens en Merkus 1995). We onderscheiden hier injecties en transdermale toediening.

Injecties

Middelen worden subcutaan (onderhuids), intramusculair (in de spier) of intraveneus (in de ader) ingespoten voor een algemene werking. Injecties die voor plaatselijke werking worden gegeven zijn bijvoorbeeld intra-articulaire injecties en lokale verdovingen (Römgens en Merkus 1995). De subcutane injectie is een gangbare manier om medicijnen in te brengen, zoals bij het injecteren van insuline bij diabetes. Via deze weg wordt het middel langzaam opgenomen in het lichaam omdat er steeds kleine beetjes van de onderhuidse voorraad worden gebruikt. Met een lange naald wordt medicijnen intramusculair toegediend, zoals pijnstillers en rustgevende middelen. Intramusculaire injecties zorgen voor een snelle werking van het ingespoten middel. Na enkele minuten is het middel reeds effectief en wanneer de spieren actief zijn dan neemt de snelheid van opname van het middel toe. De intraveneuze injectie geeft een bijna directe werking van het toegediende medicijn. Het infuus is een voorbeeld van een dergelijke toediening, waarbij het medicijn druppelsgewijs in de bloedbaan terechtkomt (Berens et al. 2011).

> **Redenen om niet oraal toe te dienen**
> - Het middel kan de bloedbaan niet via de maag- darmwand bereiken.
> - De ontgiftende werking van de lever maakt het middel ineffectief.
> - De interactie van het middel met spijsverteringssappen maakt het middel ineffectief.
> - Bewustzijnsverlies.
> - Slik- en eetproblematiek.
> - Overgeven.
> - Maagproblemen.
>
> Bron: Römgens en Merkus (1995).

Transdermaal

Bij huidziekten worden middelen op de huid aangebracht in de vorm van crèmes, zalven of dergelijke, om aldaar een genezende werking te hebben. Andere op de huid aangebrachte middelen worden, bijvoorbeeld met een pleister, door de huid heen opgenomen in het bloed (Römgens en Merkus 1995). De morfinepleister, de nicotinepleister en scopolamine zijn hier goede voorbeelden van.

2.8.3 Via de slijmvliezen

Medicijnen kunnen in veel gevallen goed opgenomen worden door de slijmvliezen van het menselijk lichaam. Een aantal toedieningsvormen maken hier gebruik van, zoals zetpillen (vaginaal en rectaal), neus-, oor-, en oogdruppels en spoelvloeistoffen (Römgens en Merkus 1995). Opname van een middel via de mondslijmvliezen, vaak door het middel onder de tong te houden, noemen we oromucosale toediening (Römgens en Merkus 1995).

2.8.4 Inhalatie

Middelen die hun werking in de luchtwegen behoren te doen, worden bij voorkeur geïnhaleerd. Twee grote voordelen van deze toedieningswijze zijn de directe benadering van het doelorgaan (de longen) en de relatief lage dosis die toegediend wordt omdat het middel niet (deels) door de lever afgebroken wordt (Römgens en Merkus 1995).

> **Inhalatiemedicijnen**
> - sympathicomimetica (luchtwegverwijders);
> - mucolytica (slijmoplossers);
> - corticosteroïden (steroïde ontstekingsremmers);
> - coffeïneafgeleiden.
>
> Bron: Berens et al. (2011).

Inhalatiemiddelen

Deze middelen worden met name gebruikt in de behandeling van ademhalings- en longproblematiek zoals bij COPD. Ze verwijden de luchtwegen, stoppen overmatige slijmproductie, ontspannen de luchtwegen en verminderen de zwelling van de slijmvliezen. Inhalatie van slijmoplossende middelen, zoals acetylcysteïne, vergemakkelijken de ademhaling. Luchtwegverwijders, zoals salbutamol, worden gebruikt in het geval van acute benauwdheid. Binnen tien tot dertig minuten na toediening vermindert de benauwdheid doordat de verkrampte spieren in de kleinste luchtwegen ontspannen. Bijwerkingen kunnen bestaan uit hartkloppingen, onrust of trillende handen. Corticosteroïden worden naast luchtwegverwijders toegepast wanneer de patiënt vaker dan eenmaal per week luchtwegverwijders nodig heeft. De corticosteroïden werken pas na zes uur en ontspannen de spieren in de kleinste luchtwegen, verminderen zwelling en verminderen de slijmproductie. Corticosteroïden geven bij inhalatie weinig bijwerkingen, behalve bij verkeerd inhaleren. Deze bijwerkingen zijn voornamelijk klachten zoals heesheid of schimmelinfecties in de mond. Het gebruik van corticosteroïden mag niet zomaar gestopt worden. Het acuut staken met het gebruik van corticosteroïden kan tot levensbedreigende tekorten aan bijnierschorshormonen leiden. Coffeïne wordt geïnhaleerd om het gladde spierweefsel in de kleinste luchtwegen te ontspannen zodat de patiënt meer lucht krijgt. De kracht en diepte van de ademhaling neemt toe omdat coffeïne het ademhalingscentrum in het brein prikkelt. Hoge doseringen van coffeïne kan leiden tot misselijkheid, braken, duizeligheid, hoofdpijn, slapeloosheid, prikkelbaarheid, diarree of tremors in de handen (Berens et al. 2011).

2.9 Klaring

Geneesmiddelen worden na verloop van tijd weer uitgescheiden door het lichaam. De snelheid waarmee het medicijn het lichaam verlaat wordt klaring genoemd. Wanneer medicijnen afgebroken worden door de lever, dan verlaten de afbraakproducten hiervan het lichaam via de gal en de nieren, en uiteindelijk de urine. Tevens kunnen medicijnen of de afbraakproducten hiervan het lichaam verlaten via de ontlasting, het zweet, de moedermelk of via de uitgeademde lucht. Wanneer een patiënt meer van een middel toegediend krijgt dan dat er door het lichaam wordt uitgescheiden, dan treedt er een ophoping of cumulatie op van dit middel in het lichaam.

Deze cumulatie neemt toe over tijd en leidt tot klachten van intoxicatie (Römgens en Merkus 1995; Ciccone 1995). De klaring door een orgaan kan als volgt berekend worden:

$$Klaring = Q \times \frac{C_1 - C_0}{C_1}$$

Q is hier de *plasmaflow* door het klarende orgaan. C_1 is de concentratie aan medicijnen die het orgaan binnenkomt. C_0 is de concentratie aan medicijnen die het orgaan verlaat. Het verschil tussen C_1 en C_0, gedeeld door C_1 wordt de *extractieratio* (ER) genoemd. Deze ER is een parameter voor hoe goed een orgaan het medicijn uit de bloedstroom weet te verwijderen. Klaring is dus afhankelijk van de hoeveelheid bloed die het orgaan bereikt en de capaciteit van het orgaan om medicijnen uit de bloedstroom te verwijderen. Medicijnen kunnen onderverdeeld worden in *high clearance* of *low clearance*-middelen. De high clearance-middelen hebben een hoge ER en hun klaring staat praktisch gelijk aan de bloedstroom naar het klarende orgaan, meestal de lever. Deze leverflow heeft geen invloed op de low clearance-middelen, die een lage ER hebben. Eventuele functievermindering van het klarende orgaan, kan bij low clearance-middelen grote veranderingen veroorzaken in de klaring van het medicijn. Deze functievermindering kan bijvoorbeeld optreden wanneer ook andere medicijnen gebruikt worden door de patiënt of in het geval van ziekte (Ciccone 1995).

2.10 Plasmahalfwaardetijd

De tijd die nodig is om het medicijn in de circulatie tot de helft te reduceren is de plasmahalfwaardetijd (T½). High clearance-middelen hebben een hoge ER, een hoge klaringssnelheid en een korte halfwaardetijd. De halfwaardetijd is afhankelijk van de klaring en het verdelingsvolume, die onder andere afhankelijk is van de eiwitbinding. Als gevolg van lever- en/of nierfunctieproblemen kan de halfwaardetijd verlengd zijn doordat de renale klaring afneemt of de biotransformatie van het medicijn verminderd (Jüngen en Tervoort 2013).

De plasmahalfwaardetijd kan als volgt berekent worden:

$$T \tfrac{1}{2} = \frac{0{,}7 \times verdelingsvolume}{klaring}$$

2.11 Houdbaarheid

De houdbaarheid van ieder medicijn is anders. Belangrijk is hierbij om de uiterste houdbaarheidsdatum niet te overschrijden en om het bederf van het middel niet in de hand te werken.

> **Regels ten behoeve van de houdbaarheid van medicijnen**
> - Overschrijd de uiterste houdbaarheidsdatum niet.
> - Bewaar medicijnen niet op een vochtige plek, zoals een kelder of badkamer.
> - Bewaar medicijnen in het donker.
> - Voorkom besmetting van het middel met bacteriën of schimmels.
> - Kijk op de verpakking voor specifieke bewaarvoorwaarden.
>
> Bron: Römgens en Merkus (1995).

Medicijnen in de fysiotherapiepraktijk

Samenvatting

In de praktijk van de fysiotherapeut komen veel patiënten die medicijnen gebruiken. In dit hoofdstuk bespreken we de meest voorkomende middelen die in verband met het houdings- en bewegingsapparaat worden gebruikt. De fysiotherapeutische interventies kunnen de farmacokinetische processen beïnvloeden, wat het noodzakelijk maakt om kennis te nemen van de effecten van fysiotherapie op de gezondheid van patiënten die medicijnen gebruiken. De fysiotherapeut dient duidelijk voor ogen te krijgen waar zijn wettelijk bepaalde grenzen liggen ten aanzien van het medicijngebruik van zijn patiënten en welke informatie over medicijnen hij nodig heeft om zijn patiënten deskundig te kunnen behandelen. De inhoud en de waarde van een medicatieoverzicht wordt uitgelegd. De therapeut wordt aangeraden om zijn patiënten te vragen voor de intake een actueel medicatieoverzicht mee te nemen.

3.1 Geneesmiddelen voor het houdings- en bewegingsapparaat – 14

3.2 Farmacokinetiek en fysio- en oefentherapie – 14

3.3 Manuele handelingen en farmacokinetiek – 15

3.4 Klaring en oefentherapie – 15

3.5 Thermische applicaties en farmacokinetiek – 16

3.6 Medicijnen adviseren of voorschrijven – 16
3.6.1 Nieuwe ontwikkelingen ten aanzien van het voorschrijven van medicijnen – 17
3.6.2 Toedienen van medicijnen – 17
3.6.3 Transdermale toediening van medicijnen – 18

3.7 In geval van nood – 18

3.8 Medicatieoverzicht – 19
3.8.1 Actueel medicatieoverzicht – 19

H. van der Velde, *Fysiotherapie en medicatie*, DOI 10.1007/978-90-368-0471-4_3,
© 2016 Bohn Stafleu van Loghum, onderdeel van Springer Media BV

3.1 Geneesmiddelen voor het houdings- en bewegingsapparaat

Het overgrote deel van de fysiotherapeuten in Nederland behandelt patiënten met klachten aan het houdings- en bewegingsapparaat. Hun patiënten gebruiken dikwijls medicijnen in verband met deze klachten. Met name pijnstillers worden veelvuldig gebruikt in relatie tot deze klachten, in de vorm van niet-steroïde ontstekingsremmers (NSAID's) of paracetamol. In het geval van ernstige pijnklachten kan de arts opioïden of spierrelaxantia voorschrijven. Daarnaast komt het gebruik van lokaal werkende ontstekingsremmers, corticosteroïden, veel voor. In een aantal gevallen zal de toediening van deze middelen niet afdoende zijn. De pijn en/of de ontsteking worden wel bestreden, maar de oorzaak van het ongemak wordt niet behandeld.

Middelen ter bestrijding van specifieke bot- of gewrichtsaandoeningen bestaan veelal uit antireumatica en middelen die de abnormale groei of afbraak van botweefsel bestrijden (zie ◘ tab. 3.1) (Goldmann 2003).

3.2 Farmacokinetiek en fysio- en oefentherapie

Fysiotherapeutische interventies, zoals massage, oefentherapie of fysische therapie in engere zin, kunnen farmacokinetische veranderingen teweegbrengen die schadelijke of juist gunstige effecten kunnen hebben (Ciccone 1995). De farmacokinetische invloed van inspanningen of oefentherapie, hangt sterk af van de samenstelling van het middel, de wijze van toediening, de toedieninglocatie en de trainingsparameters. De gegenereerde verhoging van weefselwarmte tijdens inspanning kan ervoor zorgen dat medicatie zich makkelijker verplaatst langs biologische membranen. Een medicijn dat in of vlakbij een spier wordt gespoten die actief geoefend wordt, wordt sneller geabsorbeerd en verspreid in de bloedstroom. Middelen die elders, in passieve weefsels, worden geïnjecteerd kunnen mogelijk een vertraagde absorptie ondergaan, omdat de bloedstroom in het geïnfiltreerde gebied is verminderd om de doorbloeding in actieve weefsels toe te laten nemen. De biologische beschikbaarheid van een oraal ingenomen middel neemt tijdens inspanning af omdat gastro-intestinale functies afnemen tijdens lichamelijke inspanning. De absorptie van middelen die transdermaal worden toegediend neemt toe wanneer de temperatuur, de doorbloeding en de hydratie van de huid toeneemt zoals tijdens cardiovasculaire trainingen. Wanneer situaties van hypovolemie (een laag circulerend bloedvolume) of trainingen in extreme hitte optreden, dan kan de mate van absorptie juist afnemen. Er kunnen sterke veranderingen in de plasmaconcentratie optreden van middelen die via transdermale pleisters worden toegediend wanneer de patiënt lichamelijke inspanningen uitvoert. Wanneer middelen geïnhaleerd worden, dan neemt de absorptie en biologische beschikbaarheid tijdens inspanning toe als gevolg van de toegenomen pulmonale doorbloeding en toegenomen verplaatsing van middelen langs de alveolaire membranen. Van de meeste middelen is nog niet duidelijk welke invloed inspanning heeft op de werking van deze middelen. De uitwerking van inspanning op middelen zoals hier genoemd, mag dan ook niet als absoluut gezien worden, maar meer als een globale richtlijn. Wanneer er veranderingen optreden in het klinisch beeld van de patiënt, tijdens of na de oefentherapie, dan moet er rekening mee gehouden worden dat dit het gevolg kan zijn van farmacokinetische veranderingen (Ciccone 1995).

3.4 · Klaring en oefentherapie

Tabel 3.1 Geneesmiddelen voor het houdings- en bewegingsapparaat. Bronnen: Goldmann (2003) en Römgens en Merkus (1995).

geneesmiddelen	veelgebruikte middelen
NSAID's een groep geneesmiddelen die gebruikt wordt tegen pijn en ontstekingen, vooral in spieren, banden en gewrichten	acetylsalicylzuur, celecoxib, diclofenac, ibuprofen, indometacine, ketoprofen, meloxicam, nabumeton, naproxen
paracetamol een niet-opioïde koortsverlagende pijnstiller	Panadol, Dafalgan, Daro
opioïden centraal aangrijpende pijnstillende middelen	morfine, codeïne, fentanyl, tramadol
lokaal werkende corticosteroïden synthetische variaties op lichaamseigen ontstekingsremmende steroïden; deze middelen kunnen direct in het weefsel worden geïnjecteerd om een ontsteking te remmen	prednison, prednisolon, triamcinolon
antireumatica middelen die gebruikt worden om de gewrichtsschade bij chronische ontsteking tegen te gaan of te stoppen; ook analgetica en glucocorticoïden worden dikwijls tot de antireumatica gerekend	- immunosuppressiva: azathioprine, ciclosporine, cyclofosfamide, leflunomide, methotrexaat - goudverbindingen: auranofine, aurothiomalaat - TNF-alfablokkers: infliximab, etanercept - overige antireumatica: anakinra, hydroxychloroquine, sulfasalazine, penicillamine, prednison
geneesmiddelen voor botaandoeningen middelen ter behandeling van aandoeningen van de vorming, vervanging en reparatie van botweefsel	- calcium en vitamine D: calciumgluconaat, calciumcarbonaat, colecalciferol - oestrogenen en samenstellingen met een oestrogene werking: samengestelde oestrogenen, raloxifeen - bisfosfonaten: alendroninezuur, etidroninezuur, risedroninezuur - calcitonine
spierrelaxantia een groep geneesmiddelen die gebruikt worden om spastische spiercontracties te verminderen	baclofen, botulinetoxine A, dantroleen, diazepam, (hydro)kinine, tizanidine

3.3 Manuele handelingen en farmacokinetiek

Massage of andere manuele technieken op de toedieningsplaats van lokaal geïnjecteerde middelen, kunnen de absorptie van de medicijnen doen toenemen. In gevallen waarbij een middel snel verspreid moet worden, weg van de injectieplaats, kunnen deze fysiotherapeutische handelingen een toegevoegde waarde hebben (Ciccone 1995).

3.4 Klaring en oefentherapie

Met de toename van inspanning, neemt de doorbloeding van het houdings- en bewegingsapparaat toe. Dit gaat ten koste van de doorbloeding van inwendige organen zoals de lever, die verantwoordelijk is voor de klaring van de geneesmiddelen die we innemen. Bij een inspanning van circa 70% van de maximale zuurstofopname, is de doorstroom in de lever reeds met de helft verminderd. Voornamelijk bij *high clearance*-middelen zullen we hierdoor een vertraagde afbraak kunnen verwachten. Desondanks blijft de mate van klaring veelal onveranderd. De reden hiervoor is mogelijk het gevolg van andere vormen van klaring tijdens inspanning, zoals toegenomen transpiratie of ademhaling. Tijdens uitvoering van lichamelijke inspanning neemt de doorbloeding in de nieren ook af, waardoor te verwachten valt dat klaring via de nieren vermindert, maar hier is nog weinig over bekend (Ciccone 1995).

3.5 Thermische applicaties en farmacokinetiek

Ondanks onvoldoende onderzoek hiernaar, ligt het binnen de logische verwachting dat thermische applicaties een invloed kunnen hebben op de farmacokinetiek. Van koudeapplicaties is bekend dat ze de lokale doorbloeding kunnen verminderen. Transport van middelen naar een gekoelde plaats op het lichaam zou op deze manier bemoeilijkt kunnen worden. Op dezelfde manier zal een verwarmd lichaamsdeel in doorbloeding toenemen en zo het transport van medicijnen door het verwarmde lichaamsdeel stimuleren. De toediening van warmte of koude kan invloed hebben op middelen die lokaal worden toegediend, zoals via injecties (intramusculair of subcutaan), transdermale pleisters of middelen die via iontoforese het lichaam binnenkomen. Lokale warmte zorgt in deze gevallen voor een toename van absorptie van het middel in de bloedstroom en een versterkte verspreiding van het middel, weg van de plaats van toediening. Voorzichtigheid is geboden met thermische applicatie op toedieningsplekken van medicijnen. In gunstige gevallen zou het kunnen zorgen voor een snelle verspreiding van een middel die door het lichaam verspreid dient te worden, maar anders kan het er ook voor zorgen dat depotmiddelen of insuline te snel in het lichaam worden verspreid en verbruikt (Ciccone 1995).

3.6 Medicijnen adviseren of voorschrijven

Fysiotherapeuten in Nederland mogen vooralsnog geen medicijnen voorschrijven aan hun patiënten. Slechts artsen, tandartsen en verloskundigen zijn, wanneer ze in het BIG-register staan, daartoe gerechtigd (KNMG 2012). Fysiotherapeuten moeten zich bewust zijn van het feit dat binnen de fysiotherapie de huidige kennis van de farmacie zelden toereikend is voor een gedegen advies over medicijnen. In gevallen van ontoereikende kennis dient de fysiotherapeut zich dan ook te onthouden van handelingen en uitspraken die buiten het terrein van de eigen deskundigheid en/of bekwaamheid liggen (Visser-Fijn Draat et al. 2012). Ook het adviseren in het gebruik van een 'onschuldige' pijnstiller is hierbij in strijd met de beroepsethiek en brengt de patiënt mogelijk in gevaar. Het geadviseerde middel kan onverenigbaar zijn met andere medicijnen of een risico vormen bij bepaalde aandoeningen of in bepaalde situaties. In deze context is het gegeven advies gelijk aan het (mondeling) voorschrijven van medicijnen. Het is de fysiotherapeut ook niet toegestaan om medicijnen te verkopen of deze ter hand te stellen (Hirsch Ballin 2007).

> **Medicatie in de handen van de fysiotherapeut**
> - Fysiotherapeuten mogen geen medicijnen voorschrijven of medicijnen adviseren.
> - Fysiotherapeuten mogen geen medicijnen verkopen.

- Fysiotherapeuten mogen geen medicijnen ter hand stellen.
- Fysiotherapeuten mogen medicijnen toedienen indien deze toedieningwijzen niet vermeld staan als zijnde voorbehouden handelingen en wanneer de therapeut bekwaam is in het toedienen van medicijnen.

Bronnen: Visser-Fijn Draat et al. (2012), KNMG-V&VN-NAPA (2012), Hirsch Ballin (1993, 2007) en Actiz et al. (2012).

3.6.1 Nieuwe ontwikkelingen ten aanzien van het voorschrijven van medicijnen

Sinds 2012 hebben Verpleegkundig Specialisten en Physician Assistants tijdelijk een voorschrijfbevoegdheid gekregen in Nederland. Gedurende een periode van vijf jaar mogen zij bij minder complexe, routinematige gevallen medicijnen voorschrijven, mits het binnen hun deskundigheidsgebied ligt en de risico's te overzien zijn (KNMG-V&VN-NAPA 2012). In Engeland zijn dergelijke rechten vanaf 20 augustus 2012 ook geldig voor fysiotherapeuten. Vanaf deze datum mogen Engelse fysiotherapeuten als eersten ter wereld zelfstandig medicijnen voorschrijven. Ze mogen na het volgen van relevante scholing verwijzingen uitschrijven voor een breed scala van aandoeningen (World Confederation for Physical Therapy 2013).

3.6.2 Toedienen van medicijnen

Een aantal manieren van toediening van medicijnen staan beschreven als zijnde 'voorbehouden handelingen' (Actiz et al. 2012; Hirsch Ballin 1993). De overige toedieningwijzen vallen niet onder de voorbehouden handelingen die vermeld staan in de Wet BIG. In deze gevallen is een therapeut bevoegd om medicijnen toe te dienen wanneer deze hierin *bekwaam* is. De therapeut beschikt in dit geval over de kennis en vaardigheden om het juiste medicijn in de juiste dosering op het juiste tijdstip op de juiste manier toe te kunnen dienen. Wanneer de therapeut twijfelt aan zijn bekwaamheid in dergelijke situaties dan is 'niet handelen' de enige juiste handeling, aangezien onbekwaam handelen in strijd is met de Wet BIG. Patiënten, familieleden of vrienden van de patiënt, die niet onder de wet BIG vallen, mogen voorbehouden handelingen uitvoeren, zoals het spuiten van insuline of het inbrengen van een sonde. Sinds vele jaren is het in Australië gebruikelijk dat fysiotherapeuten medicijnen toedienen bij patiënten. Veelal worden in deze gevallen pijnstillers toegediend ter voorbereiding op de fysiotherapeutische behandeling. Tevens kan de fysiotherapeut op deze manier de therapietrouw ten aanzien van het medicijngebruik bevorderen. In beperkte mate mogen Australische fysiotherapeuten hun patiënten van medicijnen voorzien. Minder onschuldige middelen moeten door de patiënt zelf worden verkregen. Het is de fysiotherapeut in Australië wel toegestaan om in deze situaties de middelen toe te dienen aan de patiënt. Wanneer hij denkt dat de patiënt gebaat zou kunnen zijn bij het gebruik van een bepaald geneesmiddel, dan mag hij deze voorschrijven zolang het middelen betreft die onder de zelfzorgmedicijnen vallen. In alle gevallen waarin Australische fysiotherapeuten een rol vervullen in de medicamenteuze behandeling van hun patiënten is het een vereiste dat ze over voldoende kennis en kunde beschikken. De fysiotherapeut moet bekend zijn met het toegediende middel, inclusief dosering en bijwerkingen. Hij moet er zeker van zijn dat het middel geen interactie aan zal gaan met andere middelen die door zijn patiënt gebruikt worden en kruidenmiddelen mogen alleen door hem toegediend worden wanneer hij exact weet wat er in het preparaat zit (Lansbury en Sullivan 1998). Een onderzoek door Grimmer in 2002 geeft helaas aan dat ook in Australië de farmacologische kennis van de fysiotherapeut nog steeds te wensen overlaat (Grimmer et al. 2002).

3.6.3 Transdermale toediening van medicijnen

Massage is een fysiotherapeutische behandelvorm waarbij vele therapeuten gebruikmaken van een massagelotion. Zodra er in de massagelotion, zalf of crème een medicinale stof aanwezig is, dan is er niet meer sprake van alleen een massage, maar ook van een transdermale toediening van medicijnen. De toediening van medicijnen via deze weg valt niet onder de voorbehouden handelingen, waardoor fysiotherapeuten deze handeling wellicht mogen verrichten mits zij bekwaam zijn in het toedienen van medicijnen via deze weg. Let wel: als de fysiotherapeut in zijn praktijk een (massage)lotion, crème of zalf met medicinale componenten toepast op zijn patiënten, is hij in overtreding op de Wet BIG. Wanneer de therapeut zijn patiënt heeft geïnformeerd over de medicatie die aanwezig is in het middel, is de therapeut nog steeds in overtreding. In dit geval is er onder meer sprake van het adviseren/voorschrijven van medicijnen, en dat is een voorbehouden handeling waartoe een fysiotherapeut niet bevoegd is. In het geval dat de therapeut zijn patiënt niet geïnformeerd heeft over de medicinale werking van het massagemiddel heeft de therapeut zonder toestemming medicijnen toegediend aan zijn patiënt, wat nogmaals een wettelijke overtreding is. Slechts het toedienen van transdermale middelen die het eigendom zijn van de patiënt zelf (zelfzorgmiddel of via verpleegkundig specialist, physician assistant of arts), uitgevoerd door een, in het toedienen van medicijnen bekwame fysiotherapeut is derhalve geoorloofd. In de meeste gevallen worden transdermale middelen voorgeschreven door artsen voor de behandeling van infecties of huidaandoeningen. Wanneer het medicijn wordt aangebracht op de huid, dan blijft de locatie waarbinnen het middel zijn werking heeft beperkt, waardoor bijwerkingen ook beperkt blijven.

Fysiotherapeuten die transdermale middelen toepassen op hun patiënten moeten hierbij altijd handschoenen dragen zodat het middel niet via hun handen in de eigen circulatie terechtkomt (Berens et al. 2011). De handschoenen zijn veelal gemaakt van vinyl of latex en zijn zeer dun zodat de therapeut nog steeds afdoende kan voelen. Wanneer latex handschoenen worden gebruikt, is het belangrijk om bij de patiënt na te vragen of deze eventueel allergisch is voor latex. Oude resten van zalven of crèmes moeten verwijderd worden voordat een nieuwe laag wordt aangebracht. Extra zorg moet besteed worden aan hygiëne om bacteriegroei in het medicijn te voorkomen. Aandachtig doornemen van de gebruiksaanwijzing van het middel is essentieel (Berens et al. 2011). Andere medicijnen die via huidcontact hun werking verrichten, worden bijvoorbeeld met behulp van een pleister op de huid aangebracht en door de huid heen opgenomen in de bloedbaan (Römgens en Merkus 1995). De morfinepleister, de nicotinepleister en scopalamine zijn hier goede voorbeelden van.

3.7 In geval van nood

Wanneer er sprake is van een noodsituatie, oftewel een situatie waarin de patiënt een ernstig gezondheidsrisico loopt, dan is een ieder van ons verplicht om zo goed mogelijk noodzakelijke hulp te verlenen, zelfs wanneer dit betekent dat er voorbehouden handelingen verricht moeten worden. In dit geval is de Wet BIG niet van kracht (Berens et al. 2011).

3.8 Medicatieoverzicht

Wanneer een patiënt bij u komt voor zijn intake, dan dient hij een aantal dingen mee te nemen, zoals een vorm van identificatie, zijn zorgpas en een eventuele verwijzing. Overige zaken zijn vaak afhankelijk van de individuele praktijk. Het is zeker niet overal gebruikelijk dat de patiënt wordt gevraagd om een overzicht mee te nemen van alle middelen hij gebruikt. Wellicht dat na het bestuderen van dit boek, meer praktijken hun patiënten zullen vragen om een medicatieoverzicht mee te nemen naar de intakesessie. Het medicatieoverzicht van uw patiënt is een registratie van al zijn geneesmiddelen (al dan niet op recept) en relevante gegevens over het gebruik daarvan in een periode van ten minste drie maanden voorafgaand aan het moment van aanmaak en gebruik van dat medicatieoverzicht of zolang als nodig is voor verantwoorde zorg (Horssen et al. 2010; Pullen et al. 2013). In het medicatieoverzicht dient ook de medicatie die voorgeschreven is voor 'zo nodig'-gebruik, chronische medicatie met stopperiodes of wisselende dosering (antistolling) en depotinjecties zichtbaar te zijn (Horssen et al. 2010).

> **In het medicatieoverzicht staan ten minste de volgende gegevens**
> - voorgeschreven, ter hand gestelde, toegediende en gebruikte medicatie;
> - de sterkte, dosering en de toedieningsvorm van het geneesmiddel;
> - de gebruiksperiode, inclusief eventuele vermelding dat het gebruik van een geneesmiddel voortijdig is gestopt;
> - gebruik van alcohol en/of drugs (aard en duur);
> - de reden van starten/stoppen/wijzigen van medicatie en de initiator hiervan;
> - eerste voorschrijver en actuele voorschrijver;
> - de apotheken die deze geneesmiddelen hebben verstrekt;
> - basale patiëntkenmerken: burgerservicenummer (BSN), naam, geboortedatum, geslacht en adres van de patiënt;
> - comorbiditeit wanneer deze een contra-indicatie voor medicamenteuze behandeling kan zijn;
> - eventueel aanwezige geneesmiddelenallergie, geneesmiddelintolerantie en ernstige bijwerkingen.
>
> Op aanvraag of volgens afspraak kunnen de volgende gegevens worden verstrekt:
> - laboratoriumgegevens;
> - indicatie, indien nodig om de dosering te kunnen beoordelen.
>
> Bron: Horssen et al. (2010).

3.8.1 Actueel medicatieoverzicht

Wanneer men spreekt over een *actueel medicatieoverzicht*, dan is het medicatieoverzicht aangevuld met gegevens verstrekt door de patiënt. De aanvulling betreft veelal informatie over het gebruik van andere middelen, supplementen of kruiden die een interactie kunnen hebben met medicijnen en beschrijft bijvoorbeeld de mate van therapietrouw van de patiënt (Horssen et al. 2010). Toegegeven, de meeste fysiotherapeuten zullen niet alle gegevens uit het medicatieoverzicht gebruiken voor het leveren van goede zorg. De informatiebehoefte van de fysiotherapeut zal onder andere afhangen van de patiënt, diens klachten en de kennis en ervaring van de fysiotherapeut. Desalniettemin is een actueel medicatieoverzicht van belang voor elke zorgverlener die met medicijnen te maken heeft. Neem contact op met de arts (of apotheker) wanneer de patiënt aangeeft dat de huidige stand van zaken afwijkt van het medicatieoverzicht. Let op de dagtekening van het medicatieoverzicht.

Screening

Samenvatting

De bijwerkingen van medicijnen worden niet altijd tijdig gesignaleerd in de fysiotherapiepraktijk. Dit komt wellicht omdat de patiënt niet altijd al zijn klachten en kwaaltjes meldt of omdat de klachten musculoskeletaal lijken te zijn. Een andere mogelijkheid is dat de fysiotherapeut zijn patiënten niet screent op het moment dat de patiënt met een verwijzing zich tot hem wendt. In dit hoofdstuk wordt nader ingegaan op de redenen om patiënten te screenen en hoe de 'rode vlaggen' gecategoriseerd kunnen worden binnen orgaansystemen. Klachten binnen orgaansystemen kunnen mogelijk veroorzaakt worden door de bijwerkingen van medicijnen.

4.1 Screening en Directe Toegankelijkheid Fysiotherapie (DTF) – 22

4.2 Screening na verwijzing – 22
4.2.1 Communicatie met de arts – 22
4.2.2 Screening naar systemen – 23
4.2.3 Medicatieanamnese, screening en screening naar systemen – 23

H. van der Velde, *Fysiotherapie en medicatie*, DOI 10.1007/978-90-368-0471-4_4,
© 2016 Bohn Stafleu van Loghum, onderdeel van Springer Media BV

4.1 Screening en Directe Toegankelijkheid Fysiotherapie (DTF)

Sinds de invoering van DTF in 2006 is de fysiotherapeut bekend geraakt met de term 'screening'. Vooralsnog wordt deze 'detectiemethode op waarschuwingssignalen voor min of meer ernstige pathologie' hoofdzakelijk toegepast wanneer een patiënt zich zonder verwijzing bij de fysiotherapeut meldt. De aanwezigheid van 'rode vlaggen' en de aanwezigheid van tekenen en symptomen die niet binnen een behandelbaar patroon van klachten passen, zijn een reden om te verwijzen naar de arts voor verdere diagnostiek. Rode vlaggen zijn patronen van symptomen of tekenen die kunnen wijzen op min of meer ernstige pathologie en die aanvullende medische diagnostiek vereisen (Smits-Engelsman et al. 2011). De bijwerkingen van medicijnen zijn, náást de aanwezigheid van comorbiditeit en viscerale pijnmechanismen, de belangrijkste factoren die een screening vereisen (Goodman en Snyder 2007).

4.2 Screening na verwijzing

Hoewel de medische screening momenteel vooral toegepast wordt wanneer een patiënt via DTF bij de fysiotherapeut komt, kan de indicatie voor een screening onverminderd aanwezig zijn wanneer een patiënt verwezen is door een arts.

Redenen voor medische screening
- Directe Toegankelijkheid Fysiotherapie; de therapeut heeft primaire verantwoordelijkheid of eerste contact.
- Patiënten kunnen een verwijzing hebben gekregen voor klachten die lijken op eerder doorgemaakte klachten, zonder artsencontact.
- Medisch specialisten; een specialist zou onderliggende systemische aandoeningen kunnen missen.
- Klachtenprogressie; de eerste tekenen en symptomen zijn moeilijk te herkennen. Soms zijn symptomen nog niet aanwezig tijdens het onderzoek van de arts.
- De patiënt vertelt zijn fysiotherapeut waardevolle informatie die zijn arts niet ter ore is gekomen.
- De aanwezigheid van rode en/of gele vlaggen.

Bron: Goodman en Snyder (2007).

De afweging om een screening uit te voeren, ondanks de aanwezigheid van een verwijzing van een arts, is een individuele afweging. Daarom zijn de zes genoemde redenen voor medische screening ook zeker niet uitputtend. De expertise en de ervaring van de therapeut zijn hier vaak leidend, waarbij het uitgangspunt zou moeten zijn: 'onbekend, maakt onbekwaam'.

4.2.1 Communicatie met de arts

Wanneer de patiënt bij de fysiotherapeut komt met een verwijzing, heeft de arts de patiënt reeds beoordeeld. Het op basis van rode vlaggen terugsturen naar de arts dient in dit geval dan ook goed beargumenteerd te worden, zonder hierbij voorbarige conclusies te trekken over zaken die binnen het domein van de arts vallen. In veel gevallen zal het aan te raden zijn om telefonisch een advies in te winnen bij de arts, in plaats van de patiënt terug te sturen naar de arts. Een telefonisch overleg geeft minder kansen op miscommunicatie dan wanneer de patiënt de ervaringen aan de arts vertelt met een begeleidend schrijven van de therapeut. Ook bespaart een telefonisch overleg tijd die anders verloren zou gaan aan het maken van een afspraak met de arts en een eventuele vervolgafspraak met de fysiotherapeut, na opheldering van de gevonden rode vlaggen. Het gaat ten slotte om accuraat en efficiënt handelen in het belang van de patiënt. Na het telefonisch overleg met de arts, is het verstandig om alsnog een kort verslag van het telefoongesprek naar de arts te sturen. Deze brief kan dan toegevoegd worden aan het patiëntendossier ter bevestiging van het overleg en de gemaakte afspraken tijdens het overleg.

4.2.2 Screening naar systemen

De screening op rode vlaggen kan op verschillende manieren uitgevoerd worden, bijvoorbeeld naar lichaamslocatie (zie ◘ tab. 4.1), naar aandoening of naar systemen (zie ◘ tab. 4.2). In de eerste twee gevallen (locatie en aandoening) wordt de screening gestart vanuit wat reeds bekend is, namelijk de locatie van de klachten of de aandoening. Na het inventariseren van de persoonsgegevens van de patiënt, is de aard en de locatie van de klacht veelal het eerste waarnaar gevraagd wordt door de fysiotherapeut. Deze vorm van screening is dus bij uitstek geschikt om in te zetten bij het eerste contact met de patiënt. Het zijn (klacht)gerichte screeningsvormen.

Het screenen naar systemen is meer een manier om eventueel gevonden rode vlaggen te kunnen plaatsen binnen de verschillende (orgaan)systemen. Het stroomschema (zie ◘ fig. 4.1), gaat uit van een positieve screening, waarbij aan de linkerzijde de methode van screening is uitgebeeld zoals wij deze kennen vanuit DTF. Aanvullend op de DTF-module van het KNGF, geeft het schema hier een mogelijkheid om over te stappen naar de rechterzijde van het schema. De verkregen gegevens uit de screening (en eventueel uit de anamnese, het onderzoek en/of het behandelverloop) worden nu, waar mogelijk, geordend in een screening naar systemen. De aanwezigheid van tekenen en symptomen, onderverdeeld in (orgaan)systemen, waarop nog geen duidelijk antwoord is verkregen, dient hier verder uitgevraagd te worden. Als fysiotherapeut ben je niet verantwoordelijk voor het identificeren van specifieke pathologieën, maar het groeperen van tekenen en symptomen op deze wijze kan leiden tot een meer doeltreffende verwijzing naar de (huis)arts.

4.2.3 Medicatieanamnese, screening en screening naar systemen

Een van de doelen van dit boek is om de fysiotherapeut handvatten te geven om de tekenen en symptomen die niet binnen het behandelbare patroon passen, mogelijk te kunnen koppelen aan medicijngebruik. Een grondige medicatieanamnese waar nodig geeft hiervoor de eerste aanzet. Positieve bevindingen uit de medicatieanamnese, waaronder het gebruik van vijf of meer medicijnen of het signaleren van mogelijke bijwerkingen, kunnen aanleiding geven tot het doen van een screening. Wanneer we kijken naar de bijwerkingen die medicijnen teweeg kunnen brengen, kunnen we wellicht de toegevoegde waarde van een screening naar systemen ook begrijpen. De bijwerkingen van medicijnen hebben namelijk vaak betrekking op één of meer systemen, zoals deze in de screening naar systemen genoemd staan. Zo hebben NSAID's bijvoorbeeld veelal bijwerkingen binnen het gastro-intestinale systeem (Zorginstituut Nederland 2015).

Tabel 4.1 Screening naar lichaamslocatie. Bron: Nederlands Paramedisch Instituut (2004).

locaties	rode vlaggen
nek, thorax/TWK, bekken of extremiteiten	– (recent) trauma – al langer bestaande (onverklaarde) koorts – recent onverklaard gewichtsverlies (> 5 kg/maand) – langdurig gebruik corticosteroïden – constante pijn die niet afneemt in rust of bij verandering van positie – kanker in voorgeschiedenis – algemeen onwelbevinden – nachtelijke pijn (die aanhoudt als de patiënt van houding verandert) – uitgebreide neurologische tekenen en symptomen
hoofdpijn	– hoofdpijn na (recent) trauma – hoofdpijn in combinatie met systeemziekte zoals reuma – recent onverklaard gewichtsverlies (> 5 kg/maand) – plotseling begin hoofdpijn – constante pijn die niet afneemt in rust of bij verandering van positie – kanker in voorgeschiedenis – algemeen onwelbevinden – nachtelijke pijn (die aanhoudt als de patiënt van houding verandert) – focale neurologische tekenen en symptomen – begin hoofdpijn > 50e levensjaar – verandering in mentale gesteldheid zoals: geheugenstoornissen, verwardheid, bewustzijnsdaling, slaperigheid, verhoogde prikkelbaarheid – toegenomen frequentie en/of intensiteit van hoofdpijn – uitvalsverschijnselen en/of uitgebreide neurologische verschijnselen – retro-orbitale hoofdpijn, misselijkheid, braken en visuele verschijnselen zoals blinde vlekken, dubbelzien, wazig zien
lage rug	– eerste episode met LRP < 20 jr. of > 50 jr. – significant trauma – recent onverklaard gewichtsverlies (> 5 kg/maand) – maligne aandoeningen in voorgeschiedenis – koorts – deformiteiten (bijv. lumbale kyfose, afwijkende stand) – langdurig gebruik corticosteroïden – intraveneuze toediening van medicijnen – progressie niet-mechanische pijn, dus pijn die niet afhankelijk is van een houding of beweging – pijn die 's nachts blijft of zelfs erger wordt – aanhoudende ernstige beperking lumbale flexie, grote stijfheid – patiënt voelt zich ziek en onwel – incontinentie voor feces en/of urine – 'rijbroekanesthesie' – bilaterale uitvalsverschijnselen in benen, spierzwakte – ernstig beperkt gangbeeld, afwijkend looppatroon

Tabel 4.2 Screening naar systemen. Bron: Goodman en Snyder (2000).

algemene, constitutionele symptomen	
– lichaamsgewicht	onverklaarbare toe- of afname van gewicht
– vitale functies	– hartslag – bloeddruk – lichaamstemperatuur, koorts, rillingen, zweten
– spijsvertering	– verlies eetlust – misselijkheid en/of braken
– verzwakking en onbehagen	– slapeloosheid – *fatigue*, verzwakking – geïrriteerdheid
gastro-intestinaal	
– spijsvertering	– buikpijn – dyspepsie; maag(zuur)klachten – slikproblemen – misselijkheid, braken – diarree, constipatie – veranderingen in de stoelgang
– bloedingen	rectaal bloeden, bloed in ontlasting
– huid- en gewrichtsreacties	huiduitslag gevolgd door gewrichtspijn
reumatologisch	
	fenomeen van Raynaud
– ontsteking	– aanwezigheid/locatie van gewrichtszwelling – spierpijn, verzwakking
– huid- en nagelreacties	– verandering nagelbed – huiduitslag – reacties op zonlicht
neurologisch	
	– hoofdpijn – verandering in visus – vertigo – paresthesieën – verzwakking; atrofie – onwillekeurige bewegingen; tremoren – radiculaire pijn – aanvallen of bewustzijnsverlies
hematologisch	
	hoofdpijn
– huid- en nagelreacties	– veranderingen nagelbed – veranderingen in de kleur van de huid
– bloedingen	– bloedneus – bloedend tandvlees – gemakkelijk optreden blauwe plekken (hematoom, hemartrose) – zwarte ontlasting
– verzwakking en onbehagen	– *fatigue*, dyspnoe, verzwakking – in de war zijn, geïrriteerdheid

◘ **Tabel 4.2**   Vervolg

cardiovasculair	
	– pijn op de borst – hartkloppingen – claudicatio (beenpijn, kramp, mank lopen) – perifeer oedeem; frequent (nachtelijk) urineren – aanhoudende hoest – *fatigue*, dyspnoe, bewustzijnsverlies
– bloeddruk	– hoge of lage bloeddruk – links/rechts-verschil in bloeddruk van 10 mm Hg of meer na verandering van houding
– symptomen geassocieerd aan bloeddrukverschil li/re	duizeligheid, hoofdpijn, misselijkheid, braken, diaforese, hartkloppingen, toename van primaire pijn of klachten
genito-urinaal	
	– zwakkere stroom, verminderde hoeveelheid – pijn of zwelling van testikels – branden, bloeden, verandering in urinekleur – incontinentie – dysuria (pijn of moeite met urineren) – impotentie, pijn gedurende seks – frequent (nachtelijk) urineren – aarzeling, aandrang
endocrien	
	– haar- en nagelveranderingen – slecht verdragen temperatuurswisselingen
psychologisch	
	(een cluster van drie symptomen, langer dan één maand aanwezig): – slaapstoornissen – stress – *fatigue*, psychomotore agitatie – veranderingen in persoonlijke gewoontes, zoals eetlust – depressie, in de war zijn, angstig zijn

Constitutionele symptomen
- koorts;
- diaforese (onverklaarbaar zweten);
- nachtelijk zweten;
- misselijkheid;
- braken;
- diarree;
- bleekheid;
- duizeligheid/flauwvallen;
- vermoeidheid;
- gewichtsverlies

Bron: Goodman en Snyder (2000).

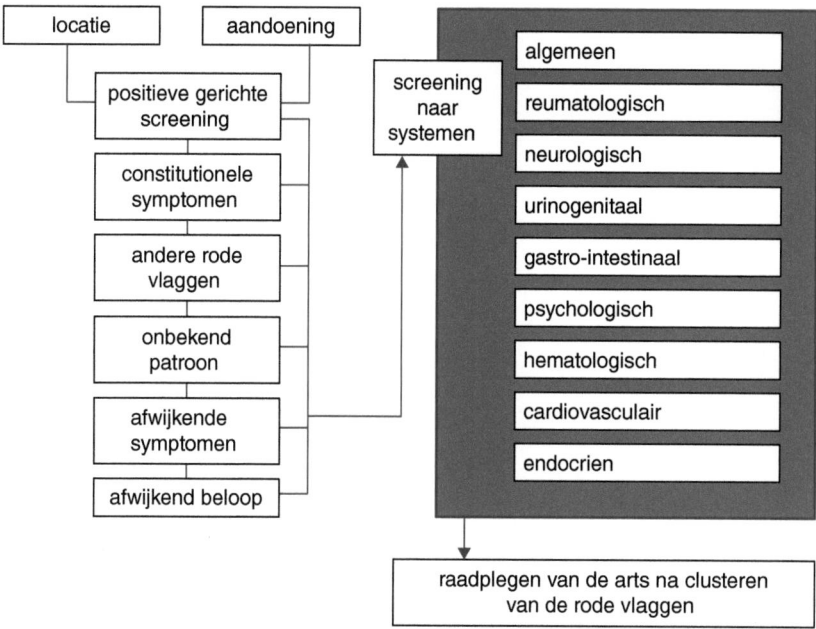

Figuur 4.1 Rode vlaggen onderverdelen in orgaansystemen.

Het gebruik van lijsten met rode vlaggen zoals deze hier staan vermeld zijn slechts hulpmiddelen binnen het screeningsproces. Tijdens het vragen naar overige klachten en kwalen of het uitvragen van de verdere gezondheid kunnen nog andere rode vlaggen gesignaleerd worden. Veel van de kwalen die de patiënt heeft, kunnen door hem als niet-relevant voor de fysiotherapie worden gezien. De informatie kan echter voor de fysiotherapeut van grote waarde zijn. Zo zal de aanwezigheid van bloed in de ontlasting niet altijd gemeld worden aan de fysiotherapeut. Deze kwaal kan echter het gevolg zijn van chronisch gebruik van NSAID's en is voor de therapeut een reden om door te sturen naar de arts (Goodman en Snyder 2007). Wees in de gevallen waarin u tekenen of symptomen tegenkomt die u niet kunt plaatsen dan ook verstandig en maak gebruik van de expertise van de arts van uw patiënt.

De anamnese

Samenvatting

Tijdens de anamnese verzamelt de fysiotherapeut de nodige informatie over de patiënt en zijn klachten. Een gedegen medicatieanamnese is hierbij van grote meerwaarde. Dit hoofdstuk geeft aan hoe een medicatieanamnese uitgevoerd kan worden en wat erin aan bod zou moeten komen. De mogelijke informatie die de medicatieanamnese oplevert wordt overzichtelijk weergegeven. Daarnaast wordt ook bij het onderzoek van de vitale functies van de patiënt rekening gehouden met medicatiegerelateerde aspecten. Medicijnnamen kunnen op een gemakkelijke manier onthouden worden aan de suffix of het achtervoegsel; middelen met hetzelfde achtervoegsel behoren tot dezelfde groep medicijnen en zijn vergelijkbaar in werking. In het belang van de patiëntveiligheid moet het duidelijk zijn of de medicatie op recept is verkregen of dat het zelfzorgmiddelen betreft.

5.1   De medicatieanamnese – 31

5.2   Wat vertellen de medicijnen over de casus? – 31
5.2.1 Benoemen van aandoeningen – 31
5.2.2 Signaleren van behandelrisico's, (relatieve) contra-indicaties en rode vlaggen – 32
5.2.3 Camoufleren van symptomen – 32
5.2.4 Signaleren van symptomen veroorzaakt door medicijnen – 32
5.2.5 Signaleren van een mogelijk afwijkend en/of vertraagd behandelresultaat – 32
5.2.6 Signaleren van een verlaagde belastbaarheid – 33
5.2.7 Signaleren van behandelmogelijkheden – 33

5.3   Vitale functies – 33
5.3.1 Hartfrequentie – 34
5.3.2 Hartritme – 34
5.3.3 De kwaliteit van de hartslag – 35
5.3.4 Hartfrequentie tijdens en na inspanning – 35

H. van der Velde, *Fysiotherapie en medicatie*, DOI 10.1007/978-90-368-0471-4_5,
© 2016 Bohn Stafleu van Loghum, onderdeel van Springer Media BV

5.3.5	Ademhalingsfrequentie	– 35
5.3.6	Zuurstofsaturatie	– 36
5.3.7	Bloeddrukmeting	– 36
5.3.8	Lichaamstemperatuur	– 37

5.4　De vervolganamnese – 37

5.5　Suffix – 37

5.6　Medicatie op recept – 38

5.7　Medicatie via drogisterij – zelfzorgmedicatie – 39

5.1 De medicatieanamnese

Tegen het einde van de anamnese vraagt de fysiotherapeut altijd naar de overige gezondheid en het medicijngebruik van de patiënt. Vaak gebeurt het dat patiënten vertellen dat ze goed gezond zijn en geen medicijnen gebruiken. Maar vreemd genoeg, gebeurt het maar al te vaak dat de patiënt later vertelt dat hij insuline, vitamine D, calcium, 'de pil', paracetamol, ibuprofen, aspirine of dergelijke gebruikt. De lijst van mogelijke middelen die door uw patiënt niet als medicijnen beschouwd worden is lang. Het uitvragen naar medicijngebruik moet dan ook zorgvuldig gebeuren. Een voorbeeld van een inleidende vraag naar medicatie:

> Gebruikt u medicijnen, op recept of anders? Verkregen via apotheek, drogisterij, homeopaat of anders?

Door specifiek te vragen naar 'of anders' en door dit nogmaals te benadrukken door de mogelijke verstrekkers van deze middelen te noemen, zet u uw patiënt tot denken aan. Wanneer deze vraag met 'nee' wordt beantwoord, is het handig om toch nog te vragen naar middelen zoals aspirine, laxeermiddelen, bètablokkers of 'de pil'. Wanneer de vraag met 'ja' wordt beantwoord, doet men een vervolganamnese voor medicatie en/of middelen (Goodman en Snyder 2000).

> Gebruikt u vitamines, voedingssupplementen of andere middelen? Verkregen via apotheek, drogisterij, homeopaat of anders?

Veel mensen zien het middel dat ze bij de drogisterij kopen niet als een medicijn. Daarnaast worden voedingssupplementen (die men bij de drogist haalt) al helemaal niet als medicijnen gezien, terwijl men deze middelen vaak gebruikt ter bestrijding of voorkoming van bepaalde klachten. Het achterhalen van het gebruik van voedingssupplementen kan ook waardevolle informatie opleveren – zowel voor wat betreft behandelmogelijkheden als behandelrisico's. Ook het gebruik van afslankmiddelen moet nagevraagd worden. Veel afslankkuren bevatten werkzame stoffen of medicijnen. Deze middelen kunnen interacties aangaan met andere medicijnen die de patiënt gebruikt of bijwerkingen hebben. Een alternatief voor het vragen naar medicijnen en middelen zou kunnen zijn:

> Heeft u verder nog klachten, kwaaltjes of dergelijke waarvoor u medicijnen, pillen, middeltjes, zalfjes, vitamines of supplementen gebruikt?

Door de lijst van mogelijkheden uit te breiden, maakt u de patiënt er attent op dat u *alle* middelen graag wilt horen.

5.2 Wat vertellen de medicijnen over de casus?

5.2.1 Benoemen van aandoeningen

Lang niet al uw patiënten vertellen u al hun kwaaltjes. Dit kan zijn uit schaamte, vergeetachtigheid of omdat de patiënt zijn kwaal niet relevant vindt voor de klachten waarvoor hij bij u is gekomen. De gemelde medicijnen geven u een mogelijkheid om uit te zoeken waarvoor de middelen dienen en om de patiënt te vragen waarvoor hij de medicatie gebruikt. Zo zal het gebruik van antidepressiva u attent maken op een mogelijke depressie en het gebruik van vitamine D zal u wijzen op mogelijke osteoporose. De lijst van medicijnen geeft u waardevolle informatie over medische historie en status presens. Vraag bij elk medicijn waarvoor uw patiënt deze inneemt.

5.2.2 Signaleren van behandelrisico's, (relatieve) contra-indicaties en rode vlaggen

De aandoening die de therapeut heeft kunnen achterhalen via de medicatieanamnese, kan een (relatieve) contra-indicatie met zich meebrengen. Zo zal het gebruik van vitamine D niet alleen betekenen dat er sprake kan zijn van osteoporose, maar ook dat deze osteoporose een contra-indicatie kan zijn voor een aantal therapieën. Denk hierbij aan het mogelijk ontstaan van botbreuken als gevolg van *high velocity-low thrust*-technieken.

5.2.3 Camoufleren van symptomen

Het gebruik van pijnstillers kan een vertekend beeld geven van de ernst van de klacht en de belastbaarheid van het aangedane weefsel. De middelen die gebruikt worden en de dosis waarin ze gebruikt worden, geeft de therapeut een mogelijk houvast bij het beoordelen van de fase van bindweefselherstel. Centraal werkende pijnmedicatie, zoals morfine, kan ook een andere vorm van camouflage teweegbrengen. De patiënt kan een vertekend beeld van de werkelijkheid krijgen als gevolg van het gebruik van opiaten, zodat de anamnese en het onderzoek niet altijd een goede afspiegeling hoeft te zijn van de aandoening en de actualiteit van de aandoening. Zo kan de morfine ervoor zorgen dat de patiënt een wat vlakke indruk maakt terwijl de problematiek hem wel veel last bezorgt. Andere bijwerkingen betreffen o. a. hallucinaties, stemmingsveranderingen, agitatie, eu- of dysforie en somberheid.

5.2.4 Signaleren van symptomen veroorzaakt door medicijnen

Het zal niemand verbazen dat medicijnen symptomen kunnen veroorzaken. Bekende bijwerkingen van diverse medicijnen zijn bijvoorbeeld: hoofdpijn, duizeligheid, versuftheid en maag- en darmklachten – om er maar een paar te noemen. Belangrijk is hier om de symptomen die mogelijk veroorzaakt worden door medicijnen, te kunnen scheiden van overige aanwezige symptomen.

5.2.5 Signaleren van een mogelijk afwijkend en/of vertraagd behandelresultaat

Evaluatieve bevindingen dienen soms anders geïnterpreteerd te worden als gevolg van het effect van de medicatie op training of therapie. Medicijnen kunnen de trainingscapaciteit vergroten of verlagen en kunnen de verwachte reacties van hartslag en bloeddruk, als gevolg van trainingen, veranderen.

5.3 · Vitale functies

Tabel 5.1 Voorbeelden van middelen met invloed op bloeddruk en hartslag. Bron: Goodman en Snyder (2007).

middel	werking
cafeïne	verhoogt de hartslag en de bloeddruk
antiaritmica	verlaagt de hartslag
atropine	verhoogt de hartslag
bètablokker	verlaagt de hartslag en de bloeddruk
digitalis	verlaagt de hartslag
ACE-remmers	verlaagt de bloeddruk
sympathicolytica	verlaagt de bloeddruk
diuretica	verlaagt de bloeddruk
narcotische analgetica	verlaagt de bloeddruk

5.2.6 Signaleren van een verlaagde belastbaarheid

Medicijnen zoals ontstekingsremmers kunnen de belastbaarheid van het weefsel verlagen of het herstel van het weefsel vertragen. Langdurig gebruik van steroïden kan proximaal spierkrachtverlies veroorzaken (Goodman en Snyder 2007). Andere middelen geven aan dat er sprake is van een aandoening die de (algehele) belastbaarheid verlaagt of het weefselherstel vertraagt. Denk hierbij aan insuline (diabetes) of methotrexaat (reumatoïde artritis). Ook bij een verlaagde belastbaarheid moeten we rekening houden met een mogelijk afwijkend en/of vertraagd behandelresultaat.

5.2.7 Signaleren van behandelmogelijkheden

Met het benoemen van aandoeningen, door het uitvragen naar medicatie, kan ook een behandelindicatie gesignaleerd worden. Uw patiënt met lage rugpijn, die bijvoorbeeld calcium of insuline gebruikt, zou wel eens geïndiceerd kunnen zijn voor nog een andere interventie.

5.3 Vitale functies

Het meten van de vitale functies kan een simpele, goedkope en snelle manier zijn om op gezondheidsproblemen of systemische aandoeningen te screenen. Het valt aan te bevelen om bij iedere nieuwe patiënt standaard een hartslag- en bloeddrukmeting te verrichten. Hartslag, bloeddruk en O_2-saturatie geven voornamelijk informatie over het cardiorespiratoire systeem, terwijl een afwijkende lichaamstemperatuur of bloeddruk voorbodes kunnen zijn van systemische ziektes of aandoeningen (Goodman en Snyder 2007). Medicijnen en middelen kunnen de vitale functies beïnvloeden, waardoor het meten van deze functies de patiëntveiligheid kunnen bevorderen (zie tab. 5.1). Het meten van de vitale functies is tevens een eenvoudig instrument om veranderingen als gevolg van een interventie in kaart te brengen. Afwijkende

◘ **Tabel 5.2** Hartfrequentie (*beats per minute*, BPM) in *rust*. Bronnen: Middelbeek (2003) en Goodman en Snyder (2007).

mannen	60-70 BPM
vrouwen	70-75 BPM
senioren	80-85 BPM
tachycardie	> 100 BPM
bradycardie	< 60 BPM

vitale functies zeggen op zichzelf niet altijd iets, maar krijgen waarde in de aanwezigheid van overige tekenen en symptomen, medicijngebruik of medische status.

> **Meet vitale functies:**
> - hartslag;
> - bloeddruk;
> - O_2-saturatie;
> - lichaamstemperatuur;
> - ademhalingsfrequentie.

5.3.1 Hartfrequentie

De hartslag wordt tijdens de intake in rust gemeten en vergeleken met de hartslag vóór, tijdens en/of na de behandeling (zie ◘ tab. 5.2). De meting geeft een algemeen oordeel over de cardiovasculaire toestand van de patiënt en kan evaluatief ingezet worden om vast te stellen of er een verbetering heeft plaatsgevonden in de cardiovasculaire conditie. Een verlaging van de hartslag in rust betekent veelal dat de conditie van de patiënt verbetert. Hierbij moet men er rekening mee houden dat de normale polsslag in rust nagestreefd moet worden en niet een hartslag die veel lager ligt dan de norm. Desalniettemin kunnen getrainde sporters een veel lagere hartslag in rust hebben omdat hun hart krachtiger en efficiënter werkt als gevolg van fysieke training (Goodman en Snyder 2007). De rusthartslag kan onder meer verhoogd zijn door een slechte fysieke conditie, koorts, anemie, infectie, angst, medicijngebruik of pijn.

Tegenwoordig wordt de hartslag veelal met behulp van hartslagmeters beoordeeld. Desondanks is het niet onverstandig om zich ook in de manuele techniek ter beoordeling van de hartslag te bekwamen. In de meeste gevallen wordt de hartslag manueel gemeten op de arterie radialis, ter hoogte van de pols. De hartslag wordt waargenomen met de IIe t/m IVe straal van de hand van de therapeut en niet met de duim. Een andere veelgebruikte plaats ter beoordeling van de hartslag is op de a. carotis in de hals (Middelbeek 2003). Het verdient aanbeveling om de polsslag bij ouderen en bij patiënten met diabetes op twee afzonderlijke plaatsen op het lichaam te meten (Goodman en Snyder 2007).

5.3.2 Hartritme

Het ritme van het hart behoort vrijwel regelmatig te verlopen, oftewel regulair. Wanneer de slagen onregelmatig zijn, noemen we dit irregulair. Kleine onregelmatigheden zijn normaal en treden op als gevolg van de ademhaling. Tijdens de inspiratie zal het hartritme toenemen als gevolg van de drukstijging in het lichaam omdat de longen zich vullen. Tijdens de expiratie zal de hartfrequentie juist afnemen omdat de interne lichaamsdruk vermindert. In een aantal gevallen zullen deze fenomenen omgekeerd optreden oftewel paradoxaal. Deze paradoxale fenomenen en andere onregelmatigheden moeten ter beoordeling aan de arts voorgelegd worden (Goodman en Snyder 2007).

5.3.3 De kwaliteit van de hartslag

Tijdens het manueel meten van de hartslag, is ook de vaatspanning palpabel. De therapeut voelt bij iedere contractie van de linker hartkamer de druk in de arterie oplopen (systolische druk), gevolgd door een afname van deze druk tot de onderdruk (diastolische druk). De therapeut beoordeelt of de pols zwak, normaal of sterk aanwezig is (Goodman en Snyder 2007). Een zwakke pols is onder andere waarneembaar bij hypotensie, koorts, hartinsufficiëntie en shock (Middelbeek 2003). Wanneer het hart consequent iedere keer met evenveel kracht het bloed de arteriën in pompt, dan spreekt men van een equale pols. Wanneer de kracht waarmee de linker hartkamer het bloed verplaatst varieert, dan noemt men dit een inequale pols.

5.3.4 Hartfrequentie tijdens en na inspanning

Tijdens lichamelijke inspanning en sport stijgt de hartslag om aan de verhoogde zuurstofbehoefte van het lichaam tegemoet te komen. Voor het verbeteren van het cardiovasculaire vermogen is deze hartslagstijging veelal het uitgangspunt voor een adequate training. Ook de snelheid waarmee de hartslag na inspanning daalt, is een graadmeter voor de cardiovasculaire conditie: hoe sneller de hartslag na inspanning terugkomt op het niveau van de rusthartslag, des te beter de conditie. Wanneer een stijging van de hartslag met 20 BPM (*beats per minute*) tijdens inspanning, na 3 minuten rust niet is gedaald, dan moet dit voorgelegd worden aan de arts. In een aantal gevallen wordt de hartslagstijging tijdens trainingen belemmerd door het gebruik van medicijnen zoals bètablokkers en calciumantagonisten (Goodman en Snyder 2007). In dit geval gebruikt men de Borg-schaal om een inschatting te maken van de mate van cardiovasculaire inspanning tijdens de training (Goodman en Snyder 2007; Noble en Robertson 1996; Peel en Mossberg 1995).

5.3.5 Ademhalingsfrequentie

Direct na het handmatig meten van de polsslag let de therapeut, zonder dat de patiënt het door heeft, op de ademhalingsfrequentie. De therapeut blijft de pols vasthouden en telt nu gedurende één minuut het aantal ademcycli van de patiënt. Hierbij let hij tevens op de kwaliteit van de ademhaling. Gebruikt de patiënt hulpademhalingsspieren? Hoeveel moeite heeft de patiënt met het ademhalen? Ademt de patiënt met gebolde wangen, met persende lippen of met neusvleugelbewegingen? Afwijkende ademhalingspatronen kunnen duiden op neurologische, cardiovasculaire of pulmonaire aandoeningen. Een normale ademfrequentie bedraagt 12 tot 20 ademcycli per minuut (Goodman en Snyder 2007).

◘ Tabel 5.3 Bloeddrukwaardes bij een volwassen populatie. Bronnen: Goodman en Snyder (2007) en Middelbeek (2003).	
hypotensie	< 110/60 mm Hg
normale bloeddruk	120–140/80–90 mm Hg
prehypertensie	120–139/80–89 mm Hg
hypertensie – stadium 1	140–159/90–99 mm Hg
hypertensie – stadium 2	> 160/> 100 mm Hg

5.3.6 Zuurstofsaturatie

De arteriële zuurstofsaturatie (SaO_2) geeft aan hoeveel zuurstof gebonden is aan hemoglobine en zit normaalgesproken tussen de 95 en 100 %. In het geval van rokers en patiënten met COPD is de waarde meestal lager. Het meten van de zuurstofsaturatie is vooral geïndiceerd tijdens de intake en de behandeling van COPD-patiënten, tijdens het optreden van acute benauwdheid of wanneer de patiënt onwel wordt (Goodman en Snyder 2007). Let tijdens het meten van de zuurstofsaturatie ook op mogelijke afwijkingen van de capillaire refill, cyanose, ademgeluiden en ademfrequentie (Goodman en Snyder 2007).

5.3.7 Bloeddrukmeting

De druk die de contractie van het linker hartventrikel op de arteriën teweegbrengt (systolische druk) en de druk op de arteriën tijdens ontspanning van het hart (diastolische druk) worden in kaart gebracht tijdens de bloeddrukmeting. De standaarduitgangshouding is in zit en met de arm ontspannen op harthoogte (Middelbeek 2003). Wanneer de bloeddruk in rugligging gemeten wordt, dan wordt de arm langs het lichaam gehouden. Wanneer de bloeddruk ter evaluatie gemeten wordt, dan moet de bloeddruk aan dezelfde arm en in dezelfde lichaamshouding als voorheen gemeten worden (Goodman en Snyder 2007). Tabak en cafeïne hebben een bloeddrukverhogend effect en mogen dan ook niet binnen dertig minuten voorafgaande aan de meting genuttigd worden (Goodman en Snyder 2007).

Men spreekt van hypertensie wanneer de bloeddruk consequent boven de normwaarde ligt (zie ◘ tab. 5.3). Een te hoge bloeddruk vergroot onder andere het risico op ernstige hart- en vaatziekten, maar bestaat vaak zonder symptomen. Prehypertensie is een situatie van verhoogd risico op hypertensie. Het veranderen van leefwijze, zoals het stoppen met roken, gezonder eten, gewichtsreductie en meer bewegen, is dan dikwijls afdoende om de bloeddruk te normaliseren (Sorace et al. 2012). Bij secundaire hypertensie is de bloeddrukverhoging het gevolg van een andere aandoening; nieraandoeningen, arteriosclerose en medicijngebruik, zoals de pil of glucocorticoïden, zijn voorbeelden hiervan (Middelbeek 2003).

> Abnormale bloeddrukwaardes in aanwezigheid van risicofactoren, zoals het gebruik van bepaalde medicijnen (bijvoorbeeld: glucocorticosteroïden, de pil, NSAID's of cardiovasculaire middelen) dienen gerapporteerd te worden aan de arts.

Een chronisch te lage bloeddruk, 105/60 mm Hg, kan zonder aanwijsbare oorzaak optreden, of het gevolg zijn van een secundaire aandoening zoals hartinsufficiëntie, hormonale tekorten, aortavernauwing of een bijwerking van medicijngebruik. Met name orthostatische hypotensie vormt een gevaar binnen de fysiotherapeutische setting. Een verandering van houding lokt in deze gevallen hypotensie uit met een bijkomstig optreden van duizelingen, 'sterretjes zien' en eventuele flauwte, mogelijk resulterend in een valincident (Middelbeek 2003; Dehner 2014).

5.3.8 Lichaamstemperatuur

De normale orale lichaamstemperatuur bevindt zich tussen de 36 en de 37,5 °C. Individuele verschillen zijn afhankelijk van diverse factoren, zoals medicijngebruik, leeftijd, infectie of activiteitenniveau. Het gebruik van ontstekingsremmende middelen kan een eventuele verhoging van lichaamstemperatuur maskeren. Bij patiënten waarbij rode vlaggen worden gesignaleerd of waarbij rug, bekken, heup, lies of schouderpijn zonder aanwijsbare oorzaak aanwezig is, is het verstandig om de lichaamstemperatuur te controleren. Een herhaaldelijk gemeten verhoging in lichaamstemperatuur is een rode vlag en moet beoordeeld worden door een arts (Goodman en Snyder 2007).

5.4 De vervolganamnese

Als uw patiënt aangeeft medicijnen te gebruiken, volgt een aantal vragen die van wezenlijk belang kunnen zijn:

Vervolgvragen
- Welke medicijnen gebruikt u?
- Hoe vaak?
- In welke dosering?
- Waarvoor gebruikt u deze medicijnen?
- Wanneer heeft u deze medicijnen voor het laatst ingenomen? Heeft u deze medicijnen vandaag ook ingenomen?
- Verzachten de medicijnen uw klachten of symptomen?
  - Wanneer ja, hoe snel na inname merkt u verbetering?
- Merkt u een toename van symptomen of misschien het begin van symptomen na het innemen van uw medicijnen? (30 minuten tot 2 uur).
- Ervaart u nog andere bijwerkingen van uw medicijnen?
- Wanneer op recept: wie heeft het recept uitgeschreven?
- Hoe lang neemt u deze medicijnen al?
- Wanneer is er voor het laatst door uw arts gekeken naar de medicijnen die u neemt?

Bron: Goodman en Snyder (2000).

5.5 Suffix

Het laatste deel van de generieke naam van een medicijn wordt een suffix genoemd. Dit is een ander woord voor achtervoegsel. De suffix geeft aan in welke medicijngroep het middel thuishoort. In veel gevallen is het handiger om suffixen te onthouden, dan om alle namen van medicijnen afzonderlijk uit het hoofd te leren (zie ◘ tab. 5.4).

Tabel 5.4 Suffix. Bron: Vermeij (2010).

suffix	hoofdgroep	medicijngroep	voorbeeld
-caïne	lokaal werkende anesthetica	amiden	prilocaïne
-illine	antibiotica	penicillinen	ampicilline
-cycline		tetracyclinen	doxycycline
-mycine		macroliden	erytromycine
-oxacine		chinolonen	ciprofloxacine
-olol	cardiovasculaire medicatie	bètablokkers	acebutolol
-dipine		calciumantagonisten	amlodipine
-pril		ACE-remmers	benazepril
-sartan		angiotensine-II-antagonisten	valsartan
-inase	trombolytica		streptokinase
-ium	spierrelaxantia	depolariserende relaxantia	suxamethonium
		niet-depolariserende relaxantia	atracurium
-ide	diuretica	lisdiuretica	furosemide
-ide	orale antidiabetica	sulfonylureumderivaten (SU-derivaten)	gliclazide
-azepam	sedativa/anxiolytica	benzodiazepinen	lorazepam
-statine	lipidenverlagende middelen	cholesterolsyntheseremmers	atorvastatine
-prazol	maagzuurproductieremmers	protonpompremmers	esomeprazol
-tidine		h2-receptorantagonisten	cimetidine
-nazol	antimycotica	antischimmelmiddelen	miconazol
-coxib	NSAID's	cox-2-remmers	celecoxib
-ison	hormonen	corticosteroïden	cortison
-olon			prednisolon
-methason			dexamethason

5.6 Medicatie op recept

Veel medicijnen mogen alleen verkregen worden als een arts hiervoor een recept uitgeschreven heeft. Deze medicijnen zijn slechts te verkrijgen bij een apotheker of een apotheekhoudend arts. Op het recept staan in ieder geval de volgende items:
- de uitschrijfdatum;
- naam, adres, woonplaats (NAW)-gegevens van zowel voorschrijver als patiënt;
- het geneesmiddel, inclusief toedieningsvorm en sterkte;
- de gewenste aantallen;
- de dosering;
- de paraaf van de verwijzer.

Wanneer het een middel betreft dat onder de Opiumwet valt, dan worden er hogere eisen gesteld aan de gegevens die op het recept worden gezet. Van de verwijzer moeten de naam, de voorletters, het adres, de woonplaats en het telefoonnummer op het recept staan. Naast de naam van het medicijn, de toedieningsvorm en de sterkte, moeten de af te leveren hoeveelheid en eventueel het aantal herhalingen in letters genoteerd worden. Verder moet er een duidelijke omschrijving van de dosering op staan, waaronder de maximale hoeveelheid per etmaal en de NAW-gegevens van de patiënt (Römgens en Merkus 1995).

5.7 Medicatie via drogisterij – zelfzorgmedicatie

De medicijnen die mensen kunnen verkrijgen bij de drogisterij worden zelfzorgmedicijnen genoemd of *over-the-counter-drugs* (OTC). Vaak worden deze middelen door patiënten niet genoemd wanneer u ze vraagt naar hun medicijngebruik. Het is belangrijk om het gebruik van aspirine, paracetamol, laxeermiddelen of andere middelen na te vragen, omdat ze de symptomen van de patiënt kunnen beïnvloeden. Zelfzorgmiddelen worden met name gebruikt door vrouwen, jonge kinderen, dertigers en hoogopgeleiden. In 2010 gebruikten er net zoveel mensen zelfzorgmiddelen als mensen die medicijnen op recept verkregen. Bijna 40 % van de vrouwen en 29 % van de mannen gebruikten in 2010 zelfzorgmiddelen (Centraal Bureau voor de Statistiek 2011). Ondanks de toename van gezondheidsklachten in de loop van het leven, neemt de consumptie van zelfzorgmiddelen niet toe bij ouderen. De consumptie van reguliere middelen neemt echter wel toe met het ouder worden (Centraal Bureau voor de Statistiek 2011). De consumptie van zelfzorgmiddelen in Nederland is laag in vergelijking met Amerika, waar 75 % van de ouderen medicatie gebruikt die zonder recept te verkrijgen is (Goodman en Snyder 2000). Maar ook in Nederland kan deze consumptie van zelfzorgmiddelen problematische proporties aannemen. En vooral bij de oudere bevolking kunnen deze middelen leiden tot verwarring, reageren de medicijnen met andere middelen en kunnen ze symptomen verergeren of opwekken. Let daarom op tekenen zoals duizeligheid, versuftheid, depressie en visuele problemen. Doordat dezelfde medicijnen onder verschillende merknamen op de markt komen, gebeurt het wel eens dat uw patiënten beide producten tegelijk gebruiken. De kans op verwarring als gevolg van medicijngebruik neemt dan toe door het overschrijden van de aanbevolen dosis (Goodman en Snyder 2000).

> **Zelfzorgmedicatie**
> - Zelfzorgmiddelen worden niet altijd als medicijnen gezien, daarom expliciet navragen.
> - Ze kunnen een reactie met andere medicijnen geven.
> - Ze kunnen symptomen of verwarring verergeren of veroorzaken.
> - Dezelfde middelen hebben soms verschillende (merk)namen; dit kan leiden tot overdosering.

Het is belangrijk om te weten of iemand medicijnen heeft ingenomen voordat hij gezien wordt door de fysiotherapeut. Medicijnen kunnen tekenen en symptomen maskeren of juist produceren, waardoor het onderzoek van de patiënt bemoeilijkt of zelfs risicovol wordt. Het verminderen/verergeren van symptomen of optreden van bijkomstige symptomen kan een verstoord beeld geven tijdens behandeling en/of onderzoek.

Let op de vier D's
- Dizziness
- Drowsiness
- Depression
- visual Disturbance

Bron: Goodman en Snyder (2000).

Middelengeïnduceerde klachten of bijwerkingen

Samenvatting

De effecten van medicijnen zijn niet altijd gunstig, maar kunnen zelfs gevaarlijk zijn. In het belang van de patiëntveiligheid is het voor de fysiotherapeut ten zeerste aan te bevelen om kennis te nemen van de ongunstige effecten van medicijnen en de eventuele gevolgen die ze hebben voor de fysiotherapeutische setting. Een vervolganamnese gericht op het uitvragen van mogelijke middelengeïnduceerde klachten is een extra instrument dat ter screening ingezet kan worden. De fysiotherapeut kan een belangrijke signalerende rol vervullen binnen het gezondheidsmanagement van zijn patiënt, wanneer hij kennis heeft van bijwerkingen, over- en onderdosering, medicatie-interactie, gewenning en afhankelijkheid. Ook met het oog op mogelijke beïnvloeding van de rijvaardigheid, moet de fysiotherapeut een afweging maken of de patiënt op een verantwoorde wijze fysiotherapeutische oefentherapie kan ondergaan.

6.1   Bijwerkingen – 42

6.1.1   Vermoeden van middelengeïnduceerde klachten – 43

6.1.2   Interactie – 45

6.1.3   Gewenning – 45

6.1.4   Afhankelijkheid – 45

6.1.5   'Het middel mag niet erger zijn dan de kwaal' – 46

6.1.6   Onverantwoord autorijden, onverantwoord trainen? – 46

6.1 Bijwerkingen

'Alles is gif, en er is niets zonder gif – slechts de dosis bepaalt of iets niet giftig is.' is een uitspraak die toegeschreven wordt aan de Zwitserse arts Paracelsus (1493–1541) (Pickover 2013). De stelling geeft aan dat alle medicijnen en middelen bijwerkingen kunnen veroorzaken, veelal afhankelijk van de dosis waarin ze worden toegediend. Wanneer een medicijn aangeprezen wordt geen bijwerkingen te hebben, dan roept dit de vraag op of er dan wel een werking uitgaat van het middel. Schadelijke en/of niet-gewenste uitwerkingen van middelen die in een juiste dosering zijn toegediend, noemt men bijwerkingen (Römgens en Merkus 1995). De meest voorkomende bijwerkingen zijn misselijkheid, obstipatie en versuftheid. Onbedoelde uitkomsten zoals anorexia, valincidenten, vermoeidheid, cognitieve problemen, incontinentie en verstopping kunnen als gevolg van bijwerkingen optreden (Goodman en Snyder 2007). Klachten die voortkomen uit een verkeerde dosis noemen we *over-* of *onderdoseringen*. Het aanpassen van de dosis doet in deze gevallen de bijwerkingen verdwijnen. In een aantal gevallen kunnen bijwerkingen van middelen ook als werking geïndiceerd zijn. Zo heeft de inname van aspirine ter hoofdpijnbestrijding, een bloedverdunnend effect als bijwerking. Maar wordt de aspirine ingezet als bloedverdunner, dan is deze bloedverdunnende bijwerking het gewenste effect geworden (Römgens en Merkus 1995).

> **Gunstige bijwerkingen**
> In een aantal gevallen worden er tijdens medicijnonderzoek bijwerkingen ontdekt die leiden tot een nieuwe behandelindicatie. Zo werd sildenafil (Viagra) in eerste instantie onderzocht ter behandeling van hartklachten. Door de welkome bijwerkingen echter, weigerde een aantal deelnemers aan het onderzoek het middel terug te geven.
>
> Bron: Stichting Leerplan Ontwikkeling (2010).

Risicofactoren voor het ontstaan van middelengeïnduceerde klachten zijn voornamelijk farmacokinetisch. Onder andere de omvang van de patiënt, de leeftijd en het geslacht zijn aspecten die de farmacokinetische variabelen zoals absorptie, distributie en excretie sterk beïnvloeden (Goodman en Snyder 2007).

> **Risicofactoren voor middelengeïnduceerde klachten**
> - leeftijd > 65 jaar;
> - geringe lichaamslengte of -omvang;
> - verminderde vet- en spiermassa;
> - geslachtsspecifieke reacties op medicatie;
> - raciale of etnische verschillen;
> - mentale achteruitgang;
> - verminderde orgaanfunctie;
> - polyfarmacie;
> - gelijktijdig alcoholgebruik;
> - gelijktijdig gebruik van alternatieve middelen;
> - de patiënt is bekend met middelengeïnduceerde klachten.
>
> Bronnen: Goodman en Snyder (2007) en Berg (2003).

Ouderen hebben sneller last van bijwerkingen dan jongeren en reageren dikwijls anders op medicijnen, mede doordat de verschillende orgaanstelsels minder optimaal functioneren dan op jongere leeftijd, waardoor minder efficiënt op bedreigende situaties wordt gereageerd (Goodman en Snyder 2000). Een verminderd lichaamsvochtgehalte alsook een afgenomen vet- en spiermassa kunnen de kans op bijwerkingen doen toenemen (Berg 2003). Geneesmiddelen die via de urine het lichaam verlaten, zoals penicilline, antibiotica, tetracycline en digoxine, moeten in dosis aangepast worden omdat de nierfunctie bij ouderen afneemt. Een verminderde leverfunctie zorgt voor een verminderde mogelijkheid om de medicijnen af te breken, waardoor gevaarlijke hoeveelheden van de geneesmiddelen in het lichaam achter kunnen blijven. Vaak is er bij senioren ook sprake van polyfarmacie. Dit is het gelijktijdig gebruik van vijf of meer verschillende medicijnen (Goodman en Snyder 2000; Dijk et al. 2009) (homeopathische middelen en vitaminesupplementen vallen hier buiten).

Het slikken van middelen uit de alternatieve behandelwijzen die werkzame bestanddelen bevatten kan ernstige gevolgen hebben voor de gezondheid. Door gebrek aan onderzoek naar de veiligheid van deze middelen kunnen gevaarlijke situaties ontstaan. In veel gevallen worden artsen en apothekers niet op de hoogte gebracht van het gebruik van de alternatieve middelen, waardoor de mogelijkheid op interactie met reguliere geneesmiddelen niet kan worden onderzocht.

Het gelijktijdig gebruik van alcohol verandert het metabolisme van veel medicijnen, waardoor er te lage of te hoge concentraties van het middel in de circulatie terecht kunnen komen (Olson 2011).

De etniciteit van de patiënt kan van invloed zijn op de geneeswijze die de patiënt kiest en zo ook op de middelen die hij inneemt naast de medicijnen die zijn voorgeschreven door de arts. Ook kunnen bepaalde etnische groepen anders reageren op medicijnen, waardoor gevaarlijke situaties kunnen ontstaan (Goodman en Snyder 2007).

Vrouwen reageren in bepaalde gevallen anders op medicijnen dan mannen. Als gevolg van de maandelijkse hormonale cyclus kan het metabolisme van de medicijnen gedurende de maand veranderen (Goodman en Snyder 2007).

6.1.1 Vermoeden van middelengeïnduceerde klachten

Het onderscheiden van symptomen als gevolg van medicatie van de symptomen van een specifieke klacht is lastig. Voor artsen is er een mogelijkheid om deze bijwerkingen van medicijnen te achterhalen met behulp van de 'Causaliteitsschaal van Naranjo' (Naranjo et al. 1981; Platform Ouderenzorg). Dit is een vragenlijst waarmee men een mogelijk verband tussen klachten en symptomen en medicatie probeert aan te tonen. De vragenlijst is niet een ideaal of praktisch hulpmiddel voor fysiotherapeuten, omdat hiervoor veranderingen in het medicijngebruik van de patiënt dienen plaats te vinden. Dit valt buiten de bevoegdheid van de fysiotherapeut en buiten zijn scope van expertise. Desondanks is een aantal items uit deze schaal toepasbaar voor fysiotherapeuten om het vermoeden van middelengeïnduceerde klachten te ondersteunen. Wanneer u dan besluit om de patiënt naar de huisarts te verwijzen, kunnen de verkregen gegevens van grote waarde zijn in de rapportage aan de arts.

Op internet is een aantal betrouwbare sites te vinden die informatie kunnen geven over bijwerkingen of toxische effecten van medicijnen, zoals het *Farmacotherapeutisch Kompas* en de *Apotheekkennisbank*. Een andere bron van betrouwbare informatie is de bijsluiter van het medicijn. Het is wettelijk verplicht een bijsluiter mee te geven als informatie bij de verstrekking van medicijnen (Römgens en Merkus 1995). Wanneer uw patiënt klachten heeft die als bijwerking van zijn medicatie bekend staan, dan is dit uw eerste aanwijzing voor een mogelijk middelengeïnduceerde klacht. Bij orale inname van medicijnen kunnen de eerste verschijnselen van de werking van deze middelen veelal gezien worden tussen de 30 minuten tot 2 uur na inname (Goodman en Snyder 2000).

Tabel 6.1 Middelengeïnduceerde klachten, tekenen en symptomen. Gebaseerd op: Berens et al. (2011) en Römgens en Merkus (1995).

mogelijke middelengeïnduceerde klachten	mogelijke tekenen en symptomen
intoxicatie	bewustzijnsstoornissen, mictiestoornissen of lage hartslag
overgevoeligheid	uitslag, jeuk, galbulten, overgeven of shock
gastro-intestinale klachten	obstipatie, diarree, overgeven, misselijkheid of eetlustvermindering
verminderd reactievermogen	slaperigheid, duizeligheid, verminderde concentratie of verlaagde reactietijd
gewenning	steeds meer medicatie benodigd om het gewenste effect te verkrijgen
afhankelijkheid	ontwenningsverschijnselen wanneer er gestaakt wordt met de medicijnen
geneesmiddeleninteracties	gelijktijdig gebruik van verschillende middelen versterken of verminderen de werking van één of meer middelen

Vervolganamnese bij een vermoeden op middelengeïnduceerde klachten
- Zijn er tekenen of symptomen aanwezig die duiden op middelengeïnduceerde klachten? (Zie tab. 6.1.)
- Ga na of er eerdere, overtuigende meldingen van de vermeende bijwerking(en) bekend zijn voor het verdachte geneesmiddel, bijvoorbeeld op ▶ www.fk.cvz.nl/ of ▶ www.apotheekkennisbank.nl.
- Vraag aan de patiënt:
  - 'Ziet u enige toename van symptomen of misschien het begin van symptomen, na het innemen van uw medicatie?' (30 min tot 2 uur) (Goodman en Snyder 2000)
  - 'Zijn deze klachten begonnen sinds u een bepaald geneesmiddel bent gaan gebruiken?'
- Mogelijk is uw patiënt op eigen initiatief al eens gestopt met het innemen van het verdachte geneesmiddel. Vraag aan de patiënt:
  - 'Verminderden de verschijnselen nadat u stopte met het gebruik van het middel?'
  - 'Verminderen de verschijnselen wanneer het geneesmiddel is uitgewerkt?'
- De werkingsduur van ieder geneesmiddel is anders en staat vaak vermeld in de bijsluiter. Vraag aan de patiënt:
  - 'Heeft u deze klachten opnieuw gekregen sinds u dit middel weer gebruikt?'
  - 'Ziet u nog andere verklaringen voor het optreden van de veronderstelde bijwerking?'
  - 'Verergerde de klacht bij dosisverhoging of verminderde deze bij dosisverlaging?'
  - 'Heeft u eerder soortgelijke klachten gekregen na gebruik van hetzelfde of soortgelijke geneesmiddelen?'

Bronnen: Naranjo et al. (1981) en Platform Ouderenzorg.

Deze tijden variëren per geneesmiddel en per methode van toediening. De werkingsduur van medicijnen verschilt per middel en per toedieningsvorm al evenzeer. Wanneer de inwerkingstijd en de werkingsduur van een middel correleert met het optreden en afnemen van de klachten, rijst het vermoeden dat hier een mogelijk causaal verband aanwezig is.

6.1 · Bijwerkingen

Veel mensen gebruiken medicijnen voor lange duur of zelfs voor altijd. In de loop van de tijd kunnen deze medicijnen bijwerkingen gaan vertonen die lijken op musculoskeletale klachten. Als voorbeeld kunnen hier de cholesterolverlagers genoemd worden, statines, die spierpijnen kunnen veroorzaken. Natuurlijk kan een fysiotherapeut niet adviseren om, bij wijze van test, het gebruik van deze middelen te staken. Een enkele patiënt onderneemt deze actie echter op eigen initiatief. Wanneer nu de klachten waarvoor men de medicijnen inneemt weer terugkomen, worden deze middelen dan toch maar weer gebruikt. Hieruit is wellicht een patroon te herkennen van afnemen (verdwijnen) van middelengeïnduceerde klachten naar het opnieuw verergeren (optreden) ervan. Een dergelijk patroon is mogelijk ook herkenbaar wanneer de dosis, om de een of andere reden, verhoogd of verlaagd wordt. Hetzelfde geldt als men soortgelijke middelen in het verleden ook heeft gehad, met soortgelijke bijkomende klachten.

Wanneer de klachten musculoskeletaal lijken te zijn, kan de fysiotherapeut bij wijze van differentiaaldiagnose vaak nog wel mogelijke andere verklaringen hiervoor bedenken. Ook de patiënt zelf ziet wellicht nog een verklaring voor zijn klachten. Klachten die zich niet manifesteren binnen het houdings- en bewegingsapparaat, maar die meer van een systemische aard lijken te zijn, vallen meestal buiten het kennisgebied van de fysiotherapeut, waardoor het melden van verklaringen voor de klacht aan de arts ongepast kan zijn.

6.1.2 Interactie

Geneesmiddelen kunnen elkaar beïnvloeden waardoor ongewenste reacties ontstaan. Verminderde of versterkte werking van gebruikte middelen komen veelvuldig voor als gevolg van medicatie-interactie. Een versterkte werking van middelen kan bijvoorbeeld optreden wanneer een van de middelen de nierfunctie verslechtert, terwijl een ander gebruikt middel via de nieren afgebroken dient te worden. Een verminderde werking van middelen kan bijvoorbeeld optreden wanneer een van de middelen de activiteit van de lever stimuleert, zodat er een versnelde afbraak via de lever optreedt. Een andere mogelijkheid voor een verminderde werking van middelen als gevolg van interactie, kan komen door een verminderde opname van middelen via het maag-darmstelsel veroorzaakt door een van de medicijnen (Römgens en Merkus 1995).

6.1.3 Gewenning

Wanneer er van hetzelfde middel een steeds hogere dosis nodig is om het gewenste effect te bereiken, noemt men dit gewenning (Römgens en Merkus 1995). Wanneer er sprake is van gewenning, dan dient de fysiotherapeut dit te melden aan de huisarts.

6.1.4 Afhankelijkheid

Bij het gebruik van medicijnen bestaat het gevaar dat de patiënt verslaafd raakt aan het middel. Zowel psychische als lichamelijke afhankelijkheid kan hierbij optreden. Bij een lichamelijke afhankelijkheid is het lichaam ingesteld op de beïnvloeding die door het geneesmiddel is veroorzaakt en begint het abstinentie- of onttrekkingsverschijnselen te vertonen wanneer er met het middel gestopt wordt. Bij een psychische afhankelijkheid heeft de patiënt het gevoel niet of nauwelijks zonder het middel te kunnen functioneren. Of de patiënt voelt zich zoveel beter mét het middel dat hij niet meer zonder wil (Römgens en Merkus 1995).

6.1.5 'Het middel mag niet erger zijn dan de kwaal'

Deze uitdrukking geeft aan dat in het geval van bijwerkingen een afweging gemaakt moet worden tussen de ernst van de bijwerking en de ernst van de kwaal. In sommige gevallen kan er met het middel gestaakt worden of kan er een vervangend middel ingezet worden. In andere gevallen moeten de bijwerkingen onderdrukt worden met andere middelen (Römgens en Merkus 1995).

6.1.6 Onverantwoord autorijden, onverantwoord trainen?

Bijwerkingen en medicatie-interacties kunnen de rijvaardigheid beïnvloeden. Versuftheid, duizeligheid, visuele stoornissen en slaperigheid als gevolg van medicijngebruik kan zeer gevaarlijke situaties opleveren. Voor middelen die de rijvaardigheid aantasten wordt dan ook expliciet gewaarschuwd op de verpakking van het medicijn, met een sticker waarop staat: 'Dit geneesmiddel kan het reactievermogen verminderen. Bij gebruik geen voertuig besturen.' Het gevaar van een verminderd reactievermogen blijft natuurlijk niet beperkt tot bestuurders van een auto. Alle verkeersdeelnemers die dergelijke middelen gebruiken hebben een verhoogd risico op ongelukken. De waarschuwing geldt ook voor mensen die werken met gevaarlijke machines en doe-het-zelvers (Römgens en Merkus 1995).

In de oefenzaal van de fysiotherapeut staan in veel gevallen een aantal gevaarlijke machines. Hierbij denken we bijvoorbeeld aan zware gewichten, zware apparatuur, loopbanden en dergelijke. Tijdens een fysiotherapiesessie kunnen zich ook gevaarlijke situaties voordoen waarbij het reactievermogen van belang is, zoals tijdens het vangen van een bal, struikelen op de loopband of het staan op een oefentol. Ook het opstaan van de behandelbank vanuit lig, kan in dit geval gevaarlijk zijn, wanneer het opstaan te snel verloopt.

Op de internetsite www.rijveiligmetmedicijnen.nl kan men controleren of medicijnen de rijvaardigheid aantasten (Instituut voor Verantwoord Medicijngebruik). Wanneer een medicijn rijgevaarlijk blijkt te zijn, dan dient de patiënt hierover voorgelicht te zijn door de apotheker of de arts. In het geval van onvoldoende voorlichting of in het geval van onvoldoende naleving van de adviezen die in verband met deze middelen is gegeven, moet hierover contact opgenomen worden met de huisarts en/of apotheker.

> **Rijgevaarlijke medicijnen**
> - slaap- en kalmeringsmiddelen;
> - antidepressiva (bij angst en depressie);
> - antihistaminica;
> - anti-epileptica;
> - middelen bij ziekte van Alzheimer;
> - antipsychotica;
> - opiaten;
> - middelen van ziekte van Parkinson;
> - een aantal zelfzorgmiddelen.
>
> Bron: Instituut voor Verantwoord Medicijngebruik.

Medisch rekenen

Samenvatting

Medicijnen worden in verschillende doseringen en concentraties toegediend. Dit hoofdstuk geeft weer hoe de berekeningen ten behoeve van de dosis en concentraties gemaakt worden. Over- of onderdoseringen kunnen voorkomen worden wanneer de berekeningen van de verantwoordelijke arts, verpleegkundige of verzorgende gecontroleerd worden door andere collega's. In het geval van zuurstoftoediening kan de longarts een beleid ingesteld hebben voor het gebruik vóór, tijdens of na de fysiotherapeutische interventie. De rol van de fysiotherapeut bij zuurstoftoediening en de berekeningen die mogelijk van toepassing zijn bij zuurstoftoediening worden besproken. Als laatste wordt gekeken naar de dosisaanpassingen die gemaakt worden ten behoeve van de medicamenteuze behandeling van kinderen, tijdens zwangerschap en borstvoeding.

7.1 Dosering, concentratie, temperatuur en snelheid – 48

7.2 Rekenvoorbeeld 1 – 48

7.3 Rekenvoorbeeld 2 – 48

7.4 Rekenvoorbeeld 3 – 49

7.5 Zuurstoftoediening en fysiotherapie – 50

7.6 Rekenvoorbeeld 4 – 50

7.7 Kinderen en medicijnen – 51

7.8 Medicatie tijdens de zwangerschap en borstvoeding – 51

H. van der Velde, *Fysiotherapie en medicatie*, DOI 10.1007/978-90-368-0471-4_7,
© 2016 Bohn Stafleu van Loghum, onderdeel van Springer Media BV

7.1 Dosering, concentratie, temperatuur en snelheid

Wanneer medicijnen klaargemaakt moeten worden of worden toegediend dan komen daar enige berekeningen bij kijken. Hoe wordt een ampul met 2 ml morfine 2% gebruikt om aan een patiënt 8 mg morfine toe te dienen? Hoe wordt een ampul poeder met 0,3 gram medicijn gebruikt om een patiënt 10 mg medicijn te geven in een 5% oplossing van fysiologisch zout? Insuline is een voorbeeld van een middel dat in internationale eenheden (IE) wordt toegediend, namelijk het aantal deeltjes medicijn per milliliter. Bovendien moeten soms bewaartemperaturen in graden Fahrenheit omgerekend worden naar graden Celsius of moeten druppelsnelheden van infusen worden berekend (Berens et al. 2011). Om de concentratie, dosering en dergelijke te kunnen begrijpen, is een zeker inzicht in medisch rekenen noodzakelijk.

> **Percentages**
> Een 1%-oplossing van een medicijn in een oplosmiddel = 10 mg/ml.
>
> Bron: Berens et al. (2011).

7.2 Rekenvoorbeeld 1

10 mg medicijn moet in een 4% oplossing van fysiologisch zout geïnjecteerd worden bij een patiënt. Een ampul met 0,2 gram poeder van het middel moet hiervoor gebruikt worden. Een oplossing van 1%, bevat een honderdste gram medicijn per milliliter oplosmiddel. Dit is gelijk aan 10 mg/ml. In dit geval hebben we een 4% oplossing nodig: $4 \times 1\% = 4 \times 10$ mg/ml = 40 mg/ml. Dit is de concentratie van het geneesmiddel in de vloeistof. Om te berekenen hoeveel ml oplosmiddel nodig is voor de ampul met 0,2 gram poeder moeten we de 40 mg / ml, omrekenen naar milliliters per 0,2 gram (200 mg) (zie ◘ fig. 7.1). Het gewicht (in mg) is 5 maal toegenomen, dus 40 mg/ml = 200 mg/5 ml. 5 ml fysiologisch zout kan nu toegevoegd worden aan de 0,2 gram medicatie, waarmee de 4% oplossing is gecreëerd. In de oplossing zit nu 200 mg medicatie, terwijl de patiënt 10 mg medicatie moet gaan krijgen. Via de kruisberekening (200 mg/5 ml = 10 mg/xml) kunnen we nu calculeren dat een oplossing van 0,25 ml ($x = (5 \times 10)/200$) vloeistof geïnjecteerd moet worden (Berens et al. 2011).

7.3 Rekenvoorbeeld 2

Een patiënt moet 150.000 IE penicilline krijgen uit een ampul van 1.000.000 IE poederpenicilline. Dit dient volgens voorschrift opgelost worden in 4 ml gedestilleerd water of *aquadest*. Na de penicilline in *aquadest* te hebben opgelost is er een vloeistof ontstaan van 1.000.000 IE/4 ml (Berens et al. 2011). Met een kruisberekening kan men de hoeveelheid in te spuiten vloeistof berekenen:

$$1.000.000 \text{ IE} / 4 \text{ ml} = 150.000 \text{ IE} / X \text{ ml}. \quad X = (4 \times 150.000)/1.000.000 \quad X = 0,6 \text{ ml}.$$

7.4 · Rekenvoorbeeld 3

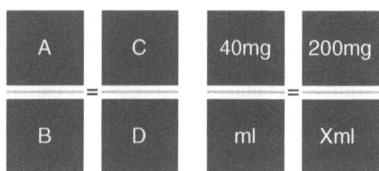

Wanneer de concentratie bekend is (A/B of 40mg/ml) en ook het aantal milligrammen dat toegediend moet worden (C of 200mg), dan is een kruisberekening geschikt om het aantal milliliters (D of Xml) te berekenen voor de hoeveelheid medicatie.

De onbekende D wordt berekend door B maal C, te delen door A.

$$D = \frac{B \times C}{A} = \frac{1 \times 200}{40} = 5 \text{ ml}$$

oftewel:

$$\frac{40\text{mg}}{1\text{ml}} = \frac{200\text{mg}}{5\text{ml}}$$

◘ **Figuur 7.1** Kruisberekeningen.

7.4 Rekenvoorbeeld 3

Een bepaald medicijn moet bewaard worden bij een temperatuur van 40°Fahrenheit. De fabrikant is Amerikaans en heeft de temperatuur er niet in °Celsius bijgezet. Het aantal graden Fahrenheit moet nu omgerekend worden naar graden Celsius. Hiervoor gebruikt men de volgende formule (Berens et al. 2011):

$$°C = \frac{5}{9} \times (x°F - 32)$$

In dit geval is de bewaartemperatuur dus:

$$\frac{5}{9}(40°F - 32) = \frac{5}{9}(8) = 4,4°C.$$

Celsius en Fahrenheit omrekenen

$$°F = \frac{9}{5} \times x°C + 32.$$

$$°C = \frac{5}{9} \times x°F - 32.$$

Bron: Berens et al. (2011).

7.5 Zuurstoftoediening en fysiotherapie

We hebben allemaal zuurstof (O_2) nodig om te kunnen leven. In de meeste gevallen is de buitenlucht, met 21% O_2, genoeg om aan onze vraag te voldoen. In het geval van een aantal cardio- en/of pulmonaire aandoeningen is de opname van zuurstof via de longen verstoord en zal extra zuurstoftoediening ervoor moeten zorgen dat het lichaam zijn functies kan blijven uitvoeren. De toediening van zuurstof vereist enige kennis en vaardigheid. Hier heeft de fysiotherapeut onder andere een signalerende functie voor wat betreft de brandveiligheid in de praktijk, wachtruimte of thuissituatie. Roken in de nabijheid van de zuurstofafhankelijke patiënt is dan ook ten strengste verboden. De voornaamste rol die een fysiotherapeut heeft bij een patiënt met zuurstoftekort (hypoxie) is het verbeteren of stabiel houden van de cardiovasculaire belastbaarheid. De arts bepaalt de mate en de duur van de zuurstoftherapie (Berens et al. 2011).

Tekenen van hypoxie
- vermoeidheid en versuftheid;
- concentratieproblemen;
- snelle en hoorbare ademhaling;
- gebruik van hulpademhalingsspieren;
- cyanose (blauwkleuring) van lippen, vingertoppen, neuspunt, tenen en oren;
- continu benauwdheidsgevoel;
- happen naar lucht en fladderen van de neusvleugels in extreme gevallen.

Bron: Berens et al. (2011).

Het toedienen van zuurstof gebeurt in ziekenhuizen veelal via leidingen die door het gehele ziekenhuis lopen. Een patiënt kan in zijn kamer aangesloten worden aan het systeem waardoor zuurstoftherapie betrekkelijk eenvoudig is geworden. Een andere mogelijkheid is de toediening vanuit cilinders of zuurstoftanks. In instellingen zijn deze veelal groot (200 liter) en in thuissituaties meestal klein (2 liter). Ook zijn er zuurstoftanks die gevuld worden met vloeibare zuurstof. Deze vloeibare variant wordt dan geleverd in een grote cilinder waaruit kleinere tankjes gevuld kunnen worden. Bij patiënten die langdurig extra zuurstof nodig hebben, kan er ook gekozen worden voor de toediening via een *concentrator*. Deze machine concentreert de zuurstof uit de omringende lucht.

Tijdens een sessie oefentherapie kan het zijn dat de patiënt meer zuurstof nodig heeft. De longarts kan voorschrijven om meer zuurstof toe te dienen vóór, tijdens, of na de sessie fysiotherapie. De fysiotherapeut mag niet op eigen initiatief extra zuurstof toedienen aan zijn patiënt. Wellicht zijn er hieromtrent restricties opgelegd door de specialist. In een aantal gevallen kan er een paradoxale toename van benauwdheid optreden als gevolg van de extra toediening van zuurstof. In deze gevallen reageert het ademcentrum in het brein niet meer op het CO_2-gehalte in het bloed als gevolg van de chronische longproblematiek, maar slechts nog op O_2-tekorten waardoor een adequate reactie uitblijft (Berens et al. 2011).

7.6 Rekenvoorbeeld 4

Een patiënt moet 2 liter zuurstof per uur toegediend krijgen. De cilinder heeft een inhoud van 60 liter en op de meter valt af te lezen dat er in de cilinder een druk van 100 atmosfeer heerst. De vraag is hoe lang deze persoon met deze cilinder toekan.

Het O_2-volume is gelijk aan 100 x 60 = 6.000 liter. De patiënt verbruikt 2 liter O_2 per uur. 6.000 liter O_2 zal verbruikt worden in 6.000/2 = 3.000 minuten. Dit is gelijk aan 3.000/60 = 50 uur. Na 50 uur zal de zuurstoftank van de patiënt verwisseld worden voor een nieuwe (Berens et al. 2011).

> **Zuurstoftank O_2-volume**
>
> $$\text{liters } O_2 = \text{atmosferische druk} \times \text{inhoud}_{\text{cilinder}}$$
>
> Bron: Berens et al. (2011).

7.7 Kinderen en medicijnen

Zowel de snelheid van opname, afbraak en uitscheiding van middelen is bij kinderen anders dan bij volwassenen. De dosis is bij kinderen dan ook anders dan bij volwassenen. Vaak moet er bij de dosisberekening rekening gehouden worden met de leeftijd, het lichaamsgewicht en de lichaamslengte van het patiëntje (Römgens en Merkus 1995).

> **Voorbeeld voor dosisberekening bij kinderen**
> - Kinderen jonger dan 12 jaar: percentage van de dosering bij een volwassene is 4 x leeftijd + 20.
> - Kinderen ouder dan 12 jaar: percentage van de dosering bij een volwassene is 5 x leeftijd + 10.
>
> Bron: Römgens en Merkus (1995).

Bij een aantal medicijnsoorten moet er juist lager of hoger gedoseerd worden dan uit deze berekening is gekomen. Voorbeelden van middelen die hoger gedoseerd moeten worden zijn: rustgevende middelen, fenytoïne, digoxine en carbamazepine. Voorbeelden van middelen die juist lager gedoseerd moeten worden zijn: opiaten, hoestdranken en middelen voor lokale toediening, zoals zalfjes met corticosteroïden (Römgens en Merkus 1995).

7.8 Medicatie tijdens de zwangerschap en borstvoeding

Tijdens de zwangerschap moet er voorzichtig omgegaan worden met het gebruik van medicijnen. De ongeboren vrucht zou door het gebruik van bepaalde middelen schade kunnen oplopen. Vooral tijdens de eerste twaalf weken van de zwangerschap is de ongeboren vrucht kwetsbaar (Römgens en Merkus 1995). In een aantal gevallen is de fysiotherapeut een van de eerste mensen die verteld wordt dat de patiënt zwanger is. Dit gebeurt dan veelal uit bezorgdheid van de aanstaande moeder die wil weten of de ingestelde therapie ook belastend kan zijn voor de vrucht. Wanneer een zwangere patiënte medicijnen gebruikt, dient men haar te adviseren om hierover contact op te nemen met de huisarts. Ook wanneer borstvoeding gegeven wordt terwijl de moeder medicijnen gebruikt, is het advies van een arts geïndiceerd. De medicijnen die een moeder gebruikt, kunnen via de moedermelk in de circulatie van het jonge kind terechtkomen en mogelijk schadelijke effecten hebben.

Voorbeelden van middelen die tijdens de zwangerschap niet gebruikt moeten worden of uitsluitend in nauw overleg met de behandelend arts
- thalidomide;
- cumarinederivaten;
- cytostatica;
- tetracycline, streptomycine;
- overdosering van vitamine A en D;
- sommige anti-epileptica;
- sommige hormonen (bijvoorbeeld di-ethylstilbestrol, DES);
- methotrexaat, trimethoprim;
- sulfapreparaten;
- chlooramfenicol;
- orale antidiabetica;
- kaliumjodide;
- lithiumzouten;
- centrale analgetica;
- nicotine (roken);
- thyreostatica;
- en hoge doses salicylzuurderivaten.

Bron: Römgens en Merkus (1995).

Senioren, medicatie en polyfarmacie

Samenvatting

Naarmate mensen ouder worden neemt het medicijngebruik toe. De kans op bijwerkingen neemt echter ook toe. Dit resulteert in ziekenhuisopnames en/of ernstige schade aan de patiënt. De kans op polyfarmacie en de gevolgen hiervan nemen eveneens toe. Om schade als gevolg van medicijngebruik bij ouderen te verkleinen zijn er medicijnen die bij deze populatie vermeden dient te worden. Hiernaast is het bevorderen van de therapietrouw en het stimuleren van bewegen tevens van belang bij senioren die medicijnen gebruiken. Het valgevaar neemt toe bij senioren en wordt versterkt door het gebruik van bepaalde medicijnen zoals slaap- en kalmeringsmiddelen. Ook het risico op ernstige schade als gevolg van vallen kan toenemen door het gebruik van bepaalde medicijnen. Specifieke oefentherapie kan het risico op vallen en het ontstaan van osteoporotische fracturen verminderen.

8.1 Senioren en bijwerkingen – 54

8.2 Senioren en polyfarmacie – 54

8.3 Ongeschikte geneesmiddelen bij oudere patiënten – 56

8.4 Therapietrouw bij senioren – 60

8.5 Medicijnen en bewegen bij ouderen – 61

8.6 Valgevaar, osteoporose en risico op fracturen – 62
8.6.1 Slaap- en kalmeringsmiddelen – 64
8.6.2 Duizeligheid – 65
8.6.3 Onrustige patiënten – 65
8.6.4 Eetlustvermindering – 65

8.7 Osteoporose – 65
8.7.1 Manuele therapieën bij osteoporose – 67

H. van der Velde, *Fysiotherapie en medicatie*, DOI 10.1007/978-90-368-0471-4_8,
© 2016 Bohn Stafleu van Loghum, onderdeel van Springer Media BV

8.1 Senioren en bijwerkingen

Naarmate men ouder wordt, krijgt men eerder bijwerkingen van medicijnen (Goodman en Snyder 2000; Dijk et al. 2009). De belangrijkste, potentieel vermijdbare bijwerkingen die veroorzaakt worden door medicijngebruik zijn bloedingen in het spijsverteringsstelsel (zie ▯ tab. 8.1). Problemen met medicatie zorgt in Nederland per jaar voor wel 41.000 ziekenhuisopnames (Instituut voor Verantwoord Medicijngebruik 2011) en honderden patiënten per jaar overlijden als gevolg van schadelijke bijwerkingen van medicijnen . Het risico op ziekenhuisopname en sterfte als gevolg van bijwerkingen van medicijnen is bij senioren het hoogst. Mensen van 65 jaar of ouder maken een viermaal meer kans op ziekenhuisopname als gevolg van medicatieproblematiek dan mensen onder deze leeftijdsgrens. Dit is 6–17 % van de redenen voor ziekenhuisopnames onder ouderen (Vingerhoets et al. 2005). De meeste opnames als gevolg van bijwerkingen van medicijnen zijn gastro-intestinale bloedingen door anticoagulantia, koorts en algehele malaise door cytostatica en het optreden van bradycardie of hypertensie door het gebruik van cardiovasculaire medicijnen (Ministerie van Volksgezondheid, Welzijn en Sport 2009). Cardiovasculaire middelen, antitrombotica (anticoagulantia en trombocytenaggregatieremmers), middelen voor het centraal zenuwstelsel en NSAID's zorgen voor de hoogste aantallen van potentieel vermijdbare opnames (Ministerie van Volksgezondheid, Welzijn en Sport 2009).

Vier soorten symptomen zijn gezamenlijk in 67 % van de gevallen duidelijk aanwezig bij ziekenhuisopnames als gevolg van al dan niet vermijdbare geneesmiddelenbijwerkingen (zie ▯ tab. 8.2). Het betreft voorspelbare dosisafhankelijke bijwerkingen, waardoor ziekenhuisopnames mogelijk voorkomen hadden kunnen worden.

8.2 Senioren en polyfarmacie

Ouderen reageren vaak anders op medicijnen dan jongeren en bijwerkingen treden bij ouderen twee tot drie keer zo vaak op als bij jongeren of mensen van middelbare leeftijd (Goodman en Snyder 2000). De snelheid en wijze van opname, afbraak en uitscheiding van middelen verandert bij senioren (Römgens en Merkus 1995). Zelfs in lage doseringen is er kans op bijwerkingen (Goodman en Snyder 2000). De wisselwerking van verschillende medicijnen kan hier sneller leiden tot lichamelijke en/of cognitieve problemen. Mogelijke oorzaken voor deze snellere bijwerkingen of onverwachte reacties op medicatie kunnen voortkomen uit een tragere stofwisseling, verminderde nier- en leverfunctie, comorbiditeit, orthostatische hypotensie, verminderd lichaamsvochtgehalte of afgenomen vet- en spiermassa (Berg 2003). Geneesmiddelen die via de urine het lichaam verlaten moeten in dosis aangepast worden omdat de nierfunctie bij ouderen afneemt. Voorbeelden hiervan zijn: penicilline, antibiotica, tetracycline, digoxine, cimetidine en furosemide. Vaak is er bij senioren ook sprake van polyfarmacie. Dit is het gelijktijdig gebruik van vijf of meer verschillende medicijnen (Goodman en Snyder 2000; Dijk et al. 2009) (homeopathische middelen en vitaminesupplementen vallen hier buiten). Het betreft in Nederland 44,3 % van de mensen van 65 jaar of ouder:

Van de mensen van 75 jaar of ouder krijgt 20 % 10 of meer medicijnen per jaar:
- 60 % bloedverdunnende middelen;
- 47 % bètablokkers;
- 31 % ACE-remmers;
- 44 % cholesterolverlagende middelen;
- 19 % bloedglucoseverlagende middelen

8.2 · Senioren en polyfarmacie

Tabel 8.1 Belangrijke potentieel vermijdbare bijwerkingen en bijbehorende geneesmiddelen. Bron: Ministerie van Volksgezondheid, Welzijn en Sport (2009).

potentieel vermijdbare bijwerking	aantal gevallen	belangrijkste geneesmiddelgroep(en)
gastro-intestinale/andere bloedingen	84	– anticoagulantia – trombocytenaggregatieremmers – NSAID's
elektrolytstoornis/dehydratie	30	– diuretica – RAS-remmers (hyperkaliëmie)
nierinsufficiëntie/hartfalen	13	– RAS-remmers (alleen nierinsufficiëntie) – NSAID's (nierinsufficiëntie/hartfalen)
fractuur	26	– psychofarmaca (via valincidenten) – corticosteroïden (via osteoporose)
ontregeling/uitlokking diabetes	32	– bloedglucoseverlagende middelen (vooral hypoglykemie) – corticosteroïden (hyperglykemie)
constipatie	11	– opioïden
bradycardie	10	– cardiale middelen (digoxine, sotalol)
totaal	206 = 56 % van 367 potentieel vermijdbare gevallen	

Tabel 8.2 Belangrijkste al dan niet vermijdbare symptomen bij ziekenhuisopname. Bronnen: Ministerie van Volksgezondheid, Welzijn en Sport (2009) en Schneeweiss et al. (2002).

symptoom	aantal gevallen (% van totaal aantal gevallen)	belangrijkste geneesmiddelgroepen
gastro-intestinale/andere bloedingen	394 (33 %)	– antitrombotica – NSAID's – salicylaten – calciumantagonisten – corticosteroïden
hypoglykemie/hypoglykemisch coma	176 (14 %)	– bloedglucoseverlagende middelen – ACE-remmers – bètablokkers
gastroduodenale laesies	130 (11 %)	– antitrombotica – NSAID's – salicylaten – corticosteroïden
bradycardie/syncope	120 (10 %)	– hartglycosiden – calciumantagonisten – ACE-remmers – bètablokkers – diuretica
totaal	820 = 67 % van 367 potentieel vermijdbare gevallen	

(Dijk et al. 2009).

Door het slikken van meerdere medicijnen neemt de kans op farmacodynamische en/of farmacokinetische interacties toe (Vingerhoets et al. 2005). Met de toename van de leeftijd stijgt het aantal chronische aandoeningen, waardoor de kans op (of de noodzaak van) polyfarmacie toeneemt. Ook het toenemend aantal behandelaars maakt dat de patiënt meer medicijnen krijgt. Hoe meer middelen iemand gebruikt, hoe groter de kans op ongewenste effecten. Tevens komt het voor dat mensen medicijnen gebruiken waarvoor geen indicatie meer aanwezig is, of waarvan de dosis aangepast had moeten worden in de loop der tijd (Dijk et al. 2009). De bijwerkingen als gevolg van polyfarmacie worden vaak niet gesignaleerd. Veelal worden de klachten gezien als effecten van het ouder worden (Instituut voor Verantwoord Medicijngebruik 2011).

Screenen op polyfarmacie bij ouderen
- Gebruikt u vijf of meer verschillende soorten medicijnen?
- Ervaart u problemen en/of bijwerkingen van één of meer medicijnen?

Wanneer één van de vragen met 'ja' beantwoord wordt, dient contact opgenomen te worden met de huisarts om te vragen of er een medicatiebeoordeling plaats moeten vinden.

Bron: Dijk et al. (2009).

Verhoogd risico op polyfarmacie
- comorbiditeit: chronische ziekten zoals cardiovasculaire aandoeningen, artrogene klachten, diabetes mellitus en astma/COPD;
- leeftijd hoger dan 65 jaar;
- vrouwelijk geslacht;
- ongezonde leefstijl, zoals roken, overmatige alcoholconsumptie en zelfzorgmedicijnen;
- zorgcoördinatieproblematiek: meerdere voorschrijvers, recente ziekenhuisopname;reeds in gebruik hebben van andere medicijnen.

Bron: Instituut voor Verantwoord Medicijngebruik (2011).

8.3 Ongeschikte geneesmiddelen bij oudere patiënten

Als hulpmiddel bij de farmaceutische analyse van de oudere patiënt kan bijvoorbeeld gebruik worden gemaakt van de Beers-lijst (Vingerhoets et al. 2005) of de STOPP-criteria (Instituut voor Verantwoord Medicijngebruik 2011). STOPP staat voor *Screening Tool of Older Peoples' Prescriptions*. De Beers-lijst bevat twee tabellen: een tabel met absoluut niet te gebruiken middelen of absoluut niet te overschrijden doseringen, en een tabel waarin middelen genoemd staan die niet gebruikt dienen te worden in het geval van specifieke comorbiditeit. Ondanks dat de Beers-lijst niet compleet is, kan het gebruik ervan het aantal ziekenhuisopnames als gevolg van medicijnbijwerkingen, sterk verminderen. Het gebruik van middelen op de Beers-lijst gedurende twee maanden, geeft al een dertig procent verhoogd risico op ziekenhuisopname of sterfte. Helaas zullen in een aantal gevallen de middelen op de Beers-lijst desondanks gebruikt moeten worden, omdat er geen andere interventie mogelijk is (Vingerhoets et al. 2005). De stopcriteria van potentieel ongeschikte geneesmiddelen bij oudere patiënten wordt gebruikt ter vervanging van de Beers-lijst en is gebaseerd op de STOPP-criteria (zie ◘ tab. 8.3; Instituut voor Verantwoord Medicijngebruik 2011).

8.3 · Ongeschikte geneesmiddelen bij oudere patiënten

Tabel 8.3 Stopcriteria van potentieel ongeschikte geneesmiddelen bij oudere patiënten, met toestemming overgenomen uit de *Multidisciplinaire Richtlijn Polyfarmacie bij ouderen*. Bron: Nederlands Huisartsen Genootschap (2012).

geneesmiddel	wanneer potentieel ongewenst?	waarom potentieel ongewenst?
cardiovasculair		
digoxine	in dosering > 0,125 mg/dag bij eGFR < 50	verhoogd risico op toxiciteit
lisdiuretica	– bij enkeloedeem zonder klinische tekenen van hartfalen – als eerstelijns behandeling hypertensie	– niet bewezen effectief – onvoldoende effectief
thiazidediuretica	bij jicht in de voorgeschiedenis	verhoogd risico op jichtaanval
niet-selectieve bètablokker (propranolol, carvedilol, oxprenolol, pindolol, labetalol, sotalol)	bij COPD	verhoogd risico op bronchospasmen
bètablokker	in combinatie met verapamil	verhoogd risico op symptomatische hartblokkade
diltiazem of verapamil	bij hartfalen NYHA-klasse III-IV	negatief inotroop, kan hartfalen verergeren
calciumantagonisten	bij chronische obstipatie	kan verergering obstipatie geven
salicylaten (acetylsalicylzuur, carbasalaatcalcium)	– dosering > 160 mg/dag – indien geen voorgeschiedenis van coronair, cerebraal of perifeer arteriële symptomen – bij duizeligheid niet gerelateerd aan cerebrovasculaire ziekte	– niet bewezen effectief – niet bewezen effectief – niet bewezen effectief
dipyridamol	als monotherapie voor cardiovasculaire secundaire preventie	niet bewezen effectief
orale anticoagulantia	– bij gebruik > 6 maanden bij een 1e, ongecompliceerde DVT – bij gebruik > 12 maanden bij een 1e, ongecompliceerde longembolie	geen bewijs voor aanvullende effectiviteit
trombocytenaggregatieremmers/orale anticoagulantia	bij stollingsstoornis	verhoogd risico op bloeding
centraal zenuwstelsel en psychofarmaca		
tricyclische antidepressiva (anticholinerge effecten zijn het sterkst bij amitriptyline en het minst sterk bij nortriptyline)	– bij dementie – bij glaucoom – bij cardiale geleidingsstoornissen – bij obstipatie – bij prostatisme of voorgeschiedenis van urineretentie – in combinatie met opiaten en/of calciumantagonisten	– kan verslechtering cognitie geven – kan verergering glaucoom geven vanwege proaritmische werking – kan verergering obstipatie geven – verhoogd risico op urineretentie – verhoogd risico op obstipatie

◘ Tabel 8.3   Vervolg

geneesmiddel	wanneer potentieel ongewenst?	waarom potentieel ongewenst?
langwerkende benzodiazepinen (zoals nitrazepam, diazepam)	bij gebruik >1 maand	verhoogd risico op verlengde sedatie, verwardheid, balansverslechtering, vallen
antipsychotica	– bij parkinsonisme – bij gebruik >1 maand	– verergering extrapiramidale bijwerkingen (clozapine en quetiapine uitgezonderd) – risico op verwardheid, hypotensie, extrapiramidale bijwerkingen en vallen
fenothiazine-antipsychotica (chloorpromazine, periciazine, flufenazine en perfenazine)	bij epilepsie	kan convulsiedrempel verlagen
parasympathicolytische antiparkinsonmiddelen (biperideen, trihexyfenidyl)	bij behandeling extrapiramidale bijwerkingen van antipsychotica	verhoogd risico op anticholinerge toxiciteit
SSRI's	bij niet iatrogene hyponatriëmie (na <130 mmol/l in laatste 2 mnd)	verhoogd risico op recidief hyponatriëmie
klassieke antihistaminica	bij gebruik >1 week	verhoogd risico op sedatie en anticholinerge bijwerkingen
gastro-intestinaal		
loperamide of codeïne	– bij diarree e. c. i. – bij ernstige infectieuze gastro-enteritis (bloederige diarree, hoge koorts of ernstige systemische toxiciteit)	– verhoogd risico op: vertraagde diagnose, vertraagd herstel, niet-herkende gastro-enteritis, verergering obstipatie met overloop diarree en ontstaan toxische megacolon bij IBD – verhoogd risico op exacerbatie of verlenging infectie
metoclopramide	bij parkinsonisme	verhoogd risico op verergering parkinsonisme door centrale dopamineblokkade, alternatief: domperidon
protonpompremmer	bij maximale therapeutische dosis >8 weken bij ulcuslijden	ontbreken bewijs voor extra effectiviteit
butylscopolamine	bij chronische obstipatie	door anticholinerge werking verhoogd risico op verergering obstipatie en cognitieve achteruitgang
respiratoir		
theofylline	als monotherapie bij COPD	veiligere en effectievere alternatieven beschikbaar
systemische corticosteroïden	i. p. v. inhalatiecorticosteroïden als onderhoudstherapie van matig tot ernstige COPD	onnodige blootstelling aan langetermijnbijwerkingen van systemische corticosteroïden

8.3 · Ongeschikte geneesmiddelen bij oudere patiënten

◘ Tabel 8.3 Vervolg

geneesmiddel	wanneer potentieel ongewenst?	waarom potentieel ongewenst?
ipratropium of tiotropium	bij glaucoom	kan verergering glaucoom geven
NSAID's	– bij matige tot ernstige hypertensie – bij hartfalen – bij chronische nierinsufficiëntie (eGFR < 50) – bij gebruik > 3 maanden voor symptoombestrijding van milde osteoartritis – bij gebruik > 3 maanden als onderhoudsbehandeling bij jicht zonder contra-indicatie of bewezen ineffectiviteit voor allopurinol	– kan verergering hypertensie geven – kan verergering hartfalen geven – kan nierfunctie verder doen verslechteren – niet bewezen effectiever dan paracetamol – verhoogd risico op gastro-intestinale bloedingen en andere bijwerkingen
corticosteroïden	bij gebruik > 3 maanden als monotherapie bij reumatische artritis of osteoartritis	onnodige blootstelling aan langetermijnbijwerkingen van systemische corticosteroïden
colchicine	bij gebruik > 3 maanden als onderhoudsbehandeling jicht zonder contra-indicatie of bewezen ineffectiviteit voor allopurinol	alleen geïndiceerd bij acute jichtaanvallen en ter voorkoming van een jichtaanval bij het begin van een urinezuurverlagende therapie
urogenitaal		
urogenitale parasympathicolytica (anticholinergica) (oxybutynine solifenacine, tolterodine, darifenacine, fesoterodine)	– bij dementie – bij chronisch glaucoom – bij chronisch obstipatie – bij chronische mictieklachten	– verhoogd risico op verwardheid en agitatie – kan verergering glaucoom geven – kan verergering obstipatie geven – verhoogd risico op urineretentie
selectieve alfa1-receptorblokkers	– bij mannen met dagelijkse incontinentie – bij urinekatheter in situ > 2 maanden	– kan toename urinefrequentie en incontinentie geven – niet bewezen effectief
endocrien		
glibenclamide	bij diabetes mellitus type 2	kan hypoglykemieperiode verlengen
niet-selectieve bètablokker (propranolol, carvedilol, oxprenolol, pindolol, labetalol, sotalol)	bij patiënten met diabetes mellitus en regelmatige hypoglykemie (> 1 maand)	kan hypoglykemie maskeren
oestrogenen	– bij voorgeschiedenis van borstkanker – bij voorgeschiedenis van veneuze trombo-embolie – zonder progestagenen bij patiënten met intacte uterus	– verhoogd risico op recidief – verhoogd risico op recidief – verhoogd risico op endometriumcarcinoom

Tabel 8.3 Vervolg

geneesmiddel	wanneer potentieel ongewenst?	waarom potentieel ongewenst?
mobiliteit		
– benzodiazepinen – antipsychotica – klassieke antihistaminica – langwerkende opiaten	bij voorgeschiedenis van val of valneiging	verhoogd risico op vallen vanwege o. a. sedatie, parkinsonisme, orthostatische hypotensie, duizeligheid (afhankelijk van medicament)
vaatverwijders	bij voorgeschiedenis van orthostatische hypotensie	verhoogd risico op vallen
pijn		
opiaten	– bij langdurig gebruik als eerstelijns therapie bij lichte of matige pijn – bij langdurig gebruik bij dementie	– niet volgens WHO-pijnladder – kan verergering cognitief functioneren geven cave: wel verantwoord indien palliatieve zorg of matige tot ernstige chronische pijn
overig		
dubbelmedicatie (verschillende geneesmiddelen uit dezelfde geneesmiddelgroep)	bij elk duplicaat voorschrift	streven naar optimalisatie monotherapie

8.4 Therapietrouw bij senioren

Des te meer medicijnen uw patiënt krijgt, des te groter de kans dat deze medicijnen niet volgens voorschrift worden ingenomen. Als gevolg van onder andere slechtziendheid, vergeetachtigheid, onduidelijkheid over het gebruik, moeite met het gebruik (bijvoorbeeld inhalaties) en het openen van de verpakking, kan therapietrouw verminderen (Effectieve Ouderenzorg). Deze problematiek is niet uniek voor senioren. Ook kan de patiënt moedwillig zijn medicijnen weigeren in te nemen. Wellicht heeft de patiënt zijn vertrouwen in het middel verloren of gebruikt uw patiënt een zelfverkregen middel voor dezelfde kwaal (Römgens en Merkus 1995). Een voorbeeld van onduidelijkheid over het gebruik, is iemand die zijn medicijnen tegen hoge bloeddruk alleen maar inneemt wanneer zijn hart begint te bonzen. Hetzelfde geldt voor mensen die ontstekingsremmers, antibiotica, of andere medicijnen incidenteel innemen terwijl deze middelen juist consequent gedurende een bepaalde periode ingenomen moeten worden. De fysiotherapeut kan hier de rol van voorlichter hebben wanneer een patiënt zijn medicatie niet volgens voorschrift inneemt. Waar mogelijk kan hij uitleg geven over de aandoening, de medicatie en over de gevolgen van het niet innemen van deze medicatie. Het volgen van het medicatieschema kan problematisch zijn voor ouderen wanneer dit schema niet overeenkomt met het ritme waarin hun dagelijkse routine plaatsvindt. Door het medicatieschema af te stellen op de ADL kan therapietrouw bevorderd worden (Effectieve Ouderenzorg).

Vervolgvragen
- Waarvoor neemt u deze medicijnen?
- Wanneer heeft u deze medicijnen voor het laatst ingenomen?
- Heeft u deze medicijnen vandaag ook ingenomen?

- Is het u duidelijk hoe en wanneer u uw medicijnen moet innemen?
- Zou u hierbij meer hulp en uitleg willen krijgen?
- Verminderen de medicijnen uw klachten of symptomen?
  - Zo ja, hoe snel na inname merkt u verbetering?
- (Wanneer op recept:) Wie heeft u deze medicijnen voorgeschreven?
- Hoe lang neemt u deze medicijnen al?
- Wanneer heeft uw arts voor het laatst gekeken naar uw medicijnengebruik?

Bronnen: Goodman en Snyder (2000) en Effectieve Ouderenzorg.

Wanneer er sprake is van verminderde therapietrouw neemt u contact op met de huisarts van uw patiënt. Maak melding van eventuele cognitieve stoornissen, fysieke beperkingen (die het gebruik van medicatie bemoeilijken, zoals tastzin en gewrichtspijn) en van eventuele bestaande of gewenste hulp bij medicatie-inname (zoals hulp van een (wijk)verpleegkundige of apotheek) (Effectieve Ouderenzorg). Bij een aantal middelen is het onverstandig om plots te staken met het gebruik hiervan, zoals bij het gebruik van corticosteroïden, anticoagulantia of anti-epileptica. De middelen kunnen eventueel dan via een andere wijze toegediend worden, zoals via injectie of zetpil (Römgens en Merkus 1995).

8.5 Medicijnen en bewegen bij ouderen

Met name bij (kwetsbare)ouderen worden vaak medicijnen geslikt die het bewegen moeilijker en/of gevaarlijker maken. Wanneer medicijnen duizeligheid, versuftheid en spierzwakte veroorzaken, neemt het risico op vallen toe. De angst om te vallen immobiliseert de patiënt dan nog verder. Bij deze categorie van patiënten is het juist zeer belangrijk om meer te bewegen, maar dan wel op een veilige manier. Het is dan ook een belangrijke taak voor de fysiotherapeut om bij deze patiënten een schema voor verantwoord bewegen op te stellen. Veel patiënten waarbij deze problematiek zich voordoet, wonen in een verpleeghuis of een verzorgingstehuis. Bespreek dan ook met het personeel en/of het management wat de mogelijkheden zijn voor verantwoord bewegen binnen de instelling. Zijn er eventueel mantelzorgers of vrijwilligers beschikbaar om bepaalde taken over te nemen zodat uw patiënt per dag genoeg beweegt?

Beweegnorm voor ouderen in verpleeg- en verzorgingstehuizen
- Dagelijks, verspreid over de dag, matig intensief bewegen gedurende minimaal 15-30 minuten per dag.
- Type activiteiten afstemmen op de wensen en mogelijkheden van de oudere.
- Andere aandachtspunten:
  - minder lang aaneengesloten zitten of liggen;
  - activeren (meedoen aan activiteiten);
  - regelmatig naar buiten gaan;
  - ook toepasbaar bij kwetsbare ouderen die thuiszorg krijgen.

Bronnen: Instituut voor Verantwoord Medicijngebruik (2011) en Jans et al. (2008).

Het is de taak van de fysiotherapeut om te bepalen of het bewegen met de patiënt op een verantwoorde manier door derden gedaan kan worden. Wellicht is het geven van scholing aan het personeel van de zorginstelling, de mantelzorgers en de vrijwilligers geïndiceerd. Items die aan bod kunnen komen in deze scholing moeten vrij basaal zijn voor vrijwilligers en mantelzorgers, aangezien men de verantwoording voor gecompliceerde materie in eigen beheer behoort te houden. Vertel over verantwoord ruggebruik bij tillen en transfers, over de manier waarop men de patiënten dient te ondersteunen tijdens hun beweging, over de beweegnorm voor ouderen en over de mogelijke gevaren (en preventie hiervan) tijdens het bewegen van de patiënten. Afhankelijk van de patiëntencategorie dient u hier de scholing aan te passen, in te korten of uit te breiden. Verantwoord bewegen kan zo leiden tot minder ziekte en afhankelijkheid, verbeterde cognitie en toename van spierkracht en coördinatie. In enkele gevallen zal ook het medicijngebruik hierdoor af kunnen nemen (Instituut voor Verantwoord Medicijngebruik 2011).

Aandachtspunten bij ouderen – beweging en valgevaar in een instelling
- Wat is de hulpvraag? Inventariseer de wensen en de mogelijkheden van de betrokken partijen zoals patiënt, verzorgende, vrijwilliger, mantelzorger en arts.
- Zijn er valincidenten geweest?
- Is er een valprotocol in de instelling aanwezig?
  - Geef aanbevelingen waar nodig.
- Slikt de patiënt medicijnen die het valgevaar vergroten?
- Bespreek het mogelijk stoppen met slaap- en kalmeringsmiddelen waar mogelijk.
- De 'Beweegnorm voor ouderen in verpleeg- en verzorgingshuizen' dient, waar mogelijk, nagestreefd te worden.
- Zijn er mogelijkheden om mantelzorgers of vrijwilligers in te zetten om met de patiënt te bewegen?
- Probeer het bewegen met uw patiënten (deels) buiten te laten gebeuren. Cliënten in verpleeg- en verzorgingshuizen krijgen vaak minder dan vijf minuten direct daglicht per dag. Buiten bewegen is goed voor het dag/nachtritme en kan zo de nachtrust verbeteren.
- Is er sprake van een indicatie voor fysiotherapie? Is er specifieke kennis en kunde nodig om het gezondheidsprobleem te behandelen?
- Kan de fysiotherapeut, door het geven van instructies, het beweegschema (deels) verantwoord overdragen aan verzorgenden, mantelzorgers of vrijwilligers?

Bron: Instituut voor Verantwoord Medicijngebruik (2011).

8.6 Valgevaar, osteoporose en risico op fracturen

Circa 88.000 ouderen komen per jaar op de spoedeisende hulp van het ziekenhuis terecht omdat ze een valincident hebben doorgemaakt. De meeste van deze valincidenten gebeuren in de thuissituatie en van de thuiswonende ouderen vallen de meesten van hen buitenshuis (Dito en Stavast 2008). En alhoewel uw patiënt misschien geen historie van valincidenten heeft gehad, kan deze wel de angst hebben om te vallen in specifieke situaties, zoals het in- en uit bad stappen of het buiten lopen tijdens sneeuwval of ijzel. Ook al geeft uw patiënt aan geen problemen te hebben rond dit onderwerp, is het voor de therapeut zaak om valincidentie en valgevaar nader te analyseren. Wellicht durft uw patiënt niet aan te geven dat hij (meerdere malen) is gevallen omdat hij bang is voor eventuele maatregelen die hieruit voortvloeien. Vragen naar de fysieke fitheid van de patiënt en de activiteiten tijdens het dagelijks leven kunnen wellicht nadere informatie verschaffen. Wanneer u een vermoeden heeft dat er sprake is van valgevaar of een historie van valincidenten, dient de stabiliteit van de patiënt getest te worden en de mogelijke oorzaak hiervoor onderzocht te worden (Goodman en Snyder 2000).

> **Voorbeelden van mogelijke oorzaken voor vallen**
>
> **Toegenomen leeftijd**
> - spieratrofie;
> - verminderde balans;
> - afgenomen reactiesnelheid;
> - verminderde propriosensoriek.
>
> **Omgevingsfactoren**
> - slechte verlichting;
> - losse vloerkleedjes;
> - losse draden en kabels;
> - gladde vloeren (water, urine, oppervlakte).
>
> **Pathologieën**
> - gehoor- en/of zichtverlies;
> - centraal neurologische aandoeningen;
> - orthostatische hypotensie;
> - cardiovasculaire aandoeningen.
>
> **Medicatie**
> - antihypertensiva;
> - anxiolytica, benzodiazepinen;
> - sedativa;
> - anti-epileptica;
> - antidepressiva;
> - antipsychotica;
> - diuretica;
> - gebruik van meer dan vier medicijnen.
>
> **Overige**
> - mishandeling;
> - valangst;
> - slechte houding;
> - verandering looppatroon;
> - dehydratie.
>
> Bron: Goodman en Snyder (2007).

Met het toenemen van het valrisico neemt tevens het risico op fracturen toe (Smits-Engelsman et al. 2011). Het testen van valrisico, zonder het risico op fracturen hierin mee te nemen, mag men dan ook als een kunstfout zien (zie kader). Over het algemeen berekent men het risico op fracturen op basis van de risicofactoren voor osteoporose (Smits-Engelsman et al. 2011). Het mag duidelijk zijn dat deze calculatie slechts als een richtlijn mag gelden en dat overige factoren, zoals risicovolle ADL-activiteiten, door de therapeut hierin mee moeten worden genomen. Desalniettemin zijn er verscheidene meetinstrumenten, checklists en lichamelijke onderzoeken die het risico op vallen en fracturen in kaart kunnen brengen. Wanneer uw patient vanuit de wachtkamer naar de onderzoekskamer loopt kunt u reeds een indruk krijgen van het valrisico. Specifiek onderzoek, bijvoorbeeld middels een ganganalyse en de 'Get-up-and-Go'-test kunnen uw vermoeden ondersteunen. Volledigheidshalve moet er onderzoek gedaan worden naar de fysieke fitheid, spierfunctie van de onderste extremiteiten (met name van de

m. tibialis anterior), gewrichtsfunctie van de extremiteiten, transfers en de vitale functies van de patiënt (Smits-Engelsman et al. 2011; Goodman en Snyder 2000). De Osteoporose Stichting heeft hiernaast nog een checklist 'Veiligheid en valpreventie in en om huis' ontwikkeld (Smits-Engelsman et al. 2011; Osteoporosestichting 2009). Deze lijst kan door de patiënt, eventueel samen met de therapeut, doorgenomen worden, om de woonplek van de patiënt veiliger te maken door simpele verbeteringen, zoals het netjes wegwerken van losse snoertjes of draden. Het aanwezige valrisico biedt zowel behandelmogelijkheden als behandelrisico's.

Checklist risicofactoren voor vallen en fracturen

Verhoogd valrisico (Goodman en Snyder 2000; Smits-Engelsman et al. 2011)
- cognitieve stoornissen (score op de Mini Mental State Examination (MMSE) < 24);
- door medicatie:
    - sedatieve hypnotica (slaapmiddelen);
    - opioïden, zoals morfine;
    - antihypertensiva;
    - antipsychotica;
    - diuretica;
    - antidepressiva;
    - polyfarmacie.

Verhoogd risico op fracturen
- leeftijd > 55 jaar;
- een fractuur na 50e levensjaar (of aanwezige wervelfractuur);
- moeder die een heupfractuur heeft gehad;
- laag lichaamsgewicht < 67 kg;
- gebruik van corticosteroïden > 7,5 mg/dag;
- visusstoornissen;
- ernstige immobilisatie (Smits-Engelsman et al. 2011), bedlegerigheid of beperking in activiteiten, zoals bij MS of artritis (Goldmann 2003).

Bron: Smits-Engelsman et al. (2011).

De behandelmogelijkheden bestaan onder andere uit het geven van adviezen over leefstijl, aanpassingen in en rondom de leefomgeving van de patiënt en oefentherapie gericht op valpreventie, toenemende botbelasting en spierfunctie- en conditieverbetering. Let wel: oefeningen in een open keten, werken met losse gewichten, asymmetrische belasting en apparatuur met vliegwielen kunnen het valgevaar vergroten bij mensen die duizeligheid, versuftheid en spierzwakte ervaren. Patiënten met een verhoogd valrisico dienen dan ook uitsluitend onder toezicht te oefenen en de therapeut moet proberen om het valgevaar tot een minimum te beperken, zonder dat dit ten koste gaat van de effectiviteit van de behandeling.

8.6.1 Slaap- en kalmeringsmiddelen

Sedatieve hypnotica vergroten het valrisico omdat deze middelen versuffend en spierverslappend werken. Niet alleen de spieren die verantwoordelijk zijn voor het staan en gaan hebben hier last van, maar ook de oogspieren worden zwakker, waardoor voortbewegen gevaarlijker kan worden. Bij het signaleren van een verhoogd valrisico dient het staken van het gebruik van deze medicijnen bespreekbaar gemaakt te worden bij de arts, aangezien deze medicijnen ook niet voor langdurig gebruik geschikt zijn (Instituut voor Verantwoord Medicijngebruik 2011).

8.6.2 Duizeligheid

Het risico en de angst om te vallen nemen toe als gevolg van duizeligheid. Vele medicijnen hebben helaas duizeligheid als bijwerking. De bijwerking wordt voornamelijk veroorzaakt door de invloed van medicijnen op het evenwichtsorgaan of op de bloeddruk. In een aantal gevallen kan het vervangen van een medicijn door een ander medicijn deze klachten reduceren (Instituut voor Verantwoord Medicijngebruik 2011). Belangrijk is om te achterhalen om wat voor soort duizeligheid het hier gaat. Is de patiënt licht in het hoofd? Draait de wereld om hem/haar heen? Heeft de patiënt het gevoel flauw te vallen? Of voelt hij/zij zich meer misselijk dan duizelig? En wanneer treden de klachten op? Tijdens bukken? Tijdens opstaan uit een stoel? Tijdens spannende situaties? Blijven de duizelingen de hele dag aanwezig? Komen ze spontaan? Zijn er specifieke bewegingen (van het hoofd) die de duizelingen veroorzaken of verergeren? Of komen de duizelingen op een bepaalde tijd van de dag (30 min. tot 2 uur na inname van de medicijnen)? (Goodman en Snyder 2000). In tegenstelling tot de vele medicijnen die duizeligheid kunnen veroorzaken, zijn er geen middelen die duidelijk werkzaam zijn *tegen* duizeligheid (Verheij et al. 2002; Zorginstituut Nederland). Middelen die in het geval van duizeligheid worden voorgeschreven, worden meestal gebruikt om de bijkomstige misselijkheid, braken en overige vegetatieve reacties te bestrijden (Zorginstituut Nederland).

8.6.3 Onrustige patiënten

Meestal krijgen patiënten die onrustig zijn medicijnen zodat ze kalm en passief worden. In veel gevallen is echter bewegen juist een probaat middel om onrustige patiënten te kalmeren, omdat sturing en coördinatie op deze manier gestimuleerd worden, waardoor de onrust gedempt wordt (Instituut voor Verantwoord Medicijngebruik 2011).

8.6.4 Eetlustvermindering

Als bijwerking van medicijngebruik kan eveneens eetlustvermindering optreden. Afgenomen lichaamsgewicht en beweging kunnen zo het indirecte gevolg zijn van medicijngebruik. Mogelijk kan de arts hier de medicatie op aanpassen of het gevaar op voedingsdeficiëntie voorkomen met behulp van supplementen (Instituut voor Verantwoord Medicijngebruik 2011).

8.7 Osteoporose

Botontkalking is een belangrijke factor voor het verhoogde risico op fracturen. Het betreft een afname van botmassa per eenheid van volume, vergeleken met de gemiddelde botmassa in personen van dezelfde leeftijd en van hetzelfde geslacht. Verlies van botmassa als gevolg van de toegenomen leeftijd, dus zonder andere oorzakelijkheden, noemt men *primaire osteoporose*.

Tabel 8.4 Veroudering in de menstruele cyclus. Bron: Perez en Garber (2011).

perimenopauze	de tijd rond de menopauze. beginnend met de menopauzale transitie t/m menopauze
menopauzale transitie	de tijd vóór de menopauze, eindigend met de laatste menstruatie; de cycli beginnen te variëren in duur
menopauze	twaalf maanden na de laatste menstruatie
postmenopauze	de tijd na de menopauze

De primaire osteoporose valt weer verder onder te verdelen in *postmenopauzale osteoporose* en *ouderdomsosteoporose* (tab. 8.4).

- Idiopathische postmenopauzale osteoporose. Hierbij gaat het om een toegenomen verlies aan botmassa in de postmenopauzale periode, dat samengaat met een verhoogd risico op fracturen, met name van de wervels. Na de menopauze verminderd de oestrogeenproductie. Oestrogeen stimuleert de productie van calcitonine, dat het verdwijnen van calcium uit de botten tegenhoudt. Oestrogeen remt tevens de uitscheiding van calcium via de darmen en urinewegen. Na de menopauze (en de verlaging van het oestrogeenniveau), wordt het bot gevoeliger voor het parathyroïd hormoon, waardoor calciumresorptie toeneemt en zo ook de osteoporose (zie kader; Goodman en Snyder 2000). Teriparatide is een gesynthetiseerde vorm van het parathyroïd hormoon en wordt ingezet bij vrouwen met postmenopauzale osteoporose met twee of meer wervelfracturen, wanneer behandeling met bisfosfonaten of raloxifeen geen nieuwe fracturen heeft kunnen voorkomen (Zorginstituut Nederland 2015).
- Ouderdomsosteoporose. De botontkalking neemt toe met het vorderen van de jaren en is de meest voorkomende botaandoening bij oudere blanke vrouwen van Noord-Europese afkomst met een zittend bestaan en een calciumarm dieet. Ook mannen worden getroffen door deze vorm van osteoporose. Met name mannen die roken, alcohol drinken, een zittend bestaan hebben, een calciumarm dieet hebben, waarbij fracturen in de familie voorkomen of mannen die dialyse ondergaan of langdurig steroïden gebruiken, hebben een verhoogd risico op osteoporose (Goodman en Snyder 2000).
- Secundaire osteoporose. Dit betreft botverlies met een aanwijsbare oorzaak. Verscheidene aandoeningen en medicijnen kunnen verantwoordelijk zijn voor het ontstaan van osteoporose. Mogelijke oorzaken staan beschreven in het volgende overzicht.

Mogelijke oorzakelijkheden voor secundaire osteoporose

Medicijnen
- thyroïde supplementen;
- corticosteroïden*;
- anticoagulantia, zoals fenprocoumon;
- lithium;
- anticonvulsiva/anti-epileptica;
- gonadoreline(GnRH)-agonisten, zoals gosereline.

Aandoeningen
- hyperthyroïdisme;
- hyperparathyreoïdie;
- maligniteiten;
- diabetes mellitus;
- chronische nierinsufficiëntie;
- reumatoïde artritis;
- COPD;
- maagresectie;
- langdurig alcoholmisbruik;
- coeliakie;
- anorexia nervosa;
- hypogonadisme;
- osteogenesis imperfecta;
- malabsorptiesyndromen (hepatisch en/of gastro-intestinaal);
- inflammatoire darmziekten, zoals de ziekte van Crohn en colitis ulcerosa;
- ziekte of syndroom van Cushing.

* Met name wanneer corticosteroïden langdurig worden gebruikt, zoals ter behandeling van auto-immuunziekten als reumatoïde artritis; als corticosteroïden een jaar lang zijn gebruikt, kan dit al voor aanzienlijk verlies aan botmassa hebben gezorgd.

Bronnen: Goodman en Snyder (2000), Goldmann (2003) en Smits-Engelsman et al. (2011).

8.7.1 Manuele therapieën bij osteoporose

Manuele vaardigheden, zoals *high velocity low thrust*-technieken en (forse) mobilisatietechnieken zijn gecontra-indiceerd bij patiënten met osteoporose. Met name bij costovertebrale of thoracale manipulaties/mobilisaties is er een reële kans op het ontstaan van (rib)fracturen.

Het Instituut voor Verantwoord Medicijngebruik (2011) waarschuwt bij het gebruik van anticoagulantia, osteoporose en de syndroom van Cushing op de toegenomen kans op kwetsuren en adviseert terughoudend te zijn met mechanische/manuele technieken, de patiënt tegen letsel te beschermen en alert te zijn op mogelijk valgevaar.

Middelen bij trombose

Samenvatting
De middelen die gebruikt worden bij de behandeling van trombose voorkomen bloedstolling, onder meer door de stollingstijd te verlengen of de vorming van fibrine te remmen. Patiënten die antitrombotica gebruiken kunnen niet zonder meer behandeld worden. De arts beoordeelt of de bloedstollingsfactor op een therapeutisch niveau zit, in verband met het risico op embolieën bij een te hoog niveau of verhoogde kans op bloedingen bij een te laag niveau. De therapeut moet de patiënt die antitrombotica gebruikt beschermen tegen letsel, in verband met een verhoogde neiging tot bloeden en een vergroot risico op orthostatische hypotensie.

9.1 Anticoagulantia – 70

9.2 Vitamine K-antagonisten – 71

9.3 Heparine – 71

9.4 Orale trombocytenaggregatieremmers – 71

9.5 Fysiotherapie en antitrombotica – 71

H. van der Velde, *Fysiotherapie en medicatie*, DOI 10.1007/978-90-368-0471-4_9,
© 2016 Bohn Stafleu van Loghum, onderdeel van Springer Media BV

9.1 Anticoagulantia

Antistollingsmiddelen, waaronder heparine en vitamine K-antagonisten, brengen veranderingen aan in de groei van de stollingsfactoren (Dehner 2014). Deze middelen kunnen leiden tot secundaire osteoporose (Goodman en Snyder 2000). Daarnaast zijn patiënten die deze middelen gebruiken kwetsbaar voor bloedingen (Goodman en Snyder 2007). Net als bij osteoporose en de ziekte van Cushing, dient men patiënten die anticoagulantia gebruiken te beschermen tegen letsel. Het valgevaar moet in kaart worden gebracht en men moet terughoudend zijn met manuele technieken (Goodman en Snyder 2000). *Dry needling* is bij het gebruik van anticoagulantia gecontra-indiceerd (Laan en Moor 2013). Controleer een patiënt die anticoagulantia gebruikt op bloedneuzen en hematomen (Goodman en Snyder 2000). Een aantal medicijnen kan een sterke interactie hebben met anticoagulantia (zie kader). Controleer het actuele medicatieoverzicht op middelen die interacties aangaan.

Middelen die een sterke tot zeer sterke interactie kunnen hebben met anticoagulantia

***Verminderde* werking van anticoagulantia**
zeer sterke interactie
- combinatiepreparaten met fytomenadion (incl. voedingssupplementen);
- aminoglutethimide;
- enzyminducerende anti-epileptica;
- hypericum;
- rifampicine, rifabutine.

sterke interactie
- colestyramine;
- griseofulvine;
- thyreostatica;
- ritonavir;
- bosentan.

***Versterkte* werking van anticoagulantia**
zeer sterke interactie
- miconazol;
- fenylbutazon;
- acetylsalicylzuur/carbasalaatcalcium.

sterke interactie
- allopurinol;
- amiodaron, propafenon;
- proteaseremmers, efavirenz;
- androgenen, anabole steroïden;
- benzbromaron;
- cefamandol (parenteraal);
- cimetidine;
- co-trimoxazol;
- danazol;
- disulfiram;

- fibraten;
- fluconazol, voriconazol;
- ketoconazol, itraconazol;
- metronidazol;
- thyreomimetica;
- capecitabine, fluoro-uracil;
- sitaxentan.

Bron: Ministerie van Volksgezondheid, Welzijn en Sport (2009).

9.2 Vitamine K-antagonisten

De vitamine K-antagonisten verdringen vitamine K in de lever, waardoor vitamine K-afhankelijke stollingsfactoren niet meer goed kunnen werken. De vorming van fibrine uit trombine wordt op deze manier geremd (Zorginstituut Nederland 2015). In Nederland worden voornamelijk acenocoumarol (ook bekend onder de merknaam Sintrom®) en fenprocoumon (ook bekend onder de merknaam Marcoumar ®) gebruikt. Een verhoogd risico op bloedingen is de meest voorkomende bijwerking van deze cumarinederivaten of cumarine (Ministerie van Volksgezondheid, Welzijn en Sport 2009).

9.3 Heparine

Van de medicijnen die tegenwoordig gebruikt worden is heparine een van de oudste. Het is een krachtig antistollingsmiddel dat ingezet kan worden ter voorkoming van bloedstolsels tijdens operaties, nierdialyse, bloedtransfusies (Pickover 2013) en als profylaxe en therapie van veneuze en arteriële trombo-embolische aandoeningen (Zorginstituut Nederland). Het wordt aangebracht op katheters en op onderdelen van hart-longmachines. Heparine bestaat uit een lange keten suikermoleculen (polysacharide) die zich kunnen binden aan antitrombine III, waardoor trombine en geactiveerde Factor X geïnactiveerd worden (Pickover 2013; Zorginstituut Nederland). Bij de behandeling van sportblessures wordt heparine in de vorm van een gel toegepast op de geblesseerde structuur (Pickover 2013).

9.4 Orale trombocytenaggregatieremmers

De orale trombocytenaggregatieremmers (TAR's) verlengen de stollingstijd en kunnen daardoor een verhoogd risico van bloedingen met zich meebrengen. Wanneer laag gedoseerde TAR's worden gebruikt als anticoagulantia, gelden dezelfde bijwerkingen, interacties en contra-indicaties als bij het gebruik van hogere doseringen als analgeticum of koortsverlagend middel. TAR's zijn verantwoordelijk voor veel potentieel vermijdbare geneesmiddelgerelateerde bloedingen, met name de gastro-intestinale bloedingen (Ministerie van Volksgezondheid, Welzijn en Sport 2009).

9.5 Fysiotherapie en antitrombotica

Wanneer uw patiënt antitrombotische middelen gebruikt dan vergroot dit zijn kans op bloedingen. Het is de taak van de fysiotherapeut om de patiënt op de hoogte te brengen van de kans op bloedingen en de patiënt uit te leggen hoe hij tekenen en symptomen hiervan kan herkennen. Fysiek letsel dient in deze patiëntencategorie beoordeeld te worden door een arts (Dehner 2014). De therapeut moet er zorg voor dragen dat het risico op een mogelijk letsel tijdens therapiesessies geminimaliseerd wordt (Goodman en Snyder 2000). Patiënten die antitrombotica gebruiken hebben een verhoogde kans op letsel, zelfs als gevolg van minimale krachten die op het lichaam worden uitgeoefend. Derhalve dient men terughoudend te zijn met manuele technieken en massagetechnieken. *High velocity-low thrust*-technieken zijn gecontra-indiceerd in deze populatie, net zoals krachtige mobiliserende (massage)technieken. Krachtige inspanningen van de patiënt zelf kan bij deze populatie ook tot bloedingen leiden. Het valgevaar tijdens fysiotherapeutische interventies moet geïnventariseerd en geminimaliseerd worden (Goodman en Snyder 2000). Gebruik van andere middelen naast het antitromboticum kan de werking ervan beïnvloeden. De werking neemt af bij het gebruik van bepaalde medicijnen, maar neemt juist weer toe bij het gebruik van andere middelen (Ministerie van Volksgezondheid, Welzijn en Sport 2009). Patiënten die antitrombotica gebruiken hebben de toestemming van een arts nodig om op een verantwoorde manier fysiotherapie te ondergaan. De arts kan beoordelen of het niveau van bloedstollingsfactor zich op een therapeutisch niveau bevindt. Begint de fysiotherapeut te vroeg met zijn therapeutische interventie, dan bestaat de kans dat aanwezige stolsels een embolie kunnen veroorzaken als gevolg van lichamelijke oefeningen. Wanneer de bloedstollingsfactor echter te laag is, dan neemt het risico op bloedingen als gevolg van een therapeutische interventie toe (Dehner 2014).

Tekenen en symptomen van bloedingen
- neusbloedingen;
- bloed in urine of ontlasting;
- bloedend tandvlees;
- kneuzingen;
- hoofdpijn die niet afzakt of zelfs erger wordt;
- misselijkheid of braken;
- gevoel van zwakte, flauwte of licht in het hoofd;
- pijn in de lage rug;
- buikpijn;
- gewrichtspijn.

Bron: Dehner (2014).

Orthostatische hypotensie Het optreden van plotselinge dalingen in de bloeddruk bij het veranderen van houding – zogenoemde orthostatische hypotensie – kan ontstaan als gevolg van het gebruik van middelen tegen trombose. Deze bijwerking treedt voornamelijk op tijdens de eerste paar weken van het gebruik van een nieuw geneesmiddel of bij het veranderen van de dosis waarin het middel gebruikt wordt. De patiënt die deze klachten ervaart als bijwerking van zijn medicijnen, verdient extra aandacht van zijn fysiotherapeut. De patiënt die deze klachten ervaart als bijwerking van zijn medicijnen verdient extra aandacht van zijn fysiotherapeut. De prioriteit voor de fysiotherapeut is in deze gevallen het voorkomen van letsel. De patiënt moet nauwlettend in de gaten gehouden worden tijdens oefentherapiesessies. Vooral wanneer de patiënt van houding verandert, zoals tijdens het opstaan uit zit, is het gevaar aanwezig voor het optreden van orthostatische hypotensie, met mogelijk valgevaar en kans op letsel. De patiënt die te kampen heeft met orthostatische hypotensie moet informatie en advies krijgen van zijn fysiotherapeut, zodat hij weet wat hem mankeert en wat hij eraan kan doen. De therapeut geeft onder andere het advies aan de patiënt om, wanneer deze op wil staan, dit langzaam uit te voeren. Door oefeningen met de onderste extremiteiten uit te voeren alvorens op te staan, of door diep adem te halen, kan het optreden van orthostatische hypotensie worden voorkomen. Deze bijwerking treedt voornamelijk op tijdens de eerste paar weken van het gebruik van een nieuw geneesmiddel of bij het veranderen van de dosis (Dehner 2014).

Corticosteroïden

Samenvatting

Corticosteroïden zijn ontstekingsremmende steroïden die veelvuldig worden toegepast bij reumatische klachten, astmatische klachten, gewrichtsontstekingen en dermatologische klachten. De fysiotherapeut behandelt in veel gevallen deze zelfde populatie en moet op de hoogte zijn van de capaciteiten van dit middel alsook van de contra-indicaties voor fysiotherapeutische interventies ná of tijdens de behandeling met *corticosteroïden*. Het lichaam maakt zelf cortisol aan, wat vrij komt in situaties van stress. Langdurige toepassing van corticosteroïden kan schadelijk zijn en kan osteoporose, hypertensie, diabetes mellitus of syndroom van Cushing veroorzaken. Chronisch gebruik verzwakt het immuunsysteem en verhoogt de kans op infecties. Abrupt staken met het chronisch gebruik van deze middelen kan eveneens schadelijk zijn en kan een zogenoemde 'Addison-crisis' veroorzaken.

10.1 Cortisol en hydrocortison – 76

10.2 Bijnierschorshormonen – 76

10.3 Langdurig gebruik van corticosteroïden – 76

10.4 Hypertensie – 78

10.5 Infecties – 78

10.6 Syndroom van Cushing – 78

10.7 Addison-crisis – 79

10.8 Infiltraties met corticosteroïden – 79
10.8.1 Intra-articulaire infiltraties – 80

H. van der Velde, *Fysiotherapie en medicatie*, DOI 10.1007/978-90-368-0471-4_10,
© 2016 Bohn Stafleu van Loghum, onderdeel van Springer Media BV

10.1 Cortisol en hydrocortison

De Amerikaanse arts Philip Showalter Hench (1896–1965) behandelde in 1948 een aan haar rolstoel gekluisterde jonge vrouw met reumatoïde artritis voor het eerst met het hormoon cortisol. De jonge vrouw, die al jaren niet meer zonder hulp uit bed kon komen, kon na drie dagen van infiltraties weer lopen en een dag later zelfs drie uur winkelen. Cortisol wordt in de bijnieren gevormd uit cholesterol en heeft een ontstekingsremmende werking. Hiernaast wordt het middel gebruikt in de behandeling van astma en onderdrukt het de orgaanafstoting na transplantaties. De stof hydrocortison kan door enzymen gevormd worden uit cortisol (en vice versa) en heeft vrijwel dezelfde werking als cortisol. Een belangrijk verschil tussen de genoemde stoffen is dat hydrocortison minder schadelijk is voor de nieren, omdat het geen effect heeft op de waterhuishouding (Pickover 2013).

Ontstekingsremmers kennen we in twee soorten: de NSAID's en de corticosteroïden (zie fig. 10.1). NSAID's zijn niet-steroïde ontstekingsremmers, corticosteroïden zijn steroïde ontstekingsremmers en een synthetische vorm van het bijnierschorshormoon. Naast de corticosteroïden kennen we nog de geslachtshormonen en de synthetische anabole steroïden (zie tab. 10.1; Winkel et al. 1988).

10.2 Bijnierschorshormonen

Bijnierschorshormonen zijn onder te verdelen in *mineralocorticosteroïden* en *glucocorticosteroïden*. De excretie van kalium en de terugresorptie van natrium in de nieren wordt beïnvloed door de mineralocorticosteroïden. Tevens zijn deze stoffen belangrijk in het regelen van de bloeddruk. Van de glucocorticosteroïden is cortisol de bekendste. Cortisol wordt wel het stresshormoon genoemd. Zelf maken we van deze stof zo'n 25 mg per dag aan. De excretie hiervan neemt toe naarmate de dag vordert en kent extreme concentraties in het bloed onder stress, zoals tijdens angst, honger of andere bedreigende situaties. Cortisol werkt hyperglykemisch (dat is de omzetting van vetten en eiwitten in suikers), antiflogistisch (ontstekingsremmend) en bepaalt voor een groot deel de activiteit van het immuunsysteem.

Door intensieve training kan de productie van hormonen veranderen, waardoor o. a. de menstruatiecyclus verstoord kan raken (Winkel et al. 1988). Als fysiotherapeuten komen we vooral de glucocorticoïden tegen in de praktijk. Voorbeelden hiervan zijn: betamethason, cortison, hydrocortison, prednison, prednisolon, methylprednisolon en triamcinolon. Met name in de vorm van infiltratie, inhalor en de orale vorm zijn voor fysiotherapeuten van belang. Maar ook als zalf, als oogdruppels of als infuus worden corticosteroïden toegepast. De infiltratie wordt vaak eenmalig of slechts enkele keren toegepast. De inhalor en de orale inname wordt met name als kuur (soms ook voor langere duur) gebruikt.

10.3 Langdurig gebruik van corticosteroïden

Corticosteroïden hebben door hun katabole werking een afbrekend effect op het bindweefsel. Dit kan onder andere leiden tot de afbraak van huid, spieren, pezen en het demineraliseren van botten, waardoor er een verhoogd risico op osteoporose en fracturen, met name van de wervellichamen, ontstaat. Met behulp van het gelijktijdig gebruik van supplementen zoals vitamine D, calcium, calcitriol en calcitonine kan dit worden tegengegaan (Berg 2003). Vitamine D wordt in combinatie met een calcium(preparaat) gegeven voor een optimale preventieve werking tegen

10.3 · Langdurig gebruik van corticosteroïden

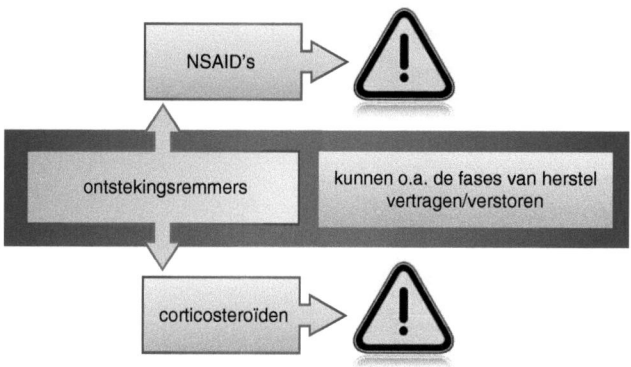

Figuur 10.1 Twee soorten ontstekingsremmers.

Tabel 10.1 Indeling van de steroïden. Bron: Winkel et al. (1988).

corticosteroïden	mineralocortico(stero)ïden (aldosteron)
	glucocortico(stero)ïden (hydrocortison)
geslachtshormonen	oestrogenen (oestradiol)
	progestagenen (progesteron)
	androgenen (testosteron)
anabole steroïden	alleen synthetisch, o. a. Deca-Durabolin

fracturen (The DIPART Group 2010). Het risico op bijwerkingen door corticosteroïden wordt groter wanneer men de aanbevolen dosis en behandelduur overschrijdt (Goldmann 2003). Langdurig gebruik in hoge dosering kan tevens leiden tot diabetes mellitus, het syndroom van Cushing, longontsteking, staar, aseptische botnecrose (voornamelijk van het collum femoris), bijnierschorsinsufficiëntie en andere ernstige klachten van systemische aard (Suissa et al. 2010). Bij gebruik van corticosteroïden bij diabetes mellitus moet rekening gehouden worden met aanpassingen in het gebruik van de bloedglucoseverlagende middelen in verband met een verhoogd risico op hyperglykemie (Goodman en Snyder 2000). Controleer tijdig de bloedsuikerwaardes tijdens therapiesessies (Dehner 2014). Acute infectieuze processen zijn een contra-indicatie voor het gebruik van corticosteroïden, omdat het gebruik van corticosteroïden de werking van het immuunsysteem vermindert. Ook kunnen corticosteroïden psychische klachten zoals depressie, euforie en dergelijke versterken. Vooral bij kinderen kunnen deze middelen invloed hebben op de stemming (Dehner 2014). Het versterken van psychiatrische klachten kan zelfs leiden tot suïcidegevaar. Corticosteroïden kunnen tijdens de zwangerschap gevolgen hebben voor het ongeboren kind (Zorginstituut Nederland 2014). Het gebruik van NSAID's kan bij mensen die corticosteroïden gebruiken een toch reeds vergroot risico op een maagperforatie of een bloedende ulcus nog verder doen toenemen. In dit geval mogen de NSAID's alleen worden gebruikt in combinatie met een maagbeschermer (Kwaliteitsinstituut voor de Gezondheidszorg CBO 2003). De therapeut moet alert blijven op tekenen van gastro-intestinale klachten, zoals brandend maagzuur, misselijkheid of braken (Dehner 2014).

> **Risico's van langdurig gebruik van corticosteroïden**
> - verhoogd risico op osteoporose en fracturen;
> - verhoogd risico op hypertensie;
> - verhoogd risico op infecties.
>
> **Belangrijk voor de fysiotherapeut**
> - Wees alert op mogelijke comorbiditeit.
> - Wees terughoudend met mechanische therapieën (manipulaties, forse mobilisaties, fricties enzovoort). Dit geldt ook bij osteoporose en het syndroom van Cushing.
> - Bescherm de patiënt tegen letsel.
> - Pas op voor mogelijk valgevaar.
> - Adviseer lichaamsgewichtdragende activiteiten en -oefentherapie.
> - Het gebruik mag nooit abrupt worden gestaakt.
>
> Bronnen: Goodman en Snyder (2000), Dehner (2014), Suissa et al. (2010), Goodman en Snyder (2000), Berens et al. (2011) en Zorginstituut Nederland (2014).

10.4 Hypertensie

Het gebruik van corticosteroïden kan een verhoogde bloeddruk veroorzaken. Baselinewaardes van de bloeddruk in rust en van de bloeddruk tijdens inspanning geven referentiewaardes voor de te verwachten bloeddruk tijdens therapiesessies (Dehner 2014).

10.5 Infecties

Corticosteroïden die systemisch worden toegepast, vertragen de wondgenezing en onderdrukken de werking van het immuunsysteem, waardoor de patiënt een verhoogde kans op infectie loopt. Wanneer corticosteroïden transdermaal toegepast worden, lijken ze echter het weefselherstel van de huid te stimuleren. Ook in dit geval moet men waakzaam blijven in verband met mogelijk infectiegevaar. Wanneer een patiënt een infectie heeft, worden corticosteroïden doorgaans afgeraden. De therapeut moet er zorg voor dragen dat het risico op besmetting met micro-organismen tot een minimum is gereduceerd (Dehner 2014). Wanneer een hoge dosis corticosteroïden wordt toegediend gedurende een periode van minder dan tien dagen, dan heeft dit geen klinisch relevant effect op postoperatieve wondgenezing. Wanneer de patiënt echter al meer dan dertig dagen corticosteroïden gebruikt, voorafgaand aan een operatie, dan is de kans op chirurgische complicaties twee tot vijf keer zo groot geworden.

10.6 Syndroom van Cushing

Het syndroom van Cushing is een aandoening waarbij er te veel cortisol geproduceerd wordt. Dit kan veroorzaakt worden door het lichaam zelf of door het medicinaal gebruik van corticosteroïden. De therapeut moet alert zijn op tekenen en symptomen die duiden op het syndroom van Cushing, zoals: een gezwollen gezicht (*moon face*), toename van vet op de buik, proximale spierzwakte en stemmingswisselingen. Wanneer deze tekenen en symptomen worden waargenomen, dan moet de fysiotherapeut hierover contact opnemen met de arts (Dehner 2014).

Wanneer uw patiënt anticoagulantia gebruikt, osteoporose of het syndroom van Cushing heeft, dan neemt de kans op kwetsuren toe, moet men de patiënt beschermen tegen letsel en alert zijn op mogelijk valgevaar (Instituut voor Verantwoord Medicijngebruik 2011). De therapeut moet terughoudend zijn met mechanische/manuele technieken.

10.7 Addison-crisis

Een zogenoemde 'Addison-crisis' kan optreden wanneer het gebruik van corticosteroïden abrupt gestaakt wordt. Tijdens het gebruik van corticosteroïden is er een verhoogde concentratie van cortisol in het serum aanwezig, waardoor de hypofyse geprikkeld wordt om minder cortisol aan te laten maken in de bijnierschors. Wanneer er nu abrupt met de medicatie gestaakt wordt, ontstaat er een situatie van hypocortisolisme, waardoor het lichaam niet adequaat kan reageren op stressoren zoals ziekte, angst of andere bedreigende situaties. Een Addison-crisis is een levensbedreigende situatie die leidt tot bloeddrukdaling, bloedsuikerdaling en uiteindelijk in een coma kan resulteren. Wees alert op het optreden van misselijkheid, verlaagde alertheid, versuftheid, bleekheid, braken, koorts, spierpijn en buikpijn. In het geval van een Addison-crisis moet direct contact opgenomen worden met 112–Alarmcentrale (Goodman en Snyder 2000; Bijniervereniging NVACP, de Vereniging Samenwerkende Ouder- en Patiëntenorganisaties (VSOP) en het Nederlands Huisartsen Genootschap (NHG) 2011).

> **Vervolgvragen bij gebruik van corticosteroïden**
> – Is u ooit verteld dat u osteoporose of botontkalking heeft?
> – Heeft u ooit een of meer van uw botten gebroken?
> – Heeft u last van rugklachten?
> – Is u ooit verteld dat u het Cushing-syndroom heeft?
> – Heeft u moeite om trappen op te lopen of moeite om uit een stoel op te staan? (Duidend op spieratrofie als gevolg van hoge doses cortisol).
>
> Bron: Goodman en Snyder (2000).

10.8 Infiltraties met corticosteroïden

Infiltraties met corticosteroïden zorgen voor een lokaal pijnstillend en ontstekingsremmend effect. Eventueel wordt een lokaal anestheticum aan de infiltratie toegevoegd, zoals lidocaine. De infiltratie wordt hierdoor niet minder pijnlijk, maar dit lokale anestheticum kan een genezend effect hebben op de laesie (Winkel et al. 1988). Tevens biedt het infiltreren met een anestheticum de mogelijkheid om kort na de infiltratie te controleren of de juiste structuur is geïnfiltreerd. De pijnstilling zou namelijk een duidelijke functieverbetering teweeg moeten brengen. In enkele gevallen wordt de toevoeging van een lokaal anestheticum overwogen om volumevergroting te creëren voor een groter therapeutisch bereik.

Acetaat wordt vaak toegevoegd om voor een *langduriger* lokale werking te zorgen (Winkel et al. 1988; Zorginstituut Nederland 2015). De oplosbaarheid van het corticosteroïd neemt hierdoor af en de afbraak van het corticosteroïd neemt zo meer tijd in beslag. Het lokale ontstekingsremmende en pijnstillende effect kan dan soms enkele maanden aanhouden, maar meestal betreft dit tien dagen.

> Onverklaarbare koorts in afwezigheid van andere symptomen bij patiënten die corticosteroïden gebruiken, dient beoordeeld te worden door een arts, in verband met mogelijke infectie (Goodman en Snyder 2007).

10.8.1 Intra-articulaire infiltraties

Bij een intra-articulaire infiltratie is het corticosteroïd na twee á drie uur niet meer terug te vinden in de synoviale vloeistof. Voor een deel is hier sprake van afbraak in de gewrichtsholte, maar grotendeels betreft het hier opname in verschillende structuren in en rondom het gewricht. Slechts vijf tot tien procent van cortison en hydrocortison wordt afgebroken in de gewrichtsholte door enzymen uit de membrana synovialis. De slecht oplosbare corticosteroïden ondervinden hier aanzienlijk minder hinder van en een aantal corticosteroïden wordt opgenomen in de vrije synoviale cellen. Hydrocortisonacetaat is een uur na infiltratie voor zestig procent terug te vinden in deze cellen. Omdat hydrocortisonacetaat slecht wordt afgebroken in deze cellen, ziet men hier een depotwerking van de infiltratie. De hoeveelheid corticosteroïd die in het gewrichtskraakbeen, het subchondrale bot of de ligamenten belandt, is niet duidelijk. Wel wordt verondersteld dat de hoeveelheid gering zal zijn, omdat het transport traag verloopt via diffusie, terwijl er al na korte tijd geen corticosteroïden meer zichtbaar zijn in de gewrichtsholte. In de membrana synovialis is enkele dagen na infiltratie nog corticosteroïd terug te vinden. De opname van corticosteroïden in het bloed vanuit het gewricht is zeer groot. De makkelijk oplosbare vormen worden het eenvoudigst via deze weg opgenomen. Slecht oplosbare corticosteroïden blijven dan ook langer werkzaam in het gewricht. Met de goed oplosbare corticosteroïden kan men makkelijker overdoseren, omdat een overflow via de bloedbaan dan snel optreedt.

Een arts die infiltraties met corticosteroïden wil geven, moet over specifieke kennis en ervaring beschikken voordat hij over kan gaan op deze therapie; het vereist een zekere deskundigheid. Een lokale infiltratie kan leiden tot sterke degeneratie of schade van lokaal bindweefsel, spieratrofie, mogelijke spontane rupturen van banden en pezen en specifieke corticosteroïdmyopathie, die vooral de m. quadriceps aantast (Zorginstituut Nederland 2014). Ironisch in deze is dat de corticosteroïden de tekenen van een infectie kunnen maskeren, terwijl het gevaar op infecties door infiltratie vergroot wordt (Berg 2003; McInerney et al. 2003). De kans op een infectie als gevolg van een infiltratie blijft desalniettemin klein.

Meerdere epidurale en subarachnoïdale infiltraties zouden tot (a)septische meningitis of arachnoïditis kunnen leiden (Berg 2003). Nog een andere complicatie is de beschadiging van de n. ulnaris bij het infiltreren van de mediale epicondyl van de elleboog (Berg 2003). Bij intra-articulaire toediening is instabiliteit van het gewricht en infectie op de plaats van de aandoening een contra-indicatie (Zorginstituut Nederland 2014).

> **Status na lokale infiltratie met corticosteroïden**
> - verlaagde lokale belastbaarheid van het geïnfiltreerde gebied;
> - enige kans op infectie;
> - kans op schade binnen het geïnfiltreerde gebied; wees daarom voorzichtig met therapieën waarbij het geïnfiltreerde weefsel (zwaar) belast wordt.

Pijn

Samenvatting

Een van de grootste hoofdstuk van dit boek gaat over dat waar de meeste patiënten over klagen: pijn. In dit hoofdstuk worden de verschillende vormen van pijn uitgelegd en de medicamenteuze behandelmogelijkheden beschreven. Opioïde en niet-opioïde pijnstillers zijn de middelen die standaard ingezet worden tegen nociceptieve pijn. Neuropathische pijn wordt bestreden met anti-epileptica en antidepressiva. De vele bijwerkingen van NSAID's worden besproken. Specifiek uitgelichte onderwerpen zijn: chronische pijn, hoofdpijn, wervelkolomgerelateerde pijn, oncologische pijn, complex regionaal pijnsyndroom en de traumatische plexuslaesie. Afgesloten wordt met de bespreking van anesthesie, zowel lokaal als algeheel.

11.1 Pijnladder – 83

11.2 Nociceptieve pijn – 83

11.3 Neuropathische pijn – 84
11.3.1 Anti-epileptica – 85
11.3.2 Antidepressiva – 85

11.4 Niet-opioïde pijnstillers en ontstekingsremmers – 86
11.4.1 Paracetamol – 86
11.4.2 Non-steroidal anti-inflammatory drugs (NSAID's) – 87
11.4.3 Aspirine – 88
11.4.4 Cardiovasculaire klachten en NSAID's – 88
11.4.5 Gastro-intestinale klachten en NSAID's – 89
11.4.6 Nierfunctiestoornissen en NSAID's – 90
11.4.7 Zwangerschap, kinderen en NSAID's – 90
11.4.8 Sport en NSAID's – 91
11.4.9 Plannen van de behandeling in verband met pijnstilling – 91

11.5 Opioïden – 91
11.5.1 Mentale status – 94
11.5.2 Plannen van behandeling – 94

H. van der Velde, *Fysiotherapie en medicatie*, DOI 10.1007/978-90-368-0471-4_11,
© 2016 Bohn Stafleu van Loghum, onderdeel van Springer Media BV

11.5.3	Ontwenningsverschijnselen – 95	
11.5.4	Ademdepressie – 95	
11.5.5	Bloedonderzoek bij nier- en leverfunctiestoornissen en de creatinineklaring – 95	

11.6 Chronische pijn – 96
11.6.1 Chronische pijn en pijnmedicatie – 96

11.7 Hoofdpijn en pijnmedicatie – 97
11.7.1 Middelengeïnduceerde hoofdpijn – 97
11.7.2 Migraine – 99
11.7.3 Clusterhoofdpijn – 99
11.7.4 Cervicogene hoofdpijn – 100
11.7.5 Nervus occipitalisneuralgie – 100
11.7.6 Nervus trigeminusneuralgie – 101
11.7.7 Uitlokking of verergering van hoofdpijn – 101
11.7.8 Whiplash Associated Disorders (WAD) – 102

11.8 Wervelkolomgerelateerde pijn – 103
11.8.1 Facettaire pijn – 103
11.8.2 Radiculaire pijn – 103
11.8.3 Discogene lage rugpijn – 104
11.8.4 Sacro-iliacale pijn – 104
11.8.5 Os coccygispijn – 104

11.9 Oncologische pijn – 104

11.10 Complex Regionaal Pijn Syndroom (CRPS) – 105

11.11 Traumatische plexuslaesie – 105

11.12 Anesthesie – 105
11.12.1 Algehele anesthesie – 105
11.12.2 Lokale anesthesie – 105

> De schitterende droom dat pijn van ons wordt weggenomen, is werkelijkheid geworden. Pijn, de hoogste vorm van bewustzijn in ons aardse bestaan, de herkenbaarste sensatie van ons onvolmaakte lichaam, moet nu buigen voor de macht van de menselijke geest, voor de macht van de etherdamp «
> *Johann Friederich Dieffenbach* (1795–1847; in: Pickover 2013).

11.1 Pijnladder

In principe dienen pijnproblemen zo veel mogelijk conservatief behandeld te worden. Pijnmedicatie, eventueel ondersteund met een musculoskeletale therapie, kan hierbij een eerste aangewezen behandeling vormen. Eventuele specialistische zorg ten behoeve van belemmerende factoren voor herstel, zoals de aanwezigheid van pathologie, dient natuurlijk een prominente plaats te krijgen binnen de behandeling (Nederlandse Vereniging voor Anesthesiologie 2014).

Pijnstillende middelen worden op een pijnladder gerangschikt in verschillende fasen, naar toenemende sterkte van hun werkzaamheid. NSAID's en paracetamol staan op de onderste trede van de zogeheten pijnladder van de World Health Organization (WHO) (zie ◘ tab. 11.1). De pijnstillers die opgenomen zijn in de pijnladder, zijn vooral effectief bij nociceptieve pijn. Voor bestrijding van neuropathische pijn zijn andere middelen aangewezen, zoals anti-epileptica of sommige antidepressiva.

Pijn
Een onaangename en emotionele ervaring die primair wordt geassocieerd met echte of potentiële weefselbeschadiging of beschreven wordt in termen van een dergelijke beschadiging.
- Nociceptieve pijn: 'normale' pijn waarbij vrije zenuwuiteinden geprikkeld worden door beschadiging van lichaamsweefsel.
- Neuropathische pijn: pijn waarvan de oorzaak gelegen is in een beschadiging of disfunctie van het zenuwstelsel.

11.2 Nociceptieve pijn

Pijn die veroorzaakt wordt door *strain* of *sprain* op het weefsel noemen we nociceptieve pijn. Strain, aanhoudende rek, compressie of andere redenen voor verslechterde omstandigheden voor de cellen in het weefsel, vergroten de sensitiviteit van de nocisensoren. Sprain, weefselschade, geeft aanleiding tot een ontstekingsreactie en de activering van nocisensoren. De ontsteking doet pijnmediatoren, zoals prostaglandines, vrijkomen en laat de gevoeligheid van de nocisensoren toenemen (perifere sensitisatie). Het weefsel wordt onder deze omstandigheden gevoeliger voor pijn (secundaire hyperalgesie). De nociceptieve prikkel bereikt via het ruggenmerg de hogere centra in het brein, waar de prikkel wordt geïnterpreteerd en leidt tot de ervaring van pijn. De waarde die aan de nociceptieve prikkel wordt toegekend is afhankelijk van vele factoren, waaronder de mate van schade, pijndemping en de cognities van de individu (Nederlandse Vereniging voor Anesthesiologie 2014).

Tabel 11.1 Pijnladder van de World Health Organisation (WHO).

pijnladder	pijnintensiteit	pijnmedicatie bij nociceptieve pijn
stap 1	lichte tot matige pijn	niet-opioïden, zoals paracetamol en NSAID's
stap 2	matige tot ernstige pijn	zwak werkende opioïden, zoals codeïne of tramadol, eventueel gecombineerd met paracetamol of een NSAID
stap 3	ernstige pijn	orale, rectale of transdermale toediening van opioïden, zoals morfine, buprenorfine, fentanyl, oxycodon, methadon of hydromorfon
stap 4	zeer ernstige pijn	parentale (subcutane, intraveneuze, epidurale, intrathecale) toediening van opioïden

Gebaseerd op gegevens van: *Artsenwijzer Pijn* (Nederlandse Vereniging voor Anesthesiologie 2014).

Nociceptieve pijn
- Viscerale pijn of orgaanpijn geeft vaak aanleiding tot *referred pain*.
- Somatische pijn is niet afkomstig uit de inwendige organen. Het betreft veelal oppervlakkige structuren die weinig aanleiding geven tot referred pain.
- Diepe somatische pijn komt vanuit diep gelegen delen van het houdings- en bewegingsapparaat en geeft aanleiding tot referred pain.

Bron: Nederlandse Vereniging voor Anesthesiologie (2014).

11.3 Neuropathische pijn

Wanneer neurogene structuren, die mede verantwoordelijk zijn voor de gewaarwording van pijn, zelf beschadigd raken, dan geeft dit aanleiding tot neuropathische pijn. Structuren zoals de sensorische banen in ruggenmerg en hersenen of de perifere zenuwen kunnen neuropathische pijnen veroorzaken. De schade aan neurogene structuren kan aanleiding geven tot verschillende sensibele fenomenen, zoals gevoelsverlies, verminderde temperatuursensatie, dysesthesie, paresthesie, hyperalgesie, allodynie, hyperpathie en het spontaan optreden van pijn (Nederlandse Vereniging voor Anesthesiologie 2014).

Neuropathische pijn
- negatieve sensibele fenomenen zoals gevoels- of temperatuursensatieverlies;
- positieve sensibele fenomenen zoals dysesthesie, paresthesie, (koude) allodynie, hyperalgesie, hyperpathie en spontane pijn;
- is brandend van karakter;
- is vaak paroxismaal (in aanvallen optredend).

Bron: Nederlandse Vereniging voor Anesthesiologie (2014).

De bestrijding van neuropathische pijn gebeurt met andere middelen dan de middelen die gebruikelijk zijn bij de demping van somatische pijn. Een behandeling van neuropathische pijn dient altijd zo snel mogelijk gestart te worden en concentreert zich voornamelijk op het bestrijden van

Tabel 11.2 Farmacotherapie bij neuropathische pijn. Bron: Nederlandse Vereniging voor Anesthesiologie (2014).

anti-epileptica	carbamazepine, fenytoïne, gabapentine of pregabaline
antidepressiva	tricyclische antidepressiva (TCA), selectieve serotonineheropnameremmers (SSRI's) of selectieve noradrenalineheropnameremmers (SNRI's)
overige	opioïden, ketamine, capsaïcine, clonidine of lidocaïne

de onderliggende aandoening. Tegelijkertijd wordt de symptomatische pijnbestrijding gestart. Met name anti-epileptica en antidepressiva zijn hier geïndiceerd (zie tab. 11.2). Zenuwblokkades worden in principe bij neuropathische pijn gemeden, omdat deze bij voorkeur worden gedaan bij aandoeningen met een intact zenuwstelsel (Nederlandse Vereniging voor Anesthesiologie 2014).

11.3.1 Anti-epileptica

Epilepsie wordt veroorzaakt door een plotse verandering in de elektrische activiteit van de hersenen die leidt tot toevallen, ongewone sensaties, bewegingen, gedrag en emoties. Deze neurologische aandoening kan worden behandeld met medicijnen, elektrische stimulatie van de n. vagus of bepaalde hersenstructuren of een chirurgische ingreep waarbij bijvoorbeeld het gelaedeerde hersenweefsel wordt verwijderd of – in zeer ernstige gevallen – de gehele hersenschors aan één zijde compleet wordt verwijderd (Pickover 2013).

Anti-epileptica zoals carbamazepine, valproïnezuur, fenytoïne, gabapentine, pregabaline en lamotrigine zijn, naast het tegengaan van epileptische aanvallen, effectief gebleken in de behandeling van neuropathische pijn. Carbamazepine is effectief door de blokkerende werking op de natriumkanalen, waardoor spontane ontladingen van sensibele zenuwen afnemen. Zowel carbamazepine en fenytoïne zijn effectief tegen diabetische neuropathie. Carbamazepine is een geregistreerd middel in de behandeling tegen trigeminusneuralgie. In verband met mogelijke leverfunctiestoornissen en leukopenie moeten de leverfunctie en het bloedbeeld van de patiënt regelmatig gecontroleerd worden. Gabapentine wordt gebruikt bij postherpetische neuralgie en diabetische neuropathie. Bijwerkingen kunnen bestaan uit duizeligheid, vermoeidheid en slaperigheid. In het geval van een aanwezige nierfunctiestoornis zal de dosis aangepast moeten worden. Pregabaline lijkt op gabapentine en wordt ingezet bij diabetische polyneuropathie, postherpetische neuralgie en centrale neuropathische pijn. Qua bijwerkingen is pregabaline vergelijkbaar met gabapentine (Nederlandse Vereniging voor Anesthesiologie 2014).

11.3.2 Antidepressiva

Tricyclische antidepressiva (TCA's) zoals amitriptyline en nortriptyline remmen de overmatige prikkelvorming in de zenuwuiteinden door de heropname van noradrenaline en serotonine tegen te gaan. Ook hebben deze middelen een blokkerend effect op de natriumkanalen met als gevolg een versterking van de pijnstillende werking. TCA's zijn effectief in de behandeling van postherpetische neuralgie en diabetische neuropathie. De kans op bijwerkingen neemt af wanneer de dosis langzaam opgevoerd wordt. Mogelijke bijwerkingen zijn: sedatie, anticholinerge effecten en orthostatische hypotensie. Selectieve serotonineheropnameremmers (SSRI's) zoals fluoxetine en paroxetine blokkeren de serotonineheropname-enzymen in de synapsspleet

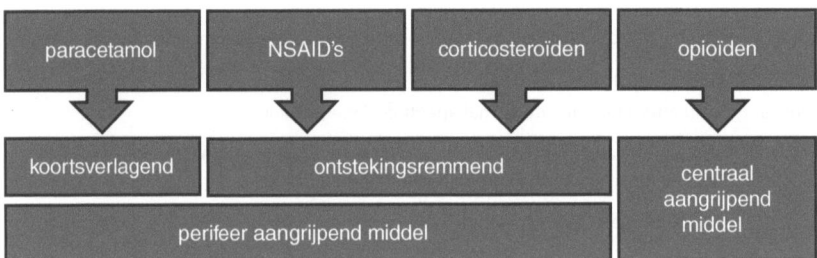

Figuur 11.1 Pijnstillers en ontstekingsremmers.

tussen neuronen, zodat prikkelvorming geremd kan worden. Deze middelen blijken minder effectief tegen neuropathische pijn dan de TCA's. De selectieve noradrenalineheropnameremmers (SNRI's) zoals venlafaxine en duloxetine lijken hiervoor beter geschikt te zijn (Nederlandse Vereniging voor Anesthesiologie 2014).

11.4 Niet-opioïde pijnstillers en ontstekingsremmers

Pijnstillers werken in principe symptomatisch en geven de illusie van herstel. Dit kan een vertekend beeld geven van de belastbaarheid van het weefsel tijdens onderzoek en behandeling. Desalniettemin kunnen pijnstillers een waardevolle ondersteuning geven tijdens de fysiotherapie, zodat oefentherapie en mobilisaties minder pijnlijk zijn (Huizinga-Arp 2011).

(Lokale) ontstekingen gaan samen met pijn. Veelal worden dan ook pijnstillers én ontstekingsremmers ingezet in het geval van ontstekingsprocessen (zie fig. 11.1). Paracetamol, NSAID's, corticosteroïden en opioïden vormen de standaard van middelen die in dergelijke gevallen worden ingezet. Paracetamol en de NSAID's behoren tot de niet-opioïde pijnstillers en zijn tevens de groep van perifeer aangrijpende analgetica (Römgens en Merkus 1995). Deze middelen verrichten hun werk op de plaats van weefselschade. Dit in tegenstelling tot de opioïden, oftewel centraal aangrijpende analgetica, die de pijngewaarwording in het centraal zenuwstelsel blokkeren. De NSAID's en de corticosteroïden vormen samen de groep ontstekingsremmers. Paracetamol behoort hier niet toe, aangezien dit niet geen ontstekingsremmer is, maar een koortsverlagende pijnstiller (Huizinga-Arp 2011). Het pijndempende effect van de corticosteroïden is voor een groot deel te wijten aan het krachtige ontstekingsremmende karakter van deze middelen.

11.4.1 Paracetamol

Paracetamol is een *koortsverlagende* pijnstiller die met grote regelmaat door velen van ons wordt gebruikt – in ieder medicijnkastje staat wel een doosje. De koploper onder de pijnstillers heeft z'n eerste plaats te danken aan z'n prijs-kwaliteitverhouding. Zo goedkoop, dat niemand van ons de huisarts ervoor lastig zou vallen om hiervoor een recept uit te schrijven. Het is dan ook niet opgenomen in het geneesmiddelenvergoedingssysteem en is een 'zelfzorgmiddel'.

Het middel remt de cyclo-oxygenase-3 (COX-3), waardoor de aanmaak van bepaalde prostaglandines belemmerd wordt (Dehner 2014). De standaarddosering van paracetamol is 500 tot 1.000 mg, 4 x daags, oraal of 1.000 mg, 3 tot 4 x daags, rectaal (Nederlandse Vereniging voor Anesthesiologie 2014). Het wordt, bij normaal gebruik, beschouwd als een veilig geneesmiddel en de bijwerkingen zijn dan ook gering. Artsen geven om deze reden dan ook meestal de voorkeur aan paracetamol boven NSAID's bij lichte tot matige pijn. Toch moet men voorzichtig zijn met langdurig of veelvuldig gebruik en een overdosis is mogelijk. Wees alert bij ernstige nierinsufficiëntie, gestoorde leverfunctie, chronisch alcoholgebruik, dehydratie en chronische ondervoeding. In combinatie met bepaalde andere medicijnen, zoals rifampicine, barbituraten, tricyclische antidepressiva en sommige anti-epileptica, kan een eventuele leverbeschadiging optreden. Gesignaleerde constitutionele symptomen moeten in deze gevallen dan ook gemeld worden bij de huisarts. Bij het signaleren van geelzucht moet men direct contact opnemen met een arts (Huizinga-Arp 2011; Zorginstituut Nederland 2015).

> **Aspirine**
> Wanneer uw patiënt zegt aspirine te gebruiken als pijnstiller, vraag dan of hij aspirine of paracetamol bedoelt. Waar vroeger met name aspirine het eerste aangewezen pijnstillende middel was, heeft paracetamol tegenwoordig deze plaats ingenomen. De naam aspirine is echter blijven hangen bij een groot deel van de bevolking als synoniem voor de meest gebruikte, goedkope pijnstiller die zonder recept verkrijgbaar is.

11.4.2 Non-steroidal anti-inflammatory drugs (NSAID's)

NSAID's zijn ontstekingsremmende pijnstillers die, net als paracetamol, tot de 'niet-opioïden' behoren. Een NSAID is, gelijk paracetamol, een perifere pijnstiller, wat betekent dat de werking van de pijnstiller zich op de plaats van de schade afspeelt, buiten het centraal zenuwstelsel. Voorbeelden van NSAID's zijn aspirine, ibuprofen en diclofenac. De belangrijkste bijwerkingen van deze groep pijnstillers zijn gastro-intestinale, cardiovasculaire en nierfunctieklachten (Goodman en Snyder 2000; Huizinga-Arp 2011; Bouchard 2012). Elke NSAID is anders en de bijwerkingen zijn divers. Slokdarm-, maag- en duodenumzweren, perforaties en bloedingen kunnen het gevolg zijn van NSAID's. Het risico op bijwerkingen wordt groter als de voorgeschreven dosis wordt overschreden of wanneer deze medicijnen worden gebruikt door mensen uit risicogroepen, zoals mensen met een maagzweer (Goodman en Snyder 2000). Wanneer de huisarts NSAID's voorschrijft wordt het gevaarlijk wanneer de patiënt hiernaast ook nog eens NSAID's gaat slikken die hij via de drogist heeft verkregen. Mogelijk zelfs betreft het dezelfde NSAID, maar op de markt gebracht onder een andere naam. Overdosering of interactie tussen de medicijnen kan dan tot ernstige klachten leiden. Naproxen lijkt het veiligst te zijn voor hart en bloedvaten, maar is mogelijk iets minder veilig voor de maag (Huizinga-Arp 2011; Verduijn en Folmer 2007). Als een bepaalde NSAID niet (goed) werkt, kan het helpen om een NSAID uit een andere groep te proberen (Huizinga-Arp 2011).

> **NSAID's en de fysiotherapeut**
> – Vraag naar gebruik van *alle* medicatie, aangezien de NSAID's van de drogist wel eens vergeten worden.
> – Voer een screening uit bij een historie van NSAID-gebruik.
> – Een historie van NSAID-gebruik bij rug- of schouderproblemen, met name bij tekens en symptomen van gastro-intestinale klachten, is een rode vlag.

> - Het is niet aan de therapeut om adviezen te geven betreffende het gebruik van medicijnen. De therapeut heeft een signalerende functie in deze. Het beoordelen van medicijngebruik en de mogelijke risico's hiervan, is de taak van de arts.
> - Bij gebruik van meerdere NSAID's dient de patiënt dit op te nemen met de huisarts.
> - Houd rekening met de anticoagulante werking van NSAID's bij het toepassen van mechanische therapieën, zoals fricties en manipulaties.
>
> Bronnen: Goodman en Snyder (2000) en Winkel en Aufdemkampe (1994).

NSAID's remmen de cyclo-oxygenase, waardoor de aanmaak van prostaglandines bemoeilijkt wordt. De prostaglandines veroorzaken lokale vasodilatatie, oedeemvorming, secundaire hyperalgesie en activeren het temperatuurcentrum waardoor koorts ontstaat. Het innemen van NSAID's zorgt zo voor ontstekingsremming, pijnvermindering en koortsverlaging. Vervelende bijkomstigheid is dat de prostaglandines ook meehelpen om het maagslijmvlies en de doorbloeding van de nieren goed te houden, en dat wordt nu dus ook geremd (Huizinga-Arp 2011). Dit probleem leek te zijn verdwenen met de introductie van de COX-2-remmer – een NSAID die alleen de prostaglandines die een rol spelen bij de ontstekingsreactie (via cyclo-oxygenase-2) remde; de productie van de prostaglandines (door cyclo-oxygenase-1) die een rol spelen bij de maagbescherming en de nierdoorbloeding bleven ongemoeid (Huizinga-Arp 2011). De COX-2-remmers zijn veiliger voor de maag gebleken, maar ze lijken een grotere kans te geven op een trombotisch hart- of vaatincident (met name myocardinfarct) dan de conventionele NSAID's. Zolang er nog geen voldoende onderzoek is gedaan naar de veiligheid en de meerwaarde van de COX-2-remmers, worden deze dan ook niet door het Nederlands Huisartsen Genootschap aanbevolen. De huisartsenrichtlijn geeft nog steeds de voorkeur aan de COX-1-remmers (Huizinga-Arp 2011; Verduijn en Folmer 2007).

11.4.3 Aspirine

In vergelijking tot de andere NSAID's heeft aspirine een veel minder sterke ontstekingsremmende werking. Toch is het een van de meest populaire geneesmiddelen ooit. Het middel is afgeleid van salicine, een stof die in zijn natuurlijke vorm in wilgen voorkomt en al in de oudheid werd toegediend ter bestrijding van pijn. In 1899 heeft de firma Bayer de stof salicine om kunnen zetten in acetylsalicylzuur, waardoor de maag-darmklachten die door salicine veroorzaakt werden niet meer optraden. Het middel werkt pijndempend, koortsverlagend, ontstekingsremmend en bloedverdunnend door zijn remmende werking op de cyclo-oxygenase, waardoor de aanmaak van tromboxaan en prostaglandines worden geremd (Pickover 2013). Tromboxaan veroorzaakt aggregatie van bloedplaatjes, waardoor bloedstolling optreedt. De prostaglandines verhogen de gevoeligheid van pijnreceptoren, helpen bij de verhoging van lichaamstemperatuur en doen de doorbloeding toenemen door de capillaire permeabiliteit in het gebied te vergroten. De synthese van prostaglandines neemt toe in ontstoken weefsel (Dehner 2014).

11.4.4 Cardiovasculaire klachten en NSAID's

Wanneer patiënten met cardiovasculaire klachten NSAID's gebruikt, dan kan dit complicaties geven (zie ◘ tab. 11.3). Bij hartfalen worden 'goede' prostaglandines aangemaakt om de door-

11.4 · Niet-opioïde pijnstillers en ontstekingsremmers

Tabel 11.3 Bijwerkingen en interacties: NSAID's en cardiovasculaire klachten en medicijnen. Bronnen: Huizinga-Arp (2011), Goodman en Snyder (2000) en Goldmann (2003).

cardiovasculaire medicatie of klachten	bijwerkingen in combinatie met NSAID's
hartfalen	verergering van hartfalen door verdere vochtretentie
diuretica	verhoogde kans op hartfalen
hoge bloeddruk	verhoogde kans op hart- en vaatziekten
bloeddrukverlagende middelen	verminderde werking bloeddrukverlagende middelen
antistollingsmiddelen	verhoogde kans op bloedingen
acetylsalicylzuur	ibuprofen verminderd de antistollingsfactor
ACE-remmers	– kunnen het bloeddrukverlagende effect teniet doen[a] – verhoogde kans op nierschade
ACE-remmers in combinatie met diuretica	nog hogere kans op nierschade dan bij het gebruik van NSAID's in combinatie met ACE-remmers alleen
digitalis	NSAID's kunnen de excretie van digitalis remmen, waardoor er toxische niveaus in het bloed kunnen ontstaan, leidend tot o. a. *fatigue*, verwardheid, gastro-intestinale problemen en hartritmestoornissen
digitalis in combinatie met diuretica	verergering van de bijwerkingen van de NSAID's[b]

[a]Blijf tijdens de oefentherapie waakzaam op verhoogde bloeddruk
[b]Wees alert op abdominale zwelling en zwelling in de onderste extremiteiten, met name van de enkels

bloeding van de nieren te bevorderen als compensatie voor verminderde nierperfusie. Wanneer NSAID's de prostaglandines remmen neemt de nierperfusie af. De optredende vochtretentie verergert nu het hartfalen. Wanneer uw patiënt diuretica (plaspillen) slikt en hiernaast NSAID's gebruikt, stijgt zijn kans om met hartfalen opgenomen te worden in het ziekenhuis (Zorginstituut Nederland 2015). Deze kans is het grootst bij de start van NSAID-gebruik (Huizinga-Arp 2011). Met de stijging van de bloeddruk neemt het risico op hart- en vaatziekten toe en NSAID-gebruik laat dit risico toenemen. Daarom is het verstandig om bij NSAID-gebruik van langer dan twee weken, de bloeddruk te laten controleren. De werking van bloeddrukverlagende middelen kan verminderen tijdens het gebruik van NSAID's en de kans op een cardiovasculair incident zoals een hartinfarct neemt toe bij langdurig NSAID-gebruik (Huizinga-Arp 2011; Verduijn en Folmer 2007). Het bloedingsrisico bij een gelijktijdig gebruik van antistollingsmiddelen (bijv. acenocoumarol) is verhoogd (Huizinga-Arp 2011). Veel ouderen gebruiken acetylsalicylzuur in lage dosis (80 of 100 mg) als antistollingsmiddel. Ibuprofen gaat deze werking tegen (Zorginstituut Nederland 2015) – daarom wordt deze combinatie afgeraden (Huizinga-Arp 2011).

Iedereen die cardiovasculaire medicatie krijgt, zeker in combinatie met andere medicijnen, moet nauwlettend in de gaten worden gehouden tijdens de fysiotherapie. Let op bijwerkingen, complicaties, hartslag, bloeddruk, e.d. (Goodman en Snyder 2000).

11.4.5 Gastro-intestinale klachten en NSAID's

NSAID's hebben een schadelijk effect op het gehele gastro-intestinale (GI-) traject. Bij tien tot dertig procent van de NSAID-gebruikers treden er gastro-intestinale klachten op. Meestal betreft het onschuldige klachten zoals zuurbranden, maagpijn, diarree of misselijkheid. De NSAID's kunnen voor kleine beschadigingen van het maagslijmvlies zorgen, maar dit is zelden ernstig. Dit is een systemisch effect en dus niet afhankelijk van de toedieningswijze. Toch komen ziekenhuisopnames voor GI-complicaties door NSAID's veelvuldig voor, vooral bij mensen met artritis (Goodman en Snyder 2000). Veel mensen met musculoskeletale klachten, zoals artritis, vertrouwen op NSAID's om hun klachten te verminderen en hun functioneren te bevorderen. GI-complicaties door NSAID's zijn onder andere zweren, bloedingen, perforaties en exacerbaties van inflammatoire darmziekten. Een actuele maag- darmzweer of een bloeding in maag of darmen is een contra-indicatie voor NSAID-gebruik. Iemand die een maag-darmzweer of -bloeding heeft gehad in het verleden, mag slechts in combinatie met een maagbeschermer NSAID's gebruiken (Huizinga-Arp 2011). Wanneer uw patiënt met rug- of schouderproblemen bekend is met het gebruik van NSAID's, zeker in de aanwezigheid van gastro-intestinale klachten, dan dient dit gerapporteerd te worden aan de arts (Goodman en Snyder 2007).

> **NSAID-complicatie: vergroot risico op maagperforatie of bloedende ulcus bij**
> - ouderen (boven 60 à 70 jaar);
> - gebruikers van bloedstollende middelen;
> - gebruikers van SSRI's (bepaalde antidepressiva);
> - gebruikers van corticosteroïden;
> - ulcuslijden (maag-darmzweer/maag-darmbloeding) in voorgeschiedenis;
> - mensen die lijden aan ernstig invaliderende reumatoïde artritis, hartfalen of diabetes.
>
> Deze mensen mogen NSAID's alleen in combinatie met een maagbeschermer zoals omeprazol gebruiken.
>
> Bron: Huizinga-Arp (2011).

11.4.6 Nierfunctiestoornissen en NSAID's

Een bestaande nierfunctiestoornis kan door NSAID-gebruik per direct verslechteren met nierfalen tot gevolg (Huizinga-Arp 2011).

> **Rode vlag**
> Een toename van rug- of schouderproblemen, enkele uren na het innemen van NSAID's, met name wanneer dit samen gaat met tekenen en symptomen van een zweer in het spijsverteringskanaal, moet eerst door een arts beoordeeld worden.
>
> Bron: Goodman en Snyder (2007).

11.4.7 Zwangerschap, kinderen en NSAID's

NSAID's worden afgeraden tijdens de zwangerschap, vooral in de tweede helft van de zwangerschap. In dit geval kan men beter paracetamol nemen. Soms wordt diclofenac of ibuprofen gebruikt in de eerste helft van de zwangerschap als paracetamol niet afdoende werkt (Huizinga-Arp 2011). Het gebruik van aspirine wordt ook afgeraden bij kinderen onder de 19 jaar in verband met het mogelijk optreden van de ziekte van Reye, een potentieel dodelijke aandoening die diverse organen, zoals de lever en de hersenen, aantast (Dehner 2014).

11.4.8 Sport en NSAID's

In de sport worden NSAID's veelvuldig gebruikt om pijn te bestrijden en/of pijn te voorkomen die op kan treden tijdens of na een wedstrijd of training. Ondanks het gebrek aan evidentie, gaat men ervan uit dat NSAID's de sportprestatie kunnen vergroten, doordat het pijnstillend effect intensiever en vaker trainen vergemakkelijkt. Bijwerkingen van NSAID's tijdens het sporten hebben vooral betrekking op duursporten. Het betreft hier een risico op acute nierbeschadiging en GI-klachten (Bouchard 2012; Van Wijck et al. 2012). Wanneer de sporter gedehydreerd raakt tijdens het uitoefenen van duursporten, neemt de stress op de nieren toe, waardoor het gebruik van NSAID's tot acute nierbeschadiging kan leiden (Bouchard 2012; Van Wijck et al. 2012). Verstandig is dan ook om deze medicijnen niet te gebruiken tijdens dergelijke inspanning en dehydratie te voorkomen door voldoende vloeistoffen te drinken. Uitputtende sportieve inspanningen kunnen op zichzelf al leiden tot beschadiging van de dunne darm en tot vermindering van de darmwandfunctie. Naar alle waarschijnlijkheid treedt dit op door hypoperfusie van de ingewanden. Alhoewel deze beschadigingen veelal reversibel zijn, kan het gebruik van NSAID's tot ernstigere GI-klachten leiden. Het gebruik van NSAID's in de sport valt, gezien het bovenstaande, dan ook niet aan te raden zonder de nodige voorzorgsmaatregelen en de aanwezigheid van een medische indicatie voor het gebruik ervan (Van Wijck et al. 2012).

11.4.9 Plannen van de behandeling in verband met pijnstilling

Wanneer pijn een belemmerende factor is voor het revalidatieproces, kan het gunstig zijn om de behandelsessie te plannen op de piek van de werking van de NSAID's. Tegelijkertijd moet de therapeut zich bedenken dat het instellen van de behandelintensiteit bemoeilijkt kan worden door het ontbreken van een adequate pijnsensatie, waardoor het risico op letsel voor de patiënt kan toenemen (Dehner 2014).

11.5 Opioïden

Morfineachtige of narcotische analgetica zijn centraal werkende pijnstillers (zie ◘ tab. 11.4). Deze sterkst mogelijke pijnstillers worden ingezet op het moment dat perifeer aangrijpende analgetica geen afdoende pijnstilling bieden. Ze worden ingezet in de behandeling van pijn na chirurgische ingrepen, na een hartinfarct, pijn bij kanker of chronische pijnen. Opioïden binden zich aan receptoren van het centraal zenuwstelsel waaraan ook de endogene opioïden (endorfinen) zich kunnen binden (zie ◘ fig. 11.2 en ◘ 11.3). Op deze manier blokkeren ze het doorgeven van pijnsignalen in de hersenen. Veel van deze opioïde middelen kunnen leiden tot gewenning of verslaving bij langdurig gebruik. Om deze reden wordt het gebruik van opioïden nauwlettend gecontroleerd en wordt het gebruik langzaam afgebouwd wanneer er geen behandelindicatie meer voor is (Goodman en Snyder 2007).

Opioïden kunnen bijwerkingen veroorzaken zoals slaperigheid, urine- of blaasretentie, misselijkheid, braken, obstipatie (Römgens en Merkus 1995) en een vermindering van sport- en oefenprestaties veroorzaken door een vertraagde reactietijd en versuftheid (Bouchard 2012).

◘ **Tabel 11.4** Opioïden. Bronnen: Nederlandse Vereniging voor Anesthesiologie (2014) en Zorginstituut Nederland (2014).

zwak werkende opioïden	
tramadol	– lijkt ook effectief bij neurogene pijn – bijwerkingen: misselijkheid, braken, duizeligheid en versuftheid
codeïne (prodrug)	– wordt deels omgezet in morfine – bijwerking: obstipatie
sterk werkende opioïden	
morfine	– geringe biologische beschikbaarheid bij oraal gebruik (30–50 %) – lage kostprijs – oraal beschikbaar als immediate release en als slow release (retard) – bijwerkingen o. a.: anorexia, droge mond, buikpijn, dyspepsie, obstipatie, misselijkheid en braken (vooral in het begin van de behandeling), verwardheid, slapeloosheid, sufheid, gedachtestoornissen, hoofdpijn, myoclonus, bronchospasme, verminderde hoestreflex, zweten, huiduitslag en asthenie – relatieve contra-indicaties: leverinsufficiëntie of lage creatinineklaring
oxycodon	– sterker dan morfine – oraal beschikbaar als immediate release en als slow release (retard) – bijwerkingen o. a.: versuftheid, obstipatie, misselijkheid en braken, hoofdpijn en jeuk – relatieve contra-indicatie: nier- of leverinsufficiëntie
fentanyl	– effectiviteit gelijk aan die van morfine, maar wel 100 keer sterker – zeer geschikt voor transdermale toediening – bijwerkingen gelijk aan morfine, minus de versuftheid en de obstipatie – bij doorbraakpijn snelle toediening via intranasale spray of lolly
buprenorfine	– beschikbaar als kortwerkend sublinguaal middel en transdermaal langwerkend middel – bijwerkingen o. a.: slaperigheid of apathie bij toediening via injectie, misselijkheid, erytheem en jeuk op de toedieningsplaats van de pleisters – overige veelvoorkomende bijwerkingen zijn braken, obstipatie, buikpijn, dyspepsie, droge mond, duizeligheid, hoofdpijn, exantheem, zweten, huiduitslag, oedeem, vermoeidheid, sufheid en dyspneu
methadon	– alternatief voor andere opiaten – behandeling bij ontwenningsverschijnselen van opiaten- en heroïneverslaving – risico op cumulatie – geen actieve metabolieten die kunnen stapelen bij een nierfunctiestoornis – bijwerkingen o. a.: misselijkheid, braken, obstipatie, duizeligheid, droge mond en sedering
hydromorfon	– lijkt op morfine, maar dan circa 6 keer zo sterk – bijwerkingen o. a.: versuftheid, obstipatie, misselijkheid en braken, licht in het hoofd, duizeligheid, jeuk, asthenie, hypotensie, hallucinaties, verwardheid, angst, slapeloosheid, zweten, droge mond, abdominale pijn, anorexie, huiduitslag en urineretentie – relatieve contra-indicatie bij ernstige nier- en leverfunctiestoornissen

11.5 · Opioïden

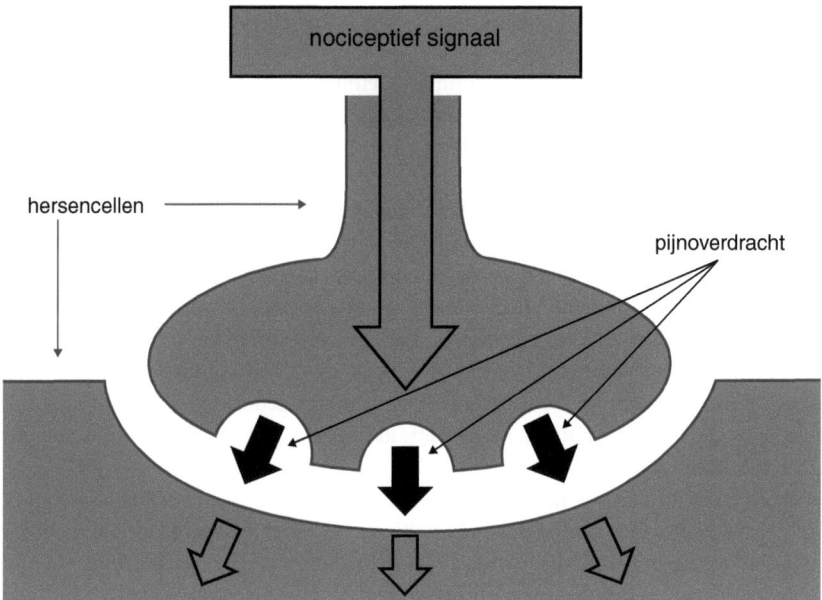

Figuur 11.2 Overdracht van nociceptieve signalen via de hersencellen.

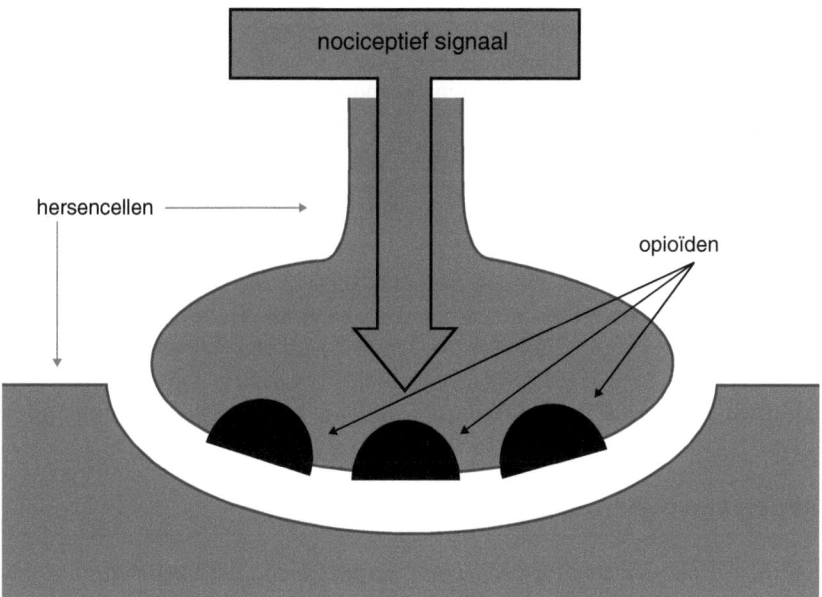

Figuur 11.3 De blokkering van de overdracht van nociceptieve signalen door opioïden.

Tegen het braken kunnen anti-emetica gebruikt worden en tegen de obstipatie kunnen laxeermiddelen ingezet worden.

Pijnstillende en kalmerende middelen kunnen ademhalingsstoornissen te veroorzaken. Met name opioïden zorgen vaak voor een onderdrukking van het ademhalingscentrum (Römgens en Merkus 1995).

Zwakwerkende opioïden Deze middelen worden dikwijls toegepast bij chronische pijn, maar worden niet vaak ingezet bij kanker in verband met de plafonddosering ervan. Tramadol is een zwakwerkend opioïd dat de neuronale opname van norepinefrine en serotonine remt. Tevens heeft tramadol een pijnverminderend effect op neuropathische pijn. Bijwerkingen van tramadol zijn onder andere duizeligheid, misselijkheid, braken, versuftheid en vermoeidheid. Een ander zwakwerkend opioïd is codeïne. Dit middel wordt vaak in combinatie met NSAID's gegeven. Het betreft een zogenoemde 'prodrug', die in het lichaam gedeeltelijk omgezet wordt in morfine. In veel gevallen ervaren patiënten obstipatie als bijwerking van codeïne (Nederlandse Vereniging voor Anesthesiologie 2014).

In tegenstelling tot de *zwakwerkende opioïden*, kennen de *sterk werkende opioïden* geen plafonddosering, waardoor het analgetische effect steeds verder toeneemt naarmate de dosering hoger wordt. Deze groep opioïden worden vaak gebruikt tijdens de behandeling van pijn als gevolg van kanker en is minder populair als middel bij chronische pijnsyndromen. Een goede spreiding van toedieningstijden zorgt voor een constante spiegel van het middel in de bloedbaan en voorkomt het optreden van doorbraakpijnen. Doorbraakpijnen komen voor bij ongeveer de helft van de oncologische patiënten en worden bij voorkeur bestreden met een snel werkende variant van het langwerkende opiaat dat reeds in gebruik is bij de patiënt. Doorbraakpijnen zijn invaliderend en veroorzaken stemmingsstoornissen en angst.

De bijwerkingen van de sterk werkende opioïden zijn obstipatie, delier, jeuk, versuftheid, slaperigheid, misselijkheid en braken. In het geval van chronisch gebruik kunnen ook seksuele stoornissen, hormonale veranderingen of stemmingsstoornissen optreden als bijwerking van opioïden (Nederlandse Vereniging voor Anesthesiologie 2014)

11.5.1 Mentale status

Als gevolg van opioïden kan de patiënt in een verdoofde, versufte, verwarde of eufore toestand geraken. Deze situaties verdienen extra aandacht om de veiligheid van de patiënt te waarborgen. Tijdens het veranderen van houding moet de therapeut waakzaam blijven op tekenen van orthostatische hypotensie, zoals duizeligheid, misselijkheid of een licht gevoel in het hoofd. Het meten van de bloeddruk tijdens trainingssessies is hierdoor tevens geïndiceerd (Dehner 2014).

11.5.2 Plannen van behandeling

Het kan gunstig zijn om de patiënt te behandelen wanneer het pijndempend effect van de opioïden op zijn sterkst is. Dit kan ervoor zorgen dat de pijn niet een belemmerende factor zal zijn tijdens de interventie. De therapeut moet er echter rekening mee houden dat door de afwezigheid van een pijnsignaal de behandelintensiteit dikwijls lastig in te stellen is, waardoor eventuele schade op kan treden (Dehner 2014).

11.5.3 Ontwenningsverschijnselen

Dikwijls wordt het stoppen met het gebruik van opioïden als problematisch ervaren. Ontwenningsverschijnselen kunnen zijn: lichamelijke pijnen, koorts, misselijkheid en braken, rillen, tremors, zweten, versnelde hartslag, vermoeidheid, slapte, draaiduizeligheid of een overgevoeligheid voor geluid. De patiënt heeft vaak niet door dat deze verschijnselen het gevolg zijn van het stoppen met de opioïden. Wanneer de fysiotherapeut deze verschijnselen signaleert en wanneer deze klachten niet het gevolg zijn van andere oorzakelijkheden, dan is het raadzaam om hierover contact op te nemen met de arts (Dehner 2014).

11.5.4 Ademdepressie

Een gevaarlijke bijwerking van opioïden, met name in ziekenhuissettings, is de afname van de ademhalingsfrequentie of ademdepressie. Het is om die reden nodig dat er een baselinewaarde verkregen wordt van het ademhalingsritme van de patiënt tijdens het fysiotherapeutisch onderzoek. Tijdens de behandeling wordt de ademhaling op basis van de baselinewaarde beoordeeld (Dehner 2014).

11.5.5 Bloedonderzoek bij nier- en leverfunctiestoornissen en de creatinineklaring

De nieren filteren water, zouten en afvalstoffen uit het bloed om deze vervolgens uit te scheiden via de urine. Hierbij wordt de mate van uitscheiden continu aangepast om de vochthuishouding in het lichaam optimaal en constant te houden. Bloedonderzoek kan uitwijzen of er sprake is van een nierfunctiestoornis wanneer de hoeveelheid opgeloste zouten en afvalstoffen in het bloed buiten de norm liggen. Met name de hoeveelheid afvalstoffen zoals ureum en creatinine en de concentratie van zouten zoals chloor, kalium en natrium worden gemeten. Ureum is een afvalproduct dat vrijkomt bij de afbraak van eiwitten; creatinine is een afvalproduct van spieren. Grote hoeveelheden van deze stoffen in het bloed duidt op een mogelijke nieraandoening. De hoeveelheid creatinine die in het bloed wordt gemeten, wordt vergeleken met de hoeveelheid creatinine die in 24 uur via de urine wordt uitgescheiden. Dit noemt men de creatinineklaring. Van de zouten is met name de concentratie kalium in het bloed van belang omdat een afwijkende concentratie hartritmestoornissen kan veroorzaken.

De hoeveelheden van verschillende enzymen, zoals gammaglutamyltranspeptidase (gamma-GT), de hoeveelheden afbraakproducten van de lever en de hoeveelheden eiwitten die de lever behoort aan te maken, geeft aan of er mogelijk sprake is van een leverfunctiestoornis. Zo is een hoge concentratie bilirubine indicatief voor een leverfunctiestoornis of voor een blokkade in de afvoer van gal. Albumine is een belangrijk transportmiddel van vele stoffen in het lichaam en zorgt er onder andere voor dat vocht niet zomaar uit de bloedbaan kan ontsnappen. Wanneer er een te laag gehalte albumine in het bloed is gemeten, kan dit duiden op een leveraandoening. Grote hoeveelheden gamma-GT is indicatief voor een alcoholgerelateerde leverbeschadiging (Goldmann 2003).

11.6 Chronische pijn

Chronische pijn wordt vaak omschreven als pijn die langer dan drie maanden aanwezig is. Wanneer iemand pijn ervaart als gevolg van een schadelijke prikkel, dan behoort de weefselschade binnen een tijd van 3 maanden hersteld te zijn; pijn als gevolg van weefselschade zou hiermee ook moeten zijn verdwenen. In het geval van chronische pijn gaat men er dan ook van uit dat er geen directe relatie meer aanwezig is met weefselschade, mits er geen belemmeringen voor herstel aanwezig zijn. Zonder de aanwezigheid van schade of dreigende schade heeft het fenomeen pijn geen nuttige functie, maar leidt het vaak tot een verminderd functioneren van de patiënt. Het gedrag van de patiënt verandert onder invloed van de pijn. Dit kan bijvoorbeeld betekenen dat de patiënt lichamelijke inspanning gaat vermijden, sociale contacten vermindert of anderen inzet om taken voor hem uit te voeren. De problematiek die de patiënt ervaart als gevolg van zijn chronische pijn zijn zowel biologisch, psychologisch als sociaal en verdienen dan ook een benadering die verder gaat dan het biomedische model. Wanneer de problematiek volgens het biopsychosociale model wordt benaderd, houdt men meer rekening met de gevolgen van de pijn op het dagelijks functioneren. De psychologische en sociale aspecten van de problematiek worden mede gewogen in de diagnostiek en de behandeling van de patiënt. Vaak worden chronische-pijnpatiënten dan ook in multidisciplinaire teams behandeld, zodat er een duidelijk beeld van de gehele biopsychosociale status ontstaat en verschillende disciplines op de diverse aspecten van de klachten kunnen inspelen.

11.6.1 Chronische pijn en pijnmedicatie

Bij de medicamenteuze behandeling van chronische pijn moet er voor een adequate spiegel van pijnstillers in het bloed gezorgd worden. Dit betekent dat de patiënt op regelmatige tijdstippen zijn medicatie dient in te nemen. Een niet-tijdige inname kan betekenen dat de bloedspiegel tot onder het therapeutische niveau kan dalen, waardoor het pijnstillend effect sterk verminderd wordt. De intervallen van inname hangen af van het middel. Zo bestaan er morfinetabletten met gereguleerde afgifte (*retard*) die circa twaalf uur werken. Paracetamol werkt korter, circa zes uur. De toedieningsvorm kan ook van invloed zijn. Met een zetpil duurt het langer voordat het middel werkt, maar de werking ervan houdt wel langer aan (Huizinga-Arp 2011).

De patiënt met chronische pijn aan het houdings- en bewegingsapparaat heeft, voordat hij bij de fysiotherapeut binnenkomt, vaak al vele artsen gezien en vele niet-opïode pijnstillers gebruikt. Wanneer uw patiënt aangeeft dat geen van deze vele pijnstillers ook maar enig effect heeft gehad op de pijnklachten, dan lijken daar twee mogelijke oorzaken voor te bestaan. De eerste mogelijkheid is dat de schade zo groot is dat de pijnstilling slechts werkt als een druppel op een gloeiende plaat. Dit lijkt niet zeer waarschijnlijk omdat de artsen van de patiënt in kwestie deze schade dan vrijwel zeker hadden ontdekt. De tweede mogelijkheid is dat er geen perifere bron van nocisensoriek aanwezig is. De patiënt ervaart een situatie van centrale sensitisatie (Verduijn en Folmer 2007), waarbij in het centraal zenuwstelsel de pijn van een eerder doorgemaakte pijn aan het houdings- en bewegingsapparaat in stand wordt gehouden. In het ruggenmerg is een verhoogde gevoeligheid voor pijnlijke prikkels ontstaan en de ervaring van een in omvang toegenomen pijnlijk gebied, waardoor ook niet-pijnlijke prikkels als pijnlijk kunnen worden ervaren (Nederlandse Vereniging voor Anesthesiologie 2014). Ook bij de patiënt die meldt dat zeer kort na inname van pijnstillers de pijn afneemt, maar waarbij het effect slechts enkele uren duurt, kan er sprake zijn van sensitisatie. Het pijnstillend effect van bijvoorbeeld diclofenac treedt op na 1 uur en houdt wel 6 uren aan. Tabletten met vertraagde afgifte werken pas na 2 uren en de werking houdt wel 12 tot 24 uren aan (Koninklijke Nederlandse Maatschappij ter bevordering der Pharmacie 2015). De pijnvermindering die de patiënt heeft ervaren, is hier dan waarschijnlijk niet het gevolg van de pijnstiller, want tegen de tijd dat de pijnstiller zijn werk begint te doen, ziet de patiënt reeds een terugkeer van zijn bekende pijnklacht. Bij deze patiëntencategorie zal farmacotherapie alleen geen uitkomst bieden. Het niet-medicamenteuze deel van de behandeling zal zich moeten richten op de psychosociale en emotionele aspecten van de klachten. Ook zal de patiënt moeten leren dat de pijn in dit geval niet op iets catastrofaals duidt, en dat hij ondanks de pijn zijn belastbaarheid kan verhogen, zijn prestaties kan verbeteren en hierbij niets beschadigt of verergert. Een multiprofessionele aanpak met bijvoorbeeld cognitieve gedragstherapie en een tijdcontingent, *graded activity*-oefentraject, waarbij verbetering gemeten wordt op het niveau van activiteiten en participatie, is vooralsnog de aangewezen methode om dit te bewerkstelligen. Uitleg over pijn en sensitisatie en het benadrukken van de prestaties die behaald worden door de patiënt zijn hierbij een must.

11.7 Hoofdpijn en pijnmedicatie

11.7.1 Middelengeïnduceerde hoofdpijn

Wat veel patiënten en artsen niet weten is dat bij het gebruik van te veel medicijnen tegen hoofdpijn, er een nieuwe vorm van hoofdpijn kan ontstaan, namelijk de middelengeïnduceerde hoofdpijn. Iedere pijnstiller kan dit teweegbrengen, zelfs een lichte pijnstiller die de patiënt bij de drogisterij heeft gehaald. Ergotamine is vooralsnog de meest beruchte veroorzaker van middelengeïnduceerde hoofdpijn (Ferrari en Haan 2004). De hoofdpijn die de patiënt met de pijnstillers probeert te bestrijden, neemt toe en wordt hierdoor chronisch van karakter, zonder een duidelijk patroon (Ferrari en Haan 2004; Knuistingh Neven et al. 2004). De grootte van de dosis is, in het geval van deze hoofdpijn, minder doorslaggevend dan de regelmaat van inname. Veel mensen met chronische hoofdpijn gebruiken pijnstillers ondanks dat deze geen pijnstillend effect meer geven. Vaak worden de medicijnen dan ook preventief ingenomen. Zo ontstaat er een bepaalde afhankelijkheid waardoor het patroon niet doorbroken wordt (Ferrari en Haan 2004). Naast de hoofdpijn kunnen er dan vaak andere klachten ontstaan, die waarschijnlijk voortkomen uit de bijwerkingen van de pijnstillers. Veel voorkomende klachten zijn slaapproblemen, depressiviteit, geïrriteerdheid, vermoeidheid en concentratieproblemen. Deze bijwerkingen worden veelal ook weer met behulp van medicijnen zoals antidepressiva, slaappillen en laxeermiddelen bestreden. Ook doen mensen met middelengeïnduceerde hoofdpijn een groot beroep op fysiotherapie en psychologische hulpverlening in de hoop van hun klachten af te komen (Ferrari en Haan 2004). Het bevestigen van de diagnose is de therapie. De patiënt in kwestie dient voor een periode van minimaal drie maanden te stoppen met alle pijnmedicatie en cafeïnehoudende producten. Na een korte periode van ontwenningsverschijnselen zal het beeld van de hoofdpijn gaan veranderen en wordt het oorspronkelijke hoofdpijnpatroon weer zichtbaar (Ferrari en Haan 2004). De ontwenningsverschijnselen bestaan onder andere uit een toename van hoofdpijn, trillen, zweten en moeite met concentreren. Ook bij een hoofdpijnpatroon dat niet duidelijk herkenbaar is, is het verstandig om dit beleid toe te passen. De medicijnen vertroebelen het beeld, waardoor het 'normale' patroon niet meer zichtbaar is. Dit geldt vooral bij patiënten die meer dan één of twee dagen per week hoofdpijn hebben en pijnmedicatie gebruiken. Gezien de extreme pijnen die gepaard gaan met een mogelijke clusterhoofdpijn, kan de patiënt de medicatie die hij nodig heeft om nog te kunnen functioneren tijdens deze onthoudingsperiode blijven gebruiken. De middelen die uw patiënt inneemt om migraine of clusterhoofdpijn te voorkomen worden ook niet geëlimineerd. De middelen om de 'andere' hoofdpijn te onderdrukken wel (Ferrari en Haan 2004).

Patroon van middelengeïnduceerde hoofdpijn
- chronische hoofdpijn;
- aspecifiek beeld;
- vaak meer dan vijftien dagen per maand;
- patiënt maakt regelmatig gebruik van analgetica:
  - paracetamol of NSAID's: drie of meer dagen per week;
  - triptanen: twee of meer dagen per week;
  - ergotamine: één of meer dagen per week.
- dagelijks meer dan vijf coffeïnehoudende producten.

Bron: Knuistingh Neven et al. (2004).

Middelen bij migraine en clusterhoofdpijn*

Middelen om migraine en clusterhoofdpijn te *bestrijden*
- ergotamine**;
- cafergot;
- cranimal;
- migril;
- sumatriptan;
- rizatriptan;
- eletriptan;
- zolmitriptan;
- naratriptan.

Middelen om migraine en clusterhoofdpijn te *voorkomen*
- propranolol (Inderal);
- metoprolol (Selokeen);
- natriumvalproaat (Depakine)***;
- pizotifeen (Sandomigran)***;
- methysergide (Deseril).

Middelen tegen de misselijkheid
- domperidon (Motilium)
- metoclopramide (Primperan)
- Migrafin is een gecombineerde pijnstiller en antibraakmiddel: een snel oplosbare aspirine met metoclopramide.

*Een aantal middelen dat werkzaam is tegen migraine, zoals propranolol en enkele andere bètablokkers, is niet werkzaam bij clusterhoofdpijn (Ferrari en Haan 2004).
** Ergotamine wordt als aanvalsbehandeling niet meer aanbevolen voor nieuwe gevallen van migraine (Knuistingh Neven et al. 2004).
*** De aanbeveling is om pizotifeen of natriumvalproaat niet meer door de huisarts te laten voorschrijven (Knuistingh Neven et al. 2004).

Bronnen: Ferrari en Haan (2004) en Knuistingh Neven et al. (2004).

11.7.2 Migraine

Migraine is een chronische vorm van zware hoofdpijn die in aanvallen optreedt. Vaak houdt deze vorm van hoofdpijn jarenlang aan, soms zelfs levenslang. De hoofdpijn gaat vaak samen met misselijkheid, braken en overgevoeligheid voor geluid en licht. De patiënt zoekt meestal een prikkelarme omgeving, zonder geluid en licht, om de aanval uit te zitten of liggen. In een aantal gevallen gaat een aura – het zien van flitsen, kleuren of sterretjes – aan de aanval vooraf. Voor deze vorm van hoofdpijn zijn er drie soorten medicamenteuze behandelingen mogelijk: bestrijden van de aanvallen, voorkomen van de aanvallen of een combinatie van deze twee methodes. De bestrijding van de aanvallen gebeurt zowel met specifieke middelen tegen migraine (zie kader), als met standaardpijnstillers, zoals NSAID's of paracetamol. De keuze van pijnstilling is afhankelijk van de mate van de pijn tijdens een aanval. In lichte gevallen wordt vaak voor de niet-opioïde pijnstillers gekozen, eventueel in combinatie met cafeïne of codeïne. Wanneer dit niet voldoende helpt, gaat men over op het gebruik van specifieke migrainemiddelen. De MIDAS-vragenlijst kan een hulpmiddel zijn om te bepalen hoeveel hinder uw patiënt heeft van de hoofdpijn (Ferrari en Haan 2004; Knuistingh Neven et al. 2004).

Ergotamine en triptanen

Langdurig misbruik van ergotamine (bij migraine) kan tot zogenoemd 'ergotisme' leiden, een levensbedreigende situatie die de bloedvaten steeds verder doet vernauwen. Eerste tekenen zijn koude, witte en tintelende vingers. Hierna treedt pijn op in de benen. De bloedtoevoer in de benen neemt verder af, waarbij de tenen kunnen afsterven of tot amputatie van benen kan leiden. Verdere vernauwing van bloedvaten bedreigt hierna de overige organen, waardoor infarcten kunnen ontstaan en/of de patiënt kan overlijden. Ergotamine wordt dan ook niet meer aanbevolen voor nieuwe patiënten met migraine. De werkzaamheid is onvoorspelbaar en er kunnen ontwenningsverschijnselen optreden bij het staken met de medicatie, die wel maanden kunnen aanhouden (Ferrari en Haan 2004).

Het gebruik van triptanen is over het algemeen veilig te noemen. Slechts mensen met hart- en vaatziekten, ernstige leveraandoeningen of een doorgemaakt CVA of TIA kunnen ernstige complicaties hiervan verwachten. De bijwerkingen van triptanen zijn dan ook mild en meestal kortdurend. Het risico op verslaving aan triptanen is nihil. De triptanen zijn, net als de ergotamines, serotoninereceptoragonisten. Ergotamines werken op een groot aantal verschillende receptoren, maar de triptanen beperken hun werking tot de serotonine type-I-receptoren waardoor deze veel minder bijwerkingen geven. Triptanen werken niet tegen het optreden van de aura en dienen dan ook pas toegediend te worden zodra de hoofdpijn aanwezig is. De subcutane injectie van triptanen kan ook werken tegen clusterhoofdpijn (Ferrari en Haan 2004).

11.7.3 Clusterhoofdpijn

Clusterhoofdpijn is een kortdurende paroxismaal optredende zware hoofdpijn die tussen een kwartier en drie uur duurt. Deze kwaal treedt op in clusters van aanvallen – vandaar de naam – dikwijls dagelijks en dat soms weken lang. Tussen de ene cluster van aanvallen en de volgende kan een lange tijd zitten, soms maanden en zelfs jaren (Goldmann 2003; Ferrari en Haan 2004). De pijn zit met name rondom één oog en is heftig, snijdend, borend van karakter. De patiënt geeft dan ook omschrijvingen van zijn pijn die vergelijkbaar zijn met martelingen rondom of in zijn oog. De pijn straalt vaak uit naar andere plaatsen op het hoofd maar blijft unilateraal (Ferrari en Haan 2004).

> **Patroon van clusterhoofdpijn**
> - aanvallen van hoofdpijn die tussen een kwartier tot drie uur duren;
> - unilaterale hoofdpijn, rondom of in het oog, soms rondom de slaap;
> - aanwezigheid van minimaal één van de volgende tekenen;
>   - een rood en/of tranend oog;
>   - een verstopte neus of loopneus;
>   - een zwetend voorhoofd;
>   - pupilvernauwing;
>   - een hangend en/of gezwollen ooglid.
>
> Bron: Ferrari en Haan (2004).

Over de daadwerkelijke oorzaak voor het ontstaan van clusterhoofdpijn is er nog veel onduidelijk, maar naar alle waarschijnlijkheid worden de aanvallen van clusterhoofdpijn uitgelokt door omstandigheden die verwijding van bloedvaten teweegbrengt. Zo kan alcohol een uitlokkende factor zijn, alsook bloedvatverwijdende medicijnen, een vliegreis of een verblijf in de bergen. Een doeltreffende remedie voor een aanval is het inademen van pure zuurstof, waardoor de vaatverwijding wordt tegengegaan. De behandeling van clusterhoofdpijn bestaat uit het bestrijden en voorkomen ervan. Standaard pijnstillers zoals NSAID's of paracetamol zijn niet effectief bij de intense pijn die ervaren wordt bij een aanval (zie kader). Om de pijn te bestrijden zijn middelen tegen migraine ook niet effectief, omdat het te lang duurt voordat ze beginnen te werken. Alleen door het injecteren van een dergelijk middel is men snel genoeg om de aanval te stoppen. Sumatriptan blijkt als injectie in het onderhuids vetweefsel zeer effectief. Helaas kan men maximaal twee á drie maal per 24 uur een dosis sumatriptan toedienen, waardoor het inhaleren van pure zuurstof de voorkeur geniet als bestrijder van de pijn (Ferrari en Haan 2004).

11.7.4 Cervicogene hoofdpijn

Cervicogene hoofdpijn is in dit geval een *referred pain* waarvan de bron van nocisensoriek gelegen is in de cervicale wervelkolom. De cervicale facetgewrichten zijn de meest waarschijnlijke structuren die hiervoor verantwoordelijk zijn. Zowel de fysiotherapeut als een anesthesioloog-pijnspecialist kan hierbij overwegen om *transcutaneous electro nerve stimulation* (TENS) toe te passen. Wanneer conservatieve interventies echter geen afdoende effect bieden, kan de n. occipitalis major eventueel geïnfiltreerd worden met een combinatie van een lokaal anestheticum en corticosteroïden. Cervicale percutane facetdenervatie (PFD) is tevens een behandelmogelijkheid (Nederlandse Vereniging voor Anesthesiologie 2014).

11.7.5 Nervus occipitalisneuralgie

Een pijnlijke prikkeling van de n. occipitalis major of minor of de spinale radix hiervan, geeft aanleiding tot een aanvalsgewijs optredende pijn langs de zenuw over het hoofd. Naast het geven van medicatie tegen de neuropathische pijn, kan de secundair optredende spierspanning behandeld worden door de fysiotherapeut. Wanneer het gewenste behandeleffect uitblijft, kan eventueel verwezen worden naar de anesthesioloog-pijnspecialist. Gepulseerde radiofrequente behandeling (PRF) is geïndiceerd wanneer een infiltratie van de n. occipitalis major of minor met corticosteroïden en een lokaal anestheticum geen afdoende verlichting geeft (Nederlandse Vereniging voor Anesthesiologie 2014).

11.7.6 Nervus trigeminusneuralgie

Hierbij gaat het om plotse aanvallen van heftige, scherpe, elektrische pijn in één of meerdere takken van de vijfde hersenzenuw, die eventueel uitgelokt kunnen worden door kaakmotoriek of sensorische stimulans vanuit het mondgebied, zoals aanraking van lippen of tandvlees. De behandeling bestaat uit medicatie, zoals carbamazepine of oxcarbazepine. Eventueel kan een invasieve behandeling zoals een percutane thermolaesie van het trigeminus ganglion of een microvasculaire decompressieoperatie uitgevoerd worden (Nederlandse Vereniging voor Anesthesiologie 2014).

11.7.7 Uitlokking of verergering van hoofdpijn

Medicijnen en andere middelen kunnen ook reeds bestaande vormen van hoofdpijn uitlokken of verergeren (zie kader), bijvoorbeeld bepaalde pijnstillers en cafeïne bij migraine. Bij clusterhoofdpijn kan alcohol een uitlokker zijn. Ouderen zijn ook gevoelig voor hoofdpijn als gevolg van medicatie – zij gebruiken immers in de regel meer en vaker medicijnen dan jongere mensen. Zowel de middelengeïnduceerde hoofdpijn als de uitlokking of verergering van reeds bekende vormen van hoofdpijn kan bij deze populatie dus sneller optreden (Ferrari en Haan 2004).

> **Geneesmiddelen en andere stoffen die hoofdpijn kunnen veroorzaken**
>
> **Geneesmiddelen met hoofdpijn als veelvoorkomende bijwerking**
> - vaatverwijdende middelen;
> - bloeddrukverlagende middelen;
> - geneesmiddelen tegen maagklachten;
> - indomethacine;
> - nifedipine;
> - cimetidine;
> - atenolol;
> - trimethoprim/sulfa;
> - glycerolnitraat;
> - isosorbidenitraat;
> - zomepirac;
> - ranitidine.
>
> **Andere stoffen die hoofdpijn kunnen veroorzaken**
> - nitraat of nitriet (o. a. Nitrobaat)*;
> - mononatriumglutamaat (Ve-tsin, o. a. in chinees eten);
> - koolstofmonoxide(-vergiftiging);
> - aspartaam (in kunstmatige zoetstof);
> - fenylethylamine (in cacao en chocolade);

- cocaïne;
- marihuana.

*Nitrobaat wordt wel gegeven bij hartkwalen om de pijn op de borst tijdens inspanning te bestrijden. Blootstelling aan nitraat of nitriet komt voor bij arbeiders in dynamietfabrieken of door het eten van bepaalde soorten knakworsten (*hotdog headache*).

Bron: Ferrari en Haan (2004).

11.7.8 Whiplash Associated Disorders (WAD)

Tijdens een kop-staartbotsing in een auto ondergaat het hoofd en de nek van degene die van achteren wordt aangereden een specifiek patroon van bewegen. Deze zweepslagbeweging van het hoofd en de nek kan klachten veroorzaken zoals nekpijn, verminderde mobiliteit van de nek, hoofdpijn en duizeligheid. WAD staat voor klachten die zijn ontstaan als gevolg van ongevallen zoals hier beschreven en soortgelijke ongevallen. Ook klachten als gevolg van een aanrijding van de zijkant of duiken in ondiep water, worden gezien als WAD's. Wanneer als gevolg van het ongeval geen structurele schade is opgetreden – zoals fracturen, dislocaties of neurologische uitvalsverschijnselen (WAD I & II) –, dan zal de patiënt bij een normaal herstel zijn activiteiten en participatie weer zichtbaar toe laten nemen binnen vier weken na het ontstaansmoment. Bij een vertraagd herstel is dit niet het geval. Het is dan de taak van de fysiotherapeut om dit vertraagd herstel te proberen te voorkomen en om de patiënt weer op het oude of gewenste niveau van functioneren terug te brengen (Bekkering et al. 2005).

De medicatieanamnese geeft mogelijke waardevolle informatie voor het analyseproces bij de WAD-patiënt. Welke medicijnen gebruikte de patiënt vóór het ongeval en welke medicijnen zijn hier eventueel bijgekomen? Voor welke (pre-existente) klachten, afwijkingen en nevenaandoeningen worden medicijnen gebruikt? Klachten zoals cervicale musculaire instabiliteit, evenwichtsproblematiek en duizeligheid kunnen reeds aanwezig zijn geweest vóór het ongeval en kunnen veroorzaakt worden door medicijnen. Worden door de patiënt ook medicijnen gebruikt met psychosociale indicaties? Psychosociale variabelen hebben over het algemeen een grotere impact op beperkingen samenhangend met pijn dan biomedische variabelen. De emoties en de attitudes van de patiënt zijn hierbij belangrijk; angst, depressie, passieve coping en een externe *locus of control* zijn hierbij factoren die het herstel niet ten goede komen. Het nemen van pijnmedicatie kan duiden op een vorm van passieve coping (Bekkering et al. 2005), maar is in het acute stadium van WAD veelal wenselijk, gezien de negatieve prognose voor de mate van pijn bij WAD (Nederlandse Vereniging voor Neurologie 2008).

Door de patiënt een dagschema in te laten vullen waarin activiteiten, de frequentie van de activiteiten en wat de patiënt doet wanneer de klachten optreden, worden beschreven, wordt duidelijk hoe vaak en hoeveel pijnmedicijnen ingenomen worden (Bekkering et al. 2005). Belangrijk is ook om te kijken naar wat de patiënt na het innemen van pijnmedicatie gaat doen. Kiest de patiënt ervoor om in het geval van pijn medicijnen in te nemen zodat hij weer verder kan in zijn dagelijks functioneren, of kiest hij ervoor om naast zijn pijnmedicatie ook rust te nemen voor zijn pijn? Blijft de patiënt na het innemen van de pijnmedicatie actief of wordt hij passief? In de behandeling van een WAD I of II wordt een actieve coping als behandelstrategie verkozen boven een passieve. De fysiotherapeut probeert de patiënt te stimuleren tot graduele hervatting van het niveau van functioneren zoals vóór het ongeval. Geruststelling en het informeren van de patiënt over het gunstige beloop van de klachten, naast het geven van actieve oefentherapie, is de kern van de behandeling in de acute en subacute fase (Bekkering et al. 2005). In de chronische fase van de WAD blijft een actieve therapie geïndiceerd, waarbij een tijdscontingent behandelplan de voorkeur verdient, aangezien mogelijke weefselschade niet meer aan de orde zal zijn. Bij onvoldoende effect kan de anesthesioloog-pijnspecialist eventueel ingeschakeld worden om de pijn te bestrijden door een cervicale percutane facetdenervatie (PFD) (Nederlandse Vereniging voor Anesthesiologie 2014).

> **Whiplash Associated Disorders in gradaties**
> 1. geen klachten, geen subjectieve en objectieve afwijkingen;
> 2. pijn, stijfheid en gevoeligheid in nek, maar geen objectieve afwijkingen;
> 3. klachten van het houdings- en bewegingsapparaat en de nek;
> 4. nekklachten en neurologische uitvalsverschijnselen;
> 5. nekklachten en ernstig letsel, zoals fracturen of dislocaties.
>
> Symptomen zoals amnesie, tinnitus, slikproblemen, gehoorsvermindering, hoofdpijn, duizeligheid of temporomandibulaire pijn, kunnen bij elke graad van ernst optreden.
>
> Bron: Bekkering et al. (2005).

11.8 Wervelkolomgerelateerde pijn

11.8.1 Facettaire pijn

De bron van nocisensoriek bevindt zich bij deze vorm van wervelkolomgerelateerde pijn in een facetgewricht van de wervelkolom. De *referred area* is onder meer afhankelijk van het segmentale niveau van de aandoening en de ernst van de klacht. Deze klachten worden in eerste instantie conservatief behandeld met pijnmedicatie volgens de WHO-pijnladder en fysiotherapie. Wanneer onvoldoende effect optreedt kan de anesthesioloog-pijnspecialist de behandeling overnemen. Eventueel voorafgegaan door proefblokkades in de mediale tak van de rami dorsalis, ter bevestiging van de diagnose, kan een percutane facetdenervatie (PFD) uitgevoerd worden met behulp van radiofrequente stroom (Nederlandse Vereniging voor Anesthesiologie 2014).

11.8.2 Radiculaire pijn

De bron van nocisensoriek bevindt zich bij deze vorm van wervelkolomgerelateerde pijn in een zenuwwortel (radix) of spinale zenuw langs de wervelkolom. De pijn is gelokaliseerd in het verloop van de desbetreffende spinale zenuw. De behandeling is in eerste instantie conservatief met pijnmedicatie volgens de WHO-pijnladder en fysiotherapie. In de aanwezigheid van neuropathische pijn zijn antineuropathische pijnmedicijnen geïndiceerd. Wanneer onvoldoende effect optreedt kan de anesthesioloog-pijnspecialist de behandeling overnemen. Door middel van diagnostische segmentale zenuwblokkades kan het niveau van de laesie nader bepaald worden. Interlaminaire epidurale steroïdeninjectie of PRF van het ganglion spinale is veelal de aangewezen interventie (Nederlandse Vereniging voor Anesthesiologie 2014).

11.8.3 Discogene lage rugpijn

Van de aspecifieke lage rugpijnen komen discogene lage rugpijnen het vaakst voor. De pijn wordt naar alle waarschijnlijkheid veroorzaakt door (dreigende) weefselschade in de anulus fibrosus en/of door degeneratieve veranderingen van de discus. Wanneer medicatie volgens de WHO-pijnladder en fysiotherapie geen afdoende effect heeft veroorzaakt, dan is het mogelijk om een radiofrequente denervatie van de ramus communicans uit te laten voeren door de anesthesioloog-pijnspecialist (Nederlandse Vereniging voor Anesthesiologie 2014).

11.8.4 Sacro-iliacale pijn

De bron van nocisensoriek bevindt zich in dit geval in het sacro-iliacale gewricht. Wanneer de behandeling volgens de richtlijn voor aspecifieke lage rugpijn onvoldoende effectief blijkt te zijn, kan de anesthesioloog-pijnspecialist een diagnostische intra-articulaire infiltratie met een lokaal anestheticum overwegen, waarna een infiltratie met corticosteroïden ter behandeling kan worden uitgevoerd. Eventueel is een radiofrequente denervatie van de dorsale rami geïndiceerd (Nederlandse Vereniging voor Anesthesiologie 2014).

11.8.5 Os coccygispijn

Pijn na een val op het zitvlak, hypermobiliteit of dergelijke lijken een causale relatie te hebben met het ontstaan van coccygodynie. Een aangepaste zithouding, eventueel met een speciaal hiervoor ontworpen kussentje en ondersteund met pijnmedicatie, wordt in het acute stadium als behandeling ingezet. Bij langdurige pijnklachten van het os coccygis, is een infiltratie van het gewricht met corticosteroïden en een lokaal anestheticum geïndiceerd, in combinatie met manuele mobilisaties van het gewricht (Nederlandse Vereniging voor Anesthesiologie 2014).

11.9 Oncologische pijn

Oncologische pijn is dikwijls een combinatie van zowel nociceptieve als neuropathische pijn en vereist dan ook dikwijls de inzet van middelen die beide vormen van pijn bestrijden. Het gebruik van opioïden is hier meer gebruikelijk dan tijdens de behandeling van chronisch pijn, mede in verband met de dikwijls fatale afloop van het ziektebeeld. In veel gevallen zullen middelen via een epidurale of spinale toediening verlopen, zodat de receptoren in het ruggenmerg direct benaderd kunnen worden om een effectiever pijnstillend effect te verkrijgen. In het geval van kleine behandelgebieden gedurende kortere tijd gaat de voorkeur uit naar epidurale pijnbestrijding; wanneer het behandelgebied groter is en er langduriger behandeld gaat worden, verdient de intrathecale toediening de voorkeur. Bij epidurale toediening wordt de kathetertip ingebracht ter hoogte van het spinale niveau dat overeenkomt met het verzorgingsgebied waarbinnen pijndemping op moet treden. De intrathecale onderhuids getunnelde katheter wordt onder het verwachte eind van de conus medullaris ingebracht en geeft continu pijnmedicatie af via een geïmplanteerde of uitwendige pomp (Nederlandse Vereniging voor Anesthesiologie 2014).

11.10 Complex Regionaal Pijn Syndroom (CRPS)

Dit syndroom betreft een, waarschijnlijk neurogene, ontregeling van de verzorging van het distale deel van een extremiteit, meestal als gevolg van een letsel. De aanwezige symptomen zijn onder andere: pijn, zwelling, temperatuurverschil, mobiliteitsbeperking, verandering in huid-, nagel- en haargroei, atrofie, hyperhidrosis en paresen. In tegenstelling tot normale ontstekingsverschijnselen na een letsel of chirurgisch ingrijpen, blijven deze klachten aanwezig of nemen zelfs toe. Wanneer er sprake is van zenuwschade, spreekt men van CRPS type II, in de afwezigheid van zenuwschade spreekt men van CRPS type I. CRPS dient multidisciplinair behandeld te worden, waarbij de fysiotherapeut een activerende rol heeft in de behandeling van de patiënt. Geschikte farmacologische interventies zijn voornamelijk ontstekingsremmend (O_2 *radical scavengers*), spasmolytisch (benzodiazepines of baclofen) en vasodilatoir (calciuminfluxblokkade of ketanserine). Wanneer er geen voldoende effect van fysiotherapie en/of farmacologie uitgaat, dan kunnen blokkades van de sympathische grensstreng verricht worden. Bij klachten aan de bovenste extremiteit wordt er op cervicaal niveau een ganglion stellatumblokkade verricht (C7–Th1) en bij klachten aan de onderste extremiteit wordt een lumbale blokkade uitgevoerd (L3–L4) (Nederlandse Vereniging voor Anesthesiologie 2014).

11.11 Traumatische plexuslaesie

Het betreft hier meestal de plexus brachialis die door een acute extreme rek of de impact van een scherp of stomp trauma gekwetst raakt. Neurologische uitval en neuropathische pijn zijn de voornaamste klachten. De mate van uitval is afhankelijk van de mate en locatie van de opgedane schade aan de plexus. Fysiotherapie is voornamelijk ingesteld op het vermijden van contracturen, voorkomen van secundaire pijnklachten en het stimuleren van spierfunctie. Tijdens de acute fase is de inzet van pijnmedicatie volgens de pijnladder geïndiceerd. Later zal in veel gevallen de neuropathische pijn op de voorgrond komen te staan en zal de pijnbestrijding hierop aangepast moeten worden (Nederlandse Vereniging voor Anesthesiologie 2014).

11.12 Anesthesie

11.12.1 Algehele anesthesie

De eerste vormen van algehele anesthesie worden al in het stenen tijdperk verricht met behulp van opium, maar sinds de jaren veertig van de 19^e eeuw wordt de algehele anesthesie effectief toegepast bij chirurgische ingrepen. Crawford W. Long (1815–1878) verwijderde in 1842 een cyste bij een patiënt die hij ether liet inhaleren en Horace Wells (1815–1848) gebruikte in 1844 lachgas (stikstofoxide) voordat hij bij zijn patiënten tanden en kiezen verwijderde (Pickover 2013).

11.12.2 Lokale anesthesie

In 1884 bracht de Oostenrijkse oogarts Karl Koller (1857–1944) cocaïne aan op zijn oog en stak er daarna bij wijze van experiment een naald in. Deze pijnloze ervaring van de oogarts was voor de chirurgie het begin van de lokale anesthesie. Waar voorheen als gevolg van de algehele anesthesie tijdens de ingreep er geen communicatie mogelijk was met de patiënt, was deze nu volledig bij bewustzijn en had geen last van braken zoals na het gebruik van algehele anesthesie. Ondanks de effectiviteit van cocaïne, is het middel door zijn sterk verslavende en schadelijke eigenschappen heden ten dage als pijnstiller echter vervangen door medicijnen zoals lidocaïne en benzocaïne (Pickover 2013). Lokale anesthetica hinderen de afferente signalen door middel van Na^+-kanaalblokkering. Op deze manier kan gevoelsverlies in delen van het lichaam worden bewerkstelligd. Door een lokaal anestheticum te combineren met een vaatvernauwend middel wordt het minder snel afgevoerd uit het doelorgaan, waardoor de werking van het anestheticum langer aanhoudt.

De afwezigheid van pijn kan tijdens fysiotherapeutisch onderzoek en gekozen interventies zowel gunstig als ongunstig zijn. De therapeut en de patiënt worden niet langer gehinderd door pijn tijdens reactivering of mobiliserende technieken, maar het ontbreken van pijn betekent ook het ontbreken van een waarschuwingssignaal voor (dreigende) schade. Wanneer de werking van het lokaal anestheticum niet beperkt blijft tot zijn doelorgaan, kan dit gevolgen hebben voor het centraal zenuwstelsel en het cardiovasculaire systeem. De therapeut moet daarom alert blijven op tekenen van hartritmestoornissen, hypotensie, versuftheid, nystagmus, attaques of rusteloosheid (Dehner 2014).

Antireumatica

Samenvatting

Er worden momenteel meer dan honderd verschillende soorten reumatische aandoeningen onderscheiden. Deze chronische aandoeningen geven klachten aan gewrichten, pezen en spieren. Grofweg kan er een onderverdeling gemaakt worden tussen inflammatoire reumatoïde klachten, zoals reumatoïde artritis (RA), en niet-inflammatoire reumatoïde klachten, zoals artrose. Middelen die in het licht van deze aandoeningen worden toegepast worden besproken, en daarnaast ook de gewrichtspijn die veroorzaakt kan worden door het gebruik van medicijnen.

12.1 Artrose – 108

12.2 Reumatoïde artritis (RA) – 108

12.3 Middelen bij reumatische aandoeningen – 108
12.3.1 DMARD's – 108
12.3.2 Glucosamine – 110

12.4 Middelengeïnduceerde gewrichtspijn – 110

H. van der Velde, *Fysiotherapie en medicatie*, DOI 10.1007/978-90-368-0471-4_12,
© 2016 Bohn Stafleu van Loghum, onderdeel van Springer Media BV

12.1 Artrose

In het geval van artrose spreekt men van een degeneratieve aandoening van het gewrichtskraakbeen. Artrose is onvermijdelijk aangezien het een verouderingsproces van de gewrichten is. Toch heeft slechts een deel van de populatie met artrose ook last van deze aandoening. Genezen van artrose is vooralsnog niet mogelijk. De behandeling bestaat voornamelijk uit het geven van leefstijl- en beweegadviezen, oefentherapie, pijnstilling en eventueel chirurgische behandeling. In het geval van pijnstilling bij artrose zal de voorkeur uitgaan naar paracetamol. Eventueel kan in het geval van nachtelijke pijn een NSAID worden gebruikt omdat de werkingsduur van paracetamol relatief kort is. Het amino-monosacharide glucosamine wordt, ondanks zwakke bewijsvoering, ook wel toegepast in de behandeling van artrose. Wanneer na drie maanden van het gebruik van glucosamine geen relevante pijnvermindering is opgetreden komt hiermee de behandeling met dit middel ten einde (Zorginstituut Nederland 2014).

12.2 Reumatoïde artritis (RA)

Deze chronische, systemische ontstekingsziekte treft ongeveer 1% van de Nederlandse bevolking en veroorzaakt ontstekingen in het synoviale weefsel. Met name de perifere gewrichten zijn hierbij aangedaan. De ontstekingen leiden tot pijn, stijfheid en toenemende beschadiging van de gewrichten en de omliggende structuren, zoals bursae, peesscheden en de aanhechtingsplaatsen van spieren. Teneinde deze beschadigingen te beperken moet er vroegtijdig gestart worden met een adequate behandeling. Curatief is er nog steeds geen oplossing, maar de ontstekingen die voor de pijn, stijfheid en beschadiging van de gewrichten zorgen, kunnen bestreden worden met behulp van NSAID's, *disease-modifying anti-rheumatic drugs* (DMARD's) en corticosteroïden. In eerste instantie zal de voorkeur uitgaan naar de prostaglandinesynthetaseremmers, aangezien zij de minst 'schadelijke' bijwerkingen geven. Bij onvoldoende effect van deze middelen komt de patiënt in aanmerking voor een behandeling met een DMARD. De ernst en de progressie van het ziektebeeld is medebepalend voor de instelling van de medicamenteuze behandeling (Zorginstituut Nederland 2014). Het lokale en algemene arbeidsvermogen van patiënten met RA neemt sterk af over de loop van de tijd. Mogelijke oorzaken hiervoor zijn de cardiovasculaire en pulmonale problemen die aan RA gerelateerd zijn, een toenemende bewegingsarmoede of het langdurig gebruik van corticosteroïden (Hurkmans et al. 2008).

12.3 Middelen bij reumatische aandoeningen

Net als bij de hier genoemde voorbeelden artrose en RA hangt de keuze van de gebruikte medicijngroepen bij reumatische aandoeningen grotendeels af van de aan- of afwezigheid van ontstekingsprocessen en van de ernst van de klachten. Hiernaast hangt de keuze voor een specifiek middel ervan af of het al of niet geregistreerd is voor de reumatische aandoening in kwestie.

12.3.1 DMARD's

Deze middelen worden ook wel '*slow-acting anti-rheumatic drugs*' (SAARD's) genoemd. De werking is veelal pas na drie maanden of een half jaar zichtbaar. Bijwerkingen treden vaak op en zijn in veel gevallen ernstig. Het voorschrijven van deze middelen wordt dan ook door specialisten gedaan, waarbij de patiënt frequent voor controle wordt gezien om te controleren of er ook sprake is van bijwerkingen en of het middel in kwestie nog effectief is. De DMARD's worden wel onderverdeeld in glucocorticosteroïden (zie corticosteroïden om hoofdstuk 10), conventionele DMARD's (immunosuppressiva, goudverbindingen, hydroxychloroquine, sulfasalazine, penicillamine) en biologicals (anakinra en TNF-alfablokkers) (Römgens en Merkus 1995; Zorginstituut Nederland 2014).

Immunosuppressiva

Deze DMARD's worden ingezet bij onvoldoende effect van de behandeling met andere *DMARD's* in het geval van ernstige progressieve RA (Zorginstituut Nederland 2014). De immunosuppressiva onderdrukken de werking van witte bloedcellen, om zo de lichaamseigen afweerreacties te verminderen. De verminderde concentratie van witte bloedcellen verhoogt de kans op infectie en derhalve moet de patiënt frequent zijn bloed laten controleren op de hoeveelheid witte bloedcellen (Goldmann 2003).

Veelgebruikte immunosuppressiva: azathioprine, ciclosporine, cyclofosfamide, leflunomide, methotrexaat.

Goudverbindingen

De exacte werking van goudverbindingenis onbekend, maar het is wel aangetoond dat de behandeling met goud de auto-immuunprocessen en de productie van de reumafactor remt. Deze middelen worden ingezet wanneer de patiënt bij ernstige actieve RA onvoldoende reageert op prostaglandinesynthetaseremmers en DMARD's. Bijwerkingen treden vaak op en zijn veelal ernstig. Om deze reden moet de behandeling met goudverbindingen slechts worden toegepast door een specialist die onder andere frequent de nierfunctie, urine en bloedbeeld onderzoekt (Zorginstituut Nederland 2014).

Veelgebruikte goudverbindingen: auranofine, aurothiomalaat.

TNF-alfablokkerende middelen

Deze middelen remmen de werking van TNF-alfa, een ontstekingsbevorderend eiwit. De medicijnen worden toegepast in het geval van onvoldoende effect van prostaglandinesynthetaseremmers en DMARD's bij ernstige reumatische klachten (Goldmann 2003). Voor een maximale werking worden deze middelen wel in combinatie gegeven met methotrexaat. TNF-alfablokkers zijn gecontra-indiceerd in het geval van infecties en sepsis, waarbij voorzichtigheid is geboden bij een historie van infectieziektes of bij de aanwezigheid van een ziekte gepredispositioneerd voor infecties (Zorginstituut Nederland 2014).

Veelgebruikte TNF-alfablokkers: infliximab, etanercept.

Chinolinederivaten

Na langdurige toediening van deze verbindingen remmen ze de vorming van stoffen die de gewrichten aan kunnen tasten. Ze worden ingezet tegen malaria, reumatische klachten, en een aantal infecties van tropische oorsprong en immuunziektes. Contra-indicaties voor gebruik zijn retinopathie en myasthenia gravis. Bijwerkingen zijn zeldzaam bij kortdurend gebruik en betreffen dan meestal jeuk, gastro-intestinale klachten of hoofdpijn. Problemen met zicht en ogen komen slechts voor bij het gebruik van hoge doses. Tijdens langdurig gebruik kan er verkleuring van het nagelbed en sommige slijmvliezen optreden alsook tekenen van vergiftiging van het binnenoor (Zorginstituut Nederland 2014).

Veelgebruikte chinolinederivaten: chloroquine, hydroxylchloroquine.

12.3.2 Glucosamine

Glucosamine is een van de bouwstenen voor het maken van gewrichtskraakbeen. Als geneesmiddel wordt het toegepast om pijnvermindering en functieverbetering teweeg te brengen en om de gewrichtsdegeneratie te stoppen. De werkzaamheid van het middel is echter twijfelachtig ondanks wetenschappelijke onderzoeken naar effectiviteit (Zorginstituut Nederland 2014; Towheed et al. 2009).

12.4 Middelengeïnduceerde gewrichtspijn

Gewrichtspijn kan diverse oorzaken hebben, waaronder artrose, artritis, leukemie, seksueel overdraagbare infecties of als bijwerking van medicijngebruik. De musculoskeletale gewrichtspijnen zijn, in de afwezigheid van ontstekingsprocessen, veelal scherp van karakter en verdwijnen tijdens rust of na het staken van provocerende handelingen. De *range of motion* is dikwijls beperkt en het bewegingsonderzoek provoceert de herkenbare pijn tijdens een of meer bewegingen. Een voorgeschiedenis van langdurige of zware gewrichtsbelasting versterkt het vermoeden op een musculoskeletale oorzaak van de gewrichtspijn. Wanneer gewrichtspijn veroorzaakt wordt door medicijnen, zoals een allergische reacties op antibiotica of bijwerkingen van statines, langdurig gebruik van corticosteroïden of aromataseremmers, dan kan dit vergezeld gaan met koorts, huiduitslag en vermoeidheid. De klachten treden niet altijd direct op, maar kunnen tot wel zes weken later beginnen. Intraveneuze toediening van medicijnen of drugs kan infecties veroorzaken waarbij gewrichtsklachten (een infectieuze artritis) optreden (Goodman en Snyder 2007).

Chronic Obstructive Pulmonary Disease (COPD)

Samenvatting

Het chronische ziektebeeld COPD wordt in dit hoofdstuk besproken, alsook de inhalatiemiddelen en zuurstoftherapie die hierbij gebruikt worden. Het belang van een gezonde leefstijl wordt aangehaald, naast het belang van een stof- en rookvrije behandellocatie. De zuurstofsaturatie wordt tijdens intake en behandeling gemeten om de zuurstofbinding aan hemoglobine te toetsen. Het gebruik van bètablokkers verdient extra aandacht, aangezien het de inspanningstolerantie van de patiënt verkleint.

13.1   COPD – 112

13.2   COPD en bètablokkers – 112

13.3   Inhalatiemiddelen – 113

13.1 COPD

COPD is een chronische, vermijdbare en behandelbare aandoening met deels reversibele progressieve luchtwegobstructies (Gosselink et al. 2008a). Het betreft een systemische aandoening met kenmerken als fysieke inactiviteit, ondervoeding, ontsteking en oxidatieve stress (Gosselink et al. 2008b). Bij COPD treden ontstekingsprocessen op in de longen als reactie op ingeademde stofjes en gassen. De belangrijkste ontstaansfactor voor COPD is het roken van tabak. Veelvoorkomende comorbiditeit bij COPD zijn cardiovasculaire problematiek, diabetes mellitus, perifeer vaatlijden, polyfarmacie en secundaire osteoporose (Gosselink et al. 2008a). Behandeling van COPD bestaat onder andere uit medicijnen, ventilatie (niet-invasief), psychosociale hulp, ergonomie, diëtetiek en fysiotherapie. Fysiotherapeutische interventies kunnen bij de behandeling van COPD bestaan uit trainingen waarbij spierfunctie en inspanningstolerantie verbeterd worden, ademhalingsoefeningen en technieken ter verbetering van mucustransport (Gosselink et al. 2008b). Bij de verwijzing naar de fysiotherapeut is het noodzakelijk om relevante medische informatie over longfunctie, zuurstofsaturatie, inspanningsvermogen en medicatiegebruik te verkrijgen.

De arteriële zuurstofsaturatie (SaO_2) geeft aan hoeveel zuurstof gebonden is aan hemoglobine en zit normaal gesproken tussen de 95 en 100 %. In het geval van rokers en patiënten met COPD is de waarde meestal lager (Goodman en Snyder 2007; Schermer en Chavannes 2009. De behandelruimtes moeten stof- en rookvrij zijn voor de behandeling van COPD-patiënten. Patiënten met hypoxemie in rust die chronische zuurstoftherapie krijgen, kunnen deze therapie continueren tijdens de trainingen, om een mogelijke desaturatie te voorkomen. Neem contact op met de arts bij patiënten die een zuurstofsaturatie hebben onder de 90 %. Wellicht kunnen deze patiënten tijdens inspanning gebruik maken van zuurstofsupplementie.

> **Aanvullende medicatieanamnese bij COPD**
> - Welke medicijnen gebruikt de patiënt en worden deze correct en trouw ingenomen?
> - Hoeveel medicijnen gebruikt de patiënt?
> - Is er een relatie te ontdekken tussen het gebruik van medicijnen en de productie van sputum?
> - Leidt het medicijngebruik tot vermindering van symptomen?
> - Heeft de patiënt last van hypoxemie en wordt hiervoor zuurstoftherapie ingezet?

13.2 COPD en bètablokkers

Bètablokkers verminderen de activiteit van het sympathisch zenuwstelsel door de stimulatie van de bètareceptoren te remmen. *Niet-selectieve* bètablokkers blokkeren de bèta1- én de bèta2-receptoren, waardoor bronchoconstrictie en remming van de glycogenolyse optreedt. Hierdoor vermindert de metabole reactie tijdens inspanning door het tekort aan glycogeen. De duur van de inspanning wordt nu korter en het vermogen om inspanningen te verrichten wordt kleiner (Goodman en Snyder 2000; Peel en Mossberg 1995). Bètablokkers kunnen in combinatie met luchtwegproblemen of diabetes voor grote problemen zorgen (Goodman en Snyder 2000; Peel en Mossberg 1995). *Selectieve* bètablokkers zijn beter geïndiceerd bij COPD omdat zij slechts de bèta1-receptoren remmen die met name de cardiale effecten van de bètareceptoren beïnvloeden. Helaas neemt de selectiviteit van deze blokkers af bij hogere doseringen (Peel en Mossberg 1995).

13.3 Inhalatiemiddelen

De inhalatiemiddelen bij COPD verwijden de luchtwegen, stoppen overmatige slijmproductie, ontspannen de luchtwegen en verminderen de zwelling van de slijmvliezen. Inhalatie van slijmoplossende middelen, zoals acetylcysteïne, vergemakkelijken de ademhaling. Luchtwegverwijders zoals salbutamol worden gebruikt in het geval van acute benauwdheid. Binnen tien tot dertig minuten na toediening vermindert de benauwdheid doordat de verkrampte spieren in de kleinste luchtwegen ontspannen. Bijwerkingen kunnen bestaan uit hartkloppingen, onrust of trillende handen (Berens et al. 2011). De medicinale behandeling van COPD zal zich eerst richten op de afname van de bronchusobstructie met behulp van bronchusverwijders zoals beta2-sympathicomimetica, parasympathicolytica en eventueel theofylline. Inhalatiecorticosteroïden worden eventueel toegevoegd bij herhaaldelijke exacerbaties en een sterke afname van kwaliteit van leven (Zorginstituut Nederland 2015). De corticosteroïden werken na zes uur en ontspannen de spieren in de kleinste luchtwegen, verminderen zwelling en slijmproductie. Corticosteroïden geven bij inhalatie weinig bijwerkingen, behalve bij verkeerd inhaleren. Deze bijwerkingen zijn dan vooral heesheid of schimmelinfecties in de mond. Het gebruik van corticosteroïden mag niet zomaar gestopt worden. Het acuut staken met het gebruik van corticosteroïden kan tot levensbedreigende tekorten aan bijnierschorshormonen leiden (Berens et al. 2011). Wanneer de gezondheid van de patiënt het toelaat, moet het gebruik van de corticosteroïden heel langzaam afgebouwd worden (Zorginstituut Nederland 2015). Exacerbaties wordt intensief behandeld met bronchusverwijders en een stootkuur prednisolon gedurende één tot twee weken. Bij onvoldoende effect na vier dagen, een zeer slechte longfunctie of klinisch zichtbare bacteriële infectieverschijnselen wordt antibiotica ingezet om de exacerbaties te bestrijden (Zorginstituut Nederland 2015).

13

Cardiovasculaire medicatie

Samenvatting

Medicijnen hebben dikwijls invloed op hartfrequentie, aortadruk en slagvolume, waardoor de normale reactie op inspanning verandert. Bloeddruk en hartslag moeten gecontroleerd worden om binnen veilige marges therapie te kunnen geven. Een wijziging in medicijngebruik verandert vaak het arbeidsvermogen van de patiënt. Bloeddrukverlagende middelen verlagen in het algemeen zowel de systolische als de diastolische bloeddruk tijdens inspanning, maar kunnen ook de hartslag in rust veranderen en een remmend effect hebben op de stijging van de hartslag tijdens inspanning. Cardiovasculaire medicijnen kunnen orthostatische hypotensie veroorzaken, waardoor een verhoogd valrisico ontstaat. De reacties van het lichaam op het gebruik van cardiovasculaire middelen tijdens inspanning worden in dit hoofdstuk beschreven, alsook een manier om hier als fysiotherapeut mee om te gaan.

14.1 Hart- en vaatziekten – 117

14.2 Monitoren van fysieke reacties op inspanning – 117

14.3 Reacties op fysieke inspanning en baselinewaardes – 117
14.3.1 Steady state bij submaximale inspanning – 118

14.4 Veranderd arbeidsvermogen door wijzigingen in het medicijngebruik – 118

14.5 Reacties op inspanning bij personen met hypertensie – 118

14.6 Antihypertensiva – 120

14.7 Sympathicolytica – 121
14.7.1 Alfa2-agonisten – 121
14.7.2 Alfa1-antagonisten – 121
14.7.3 Bètablokkers – 122
14.7.4 Selectieve bètablokkers – 123
14.7.5 Veranderingen tijdens inspanning en oefentherapie als gevolg van bètablokkers – 124

H. van der Velde, *Fysiotherapie en medicatie*, DOI 10.1007/978-90-368-0471-4_14,
© 2016 Bohn Stafleu van Loghum, onderdeel van Springer Media BV

14.7.6	Cardiovasculaire training en bètablokkers – 124	
14.7.7	Orthostatische hypotensie en sympathicolytica – 125	

14.8 Vasodilatantia – 125
14.8.1	Nitraten – 125
14.8.2	Calciumantagonisten – 127
14.8.3	Angiotensine-II-receptorantagonisten (ARA's) – 128
14.8.4	ACE-remmers – 128
14.8.5	Reacties op inspanning bij personen met angina – 129
14.8.6	Chronische refractaire angina pectoris – 129
14.8.7	Reacties op inspanning bij personen met hartfalen – 129

14.9 Diuretica – 129

14.10 Middelen tegen ritmestoornissen – 131
14.10.1	Digitalis – 132

14.11 Cholesterol – 133
14.11.1	Statines – 134

14.1 Hart- en vaatziekten

De belangrijkste doodsoorzaak in Nederland zijn hart- en vaatziekten. Van deze aandoeningen zijn de coronaire hartziekten de belangrijkste veroorzakers, maar ook hypertensie (hoge bloeddruk) en decompensatio cordis (hartfalen) veroorzaken veel dodelijke slachtoffers. Bij coronaire hartziekten treedt vernauwing van de kransslagaders die het hart van bloed voorzien op, waardoor schade aan het hart optreedt en pijn op de borst, ofwel angina pectoris (Römgens en Merkus 1995). Wanneer men een cardiaal incident heeft doorgemaakt of wanneer een hart- en vaatziekte is geconstateerd, dan is het belangrijk om hierna een gezonde leefstijl na te streven, zodat verdere cardiovasculaire incidenten worden voorkomen. Een revalidatieprogramma zal zich dan voornamelijk richten op het verbeteren van de leefstijl, waaronder fysieke training, verantwoord eten en drinken, stoppen met roken en het reduceren van overgewicht. Een dergelijk programma zal onder andere leiden tot een grotere cardiovasculaire belastbaarheid, toename van spierkracht/spieruithoudingsvermogen, verlaging van de bloeddruk en verlaging van het cholesterolgehalte (Verhagen et al. 2009).

> **Belangrijke cardiale risicofactoren**
> - inactiviteit;
> - verhoogde bloeddruk;
> - verhoogd cholesterolgehalte;
> - overgewicht;
> - roken;
> - ongezonde voedingsgewoonten.
>
> Bron: Verhagen et al. (2009).

14.2 Monitoren van fysieke reacties op inspanning

Medicijnen die hart- en bloedvatactiviteit in rust onder controle houden, hebben deze werking niet altijd gedurende activiteit. Fysieke inspanning vergroot de myocardiale zuurstofbehoefte, die primair wordt beïnvloed door de hartfrequentie, aortadruk en slagvolume. Medicijnen hebben dikwijls invloed op deze factoren, waardoor de normale reactie op inspanning door deze middelen kan veranderen. Het monitoren en registreren van de fysieke reacties tijdens activiteit en oefentherapie kan derhalve waardevolle informatie opleveren die, doorgegeven aan de arts, kan leiden tot een meer optimale medicamenteuze therapie en fysiotherapeutische interventie (Peel en Mossberg 1995).

14.3 Reacties op fysieke inspanning en baselinewaardes

Tijdens de fysieke inspanningen van patiënten met cardiovasculaire klachten is het belangrijk om dikwijls de hartslag en de bloeddruk te controleren en om alert te blijven op abnormale tekenen en symptomen. Tekenen van ischemie en aritmie kunnen gesignaleerd worden met behulp van een ECG, maar de meeste praktijken zullen hier niet over beschikken. Het meten van bloeddruk, hartslag en baselinewaardes *vóór* de aanvang van oefentherapie is essentieel om veranderingen *gedurende* inspanning te identificeren.

> Medicijnen die de perifere bloedstroom veranderen, kunnen de reacties op inspanning veranderen. De duur van de inspanning kan hierdoor beperkt raken (Peel en Mossberg 1995).

14.3.1 Steady state bij submaximale inspanning

Baselinewaardes voor training kunnen worden verkregen door de patiënt submaximale activiteiten uit te laten voeren tot de hartslag een constante inspanningshartslag of *steady state* bereikt. Het uitvoeren van een submaximale activiteit gedurende twee à drie minuten levert veelal deze constante inspanningshartslag. Voor patiënten die ernstig gedeconditioneerd zijn, of die cardiopulmonale aandoeningen hebben, is het behalen van deze *steady state* vaak niet haalbaar. De hartslag blijft stijgen gedurende de oefening, in plaats van op een bepaald niveau te blijven. In dit geval dient men nogmaals te meten na vijf à zes minuten terwijl de patiënt in de tussentijd blijft trainen, om te kijken of de *steady state* toch bereikt wordt (Peel en Mossberg 1995).

> Bij patiënten met ernstige cardiopulmonale ziekten moet continu gekeken worden naar de hartslag. Het monitoren via ECG heeft hier de voorkeur (Peel en Mossberg 1995).

14.4 Veranderd arbeidsvermogen door wijzigingen in het medicijngebruik

Wanneer medicijnen toegevoegd worden, vervangen worden door een alternatief of wanneer de dosis van medicijnen worden gewijzigd, dan kunnen deze wijzigingen veranderingen teweegbrengen in het maximale en/of submaximale arbeidsvermogen van de patiënt. Door te meten hoe lang de patiënt een submaximale inspanning kan volhouden, vergeleken met dezelfde inspanning vóór dat de medicatie werd veranderd, kan men kijken of het algemeen arbeidsvermogen van de patiënt is veranderd door de verandering in de medicamenteuze behandeling van deze patiënt. De Borg-schaal wordt hier ingezet om de subjectief ervaren inspanning te meten (Goodman en Snyder 2000; Peel en Mossberg 1995; Noble en Robertson 1996) en enquêtes worden gebruikt om te meten of oefentherapie en/of medicatie een effect heeft gehad op de leefwijze of de gezondheidsperceptie van de patiënt. De verkregen gegevens dienen aan de arts doorgegeven te worden, zodat eventueel het medicijn of de dosis kan worden aangepast (Peel en Mossberg 1995).

> Let erop dat uw patiënt met cardiovasculaire klachten vlak voor de (revalidatie)training geen grote maaltijd heeft gebruikt of gerookt heeft (Goodman en Snyder 2000).

14.5 Reacties op inspanning bij personen met hypertensie

Men spreekt van hoge bloeddruk wanneer deze bloeddruk consequent boven de normwaarde ligt (zie tab. 14.1). Een te hoge bloeddruk vergroot het risico op ernstige hart- en vaatziekten, alsook het risico op CVA's en nierziektes. Vaak treedt hoge bloeddruk op zonder symptomen en wordt daarom ook wel als een 'sluipmoordenaar' omschreven. Prehypertensie wordt niet als een ziekte gezien, maar als een situatie van verhoogd risico op hypertensie. In de

14.5 · Reacties op inspanning bij personen met hypertensie

Tabel 14.1 Classificatie van bloeddruk (mmHg) voor volwassenen van 18 jaar of ouder. Bron: Sorace et al. (2012).

classificatie	systolische bloeddruk		diastolische bloeddruk
normaal	< 120	en	< 80
prehypertensie	120 tot 139	of	80 tot 89
fase 1 hypertensie	140 tot 159	of	90 tot 99
fase 2 hypertensie	≥ 160	of	≥ 100

meeste gevallen zal prehypertensie bestreden worden door veranderingen in leefwijze, zoals het stoppen met roken, gezonder eten, gewichtsreductie en meer bewegen. Wanneer het niet lukt om de bloeddruk te verlagen tot een niveau van 130/80 mmHg of lager door veranderingen in leefwijze of wanneer er sprake is van comorbiditeit, dan zijn bloeddrukverlagende medicijnen geïndiceerd bij prehypertensie. Lichamelijke training, zowel weerstandstraining als cardiovasculaire training, heeft een positief effect op het verlagen van de bloeddruk in rust. Belangrijk is hier om rekening te houden met het bloeddrukverhogend effect tijdens de trainingen. Cardiovasculaire training verhoogt de hartslag en het slagvolume en verlaagt de vasculaire weerstand van de bloedvaten. Het gevolg hiervan is een verhoging van de systolische bloeddruk. Gedurende isometrische oefeningen komt er druk te staan op het cardiovasculaire systeem, met slechts een kleine toename van de cardiale output en een toename van de perifere vasculaire weerstand. Zowel systolische als diastolische bloeddruk nemen toe tijdens de isometrische oefening en verder toe naarmate de uitgeoefende druk van de oefening toeneemt. De bloeddrukstijging tijdens dynamische weerstandstraining is het gevolg van een combinatie van de beschreven reacties van zowel cardiovasculaire als isometrische weerstandstraining.

De druk die de oefening uitoefent op de bloeddruk is afhankelijk van drie factoren: de omvang van de relatieve weerstand, de omvang van de spiermassa die de inspanning levert en de duur van de spiercontractie, rekening houdend met rust tussen oefeningen, herhalingen en sets. De bloeddruk kan tijdens maximale weerstandstrainingen, zoals bij bodybuilding, extreem hoog oplopen. Aangezien de (gewrichts)hoek waarin getraind wordt, medebepalend is voor de inspanning die geleverd moet worden. dient hier ook rekening mee gehouden te worden. Weerstandstraining uitgevoerd met één been levert minder verhoging van de bloeddruk op dan dezelfde oefening met twee benen en de training van een arm levert minder bloeddrukverhoging op dan de training van een been. Vele herhalingen van een lichte last levert een grotere bloeddruk dan een gering aantal herhalingen met een halfzware last. Met het stijgen van het aantal herhalingen en sets neemt de bloeddruk verder toe. Tijdens een veilige vorm van weerstandstraining wordt rekening gehouden met de weerstand, het aantal herhalingen, de snelheid van de herhalingen, rust, aantal sets en de gebruikte spiermassa. Zowel vóór als na de training dient de bloeddruk gemeten te worden. Het vooraf meten van de bloeddruk vertelt u of de training niet gecontra-indiceerd is en of uw patiënt de eventuele medicatie volgens voorschrift inneemt. De meting na de training kan mogelijke reductie van bloeddruk aangeven, waardoor motivatie voor training gestimuleerd wordt. Ook gedurende de training wordt de bloeddruk gecontroleerd. Gemakshalve voert men de meting uit tijdens zittende oefeningen voor het onderlichaam, waarbij de bloeddruk ≤ 220/ ≤ 105 mmHg dient te blijven (Sorace et al. 2012).

> **Adviezen voor weerstandstraining bij hypertensie**
> - Ondanks de mogelijkheden van weerstandstraining, dient de nadruk van het oefenprogramma op aerobe training te liggen.
> - Een bloeddruk in rust die hoger of gelijk is aan 180/110 mmHg is een absolute contra-indicatie voor weerstandstraining.
> - Een bloeddruk in rust ≥ 160/100 mmHg is een relatieve contra-indicatie voor weerstandstraining. Overleg met de arts alvorens over te gaan tot weerstandstraining.
> - In eerste instantie dient getraind te worden op 30–40 % van de 1RM voor het bovenlijf en op 50–60 % van de 1RM voor het onderlijf, waarbij 8 tot 10 herhalingen uitgevoerd worden om spierpijn te voorkomen en adaptatie te creëren.
> - Langzamerhand neemt de trainingsintensiteit toe tot 70–75 % van de 1RM, met 8 tot 10 herhalingen per set.
> - De intensiteit kan gecontroleerd worden middels de Borg-score, waarbij de inspanning op 11 tot 13 dient te blijven op de Category-schaal en onder de 5 dient te blijven op de Category-Ratioschaal.
> - Een correcte ademhaling tijdens weerstandstraining is zeer belangrijk om de bloeddruk niet verder te doen stijgen: inademen tijdens het excentrische traject en uitademen tijdens het concentrische traject.
> - Voorkom hard knijpen tijdens oefeningen.
> - Alle grote spiergroepen dienen twee- tot driemaal per week getraind te worden, waarbij unilaterale oefeningen de voorkeur hebben om bloeddrukstijging te verminderen.
> - Wanneer de hoogste waarde van het aantal gewenste herhalingen behaald wordt, kan de weerstand met circa 5 % verhoogd worden, mits de Borg-waarde dit bevestigt.
> - In eerste instantie wordt er 1 set per oefening uitgevoerd. Het aantal sets wordt over tijd opgevoerd tot 3 sets.
> - Rust tussen sets dient meer dan 1 minuut te bedragen om de bloeddruk afdoende te laten dalen tot baselineniveau.
> - Trainingen bij hypertensie worden vanaf een veilig startniveau, rekening houdend met comorbiditeit en mogelijkheden, langzamerhand aangepast aan de doelen van de patiënt, mits de bloeddruk in rust en bloeddruk tijdens oefeningen binnen de aanbevolen grenzen blijft.
>
> Bron: Sorace et al. (2012).

14.6 Antihypertensiva

De bloeddruk kan uitgedrukt worden als de vermenigvuldiging van cardiale output met totale perifere weerstand, waarbij de cardiale output wordt bepaald door het slagvolume en de hartfrequentie. De aspecten die de bloeddruk bepalen zijn dus cardiale output, slagvolume, hartfrequentie en de perifere weerstand. Antihypertensiva beïnvloeden een of meer van deze aspecten via een drietal structuren: de arteriolen (om de totale perifere weerstand te beïnvloeden), het hart (om het slagvolume, hartfrequentie en de contractiekracht te beïnvloeden om zo de cardiale output te verbeteren) en/of de nieren (om het bloedvolume en de totale perifere weerstand te beïnvloeden) (Dehner 2014).

> bloeddruk (BP) = cardialeoutput (CO) × totaleperifereweerstand (TPR)
> cardiale output (CO) = slagvolume (SV) × hartslagfrequentie (HR)
> Gebaseerd op gegevens van Dehner (2014), *Medication Review and Implications for Physical Therapy*.

Bloeddrukverlagende middelen verlagen in het algemeen zowel de systolische als de diastolische bloeddruk tijdens inspanning. Calciumantagonisten en bètablokkers kunnen echter ook negatieve inotropische effecten teweegbrengen. Calciumantagonisten en alfa2-agonisten kunnen de hartfrequentie beïnvloeden gedurende inspanning. Nifedipine kan de hartfrequentie doen stijgen en verapamil, diltiazem en methyldopa kunnen de hartfrequentie doen dalen. Verapamil kan, afhankelijk van de dosering, ook de HFmax doen afnemen. Bij personen zonder veel symptomen worden de VO_2max en de maximale werkcapaciteit nauwelijks aangetast door het gebruik van calciumantagonisten of ACE-remmers. Wel wordt er bij het gebruik van ACE-remmers een toename gezien in de subjectief ervaren inspanning. Personen die vaak sporten, of lichamelijk actief zijn, schijnen meer gevoelig te zijn voor deze ervaren inspanning. Bij deze groep mensen met hypertensie is het belangrijk dat zij medicijnen krijgen die hun ervaren inspanning niet verandert, zodat zij gemotiveerd blijven om de therapie vol te houden (Peel en Mossberg 1995).

> Het abrupt stoppen met antihypertensiva kan een gevaarlijk sterke bloeddrukstijging veroorzaken (Goldmann 2003).

14.7 Sympathicolytica

Deze bloeddrukverlagende middelen, de alfablokkers en de bètablokkers, hebben een remmende invloed op het sympathisch zenuwstelsel waardoor lichamelijke activatie gedempt wordt en zo de bloeddruk, hartslag en contractiekracht van het hart daalt (zie ◘ tab. 14.2).

14.7.1 Alfa2-agonisten

De centraal werkende alfa2-agonisten stimuleren de sympathische inhibitie op hart en bloedvaten vanuit de hersenstam. Hierdoor vermindert de hartfrequentie, de contractie van het hart, de output van het hart en neemt de perifere weerstand af, waardoor een vermindering van arteriële bloeddruk optreedt. De stimulering van de alfa2-receptoren kan tevens een verdovend effect teweegbrengen of leiden tot duizeligheid (Dehner 2014). De aanwezigheid van mogelijk valgevaar dient met specifieke anamnestische vragen en een aanvullend onderzoek in kaart te worden gebracht (Goodman en Snyder 2000). Patiënten die alfa2-agonisten gebruiken moeten tijdens oefentherapie nauwlettend in de gaten worden gehouden om een valincident te voorkomen. Wanneer het verdovend effect van het middel een belemmering wordt voor het uitvoeren van fysiotherapeutische interventies, dan dient hierover contact opgenomen te worden met de arts (Dehner 2014).

14.7.2 Alfa1-antagonisten

Alfa1-antagonisten inhiberen de vasoconstrictie aan zowel arteriële als veneuze zijde van de bloedbaan, waardoor de totale perifere weerstand afneemt en de cardiale output vermindert,

◻ Tabel 14.2   Sympathische cardiopulmonaire receptoren. Gebaseerd op gegevens uit Dehner (2014).

receptortype	locatie
alfa1	receptoren op bloedvaten leidend tot vasoconstrictie
alfa2	sympathische inhibitie op hart en bloedvaten vanuit hersenen en hersenstam
bèta1	receptoren op het hart doen hartfrequentie en contractiekracht toenemen
bèta2	bronchodilatatie door receptoren op de bronchiolen

leidend tot een lagere bloeddruk (Goldmann 2003; Dehner 2014; Peel en Mossberg 1995). Wees alert op tekenen van orthostatische hypotensie, duizeligheid, flauwvallen en reflectoire tachycardie tijdens intensieve oefentherapie, nieuwe oefeningen en hydrotherapie (Goodman en Snyder 2000; Dehner 2014). Terughoudendheid is gewenst bij toepassing van warmtetherapieën, zoals sauna, warme baden of pakkingen, aangezien warmte in dit geval een vasodilaterend effect teweegbrengt in een lichaam waarvan de perifere weerstand al is afgenomen door het gebruik van medicijnen. De verminderde perifere weerstand als gevolg van het gebruik van alfa1-antagonisten kan leiden tot een compensatoire toename van de hartslag, een reflectoire tachycardie. Tijdens het onderzoek van de patiënt moet een baselinewaarde van de hartslag in rust verkregen worden om mogelijke reflectoire tachycardie tijdig te kunnen signaleren. Tijdens de trainingen moet de hartslag regelmatig gecontroleerd worden om de cardiale reactie op inspanning en training te monitoren. Wees alert op het ontstaan van oedeem in de onderste extremiteiten, aangezien dit een bijwerking kan zijn van het gebruik van alfablokkers. Veranderingen in de reeds aanwezige oedeem in de onderste extremiteiten, of het ontstaan hiervan, moeten gemeld worden aan de arts. Het mogelijk ontstaan van een orthostatische hypotensie is met name het geval in de eerste weken van gebruik van het middel en bij wijzigingen van de dosis (Dehner 2014).

> Patiënten die warmtetherapieën ondergaan, zoals oefeningen in extra verwarmd water of saunatherapie of intensieve oefentherapie krijgen, dienen nauwlettend in de gaten te worden gehouden. Meet tijdig de hartslag, bloeddruk en de ervaren mate van inspanning op een Borg-schaal (Dehner 2014).

14.7.3 Bètablokkers

De Schotse arts James Black (1924-2010) ontwikkelde de eerste bètablokker als een manier om de stressende werking van adrenaline op het hart te remmen. Adrenaline (epinefrine) grijpt in stressvolle situaties aan op de bètareceptoren van het hart, waardoor het hart intensiever gaat werken en meer zuurstof verlangt. De door Black ontwikkelde bètablokker propranolol grijpt ook aan op de bètareceptoren, maar houdt deze receptoren slechts bezet zonder de stressende werking van adrenaline – als een afgebroken sleutel in een slot. Sinds de uitvinding van propranolol in het begin van de jaren zestig van de vorige eeuw, worden bètablokkers gebruikt om het hart te beschermen na een hartaanval, de bloeddruk te verlagen, angina pectoris te behandelen en aritmie tegen te gaan. Tevens worden bètablokkers ingezet tegen migraine, glaucoom, plankenkoorts en ter vermindering van trillingen en het verbeteren van prestaties

14.7 · Sympathicolytica

bij scherpschutters, boogschutters en chirurgen (Pickover 2013). Ze verminderen de activiteit van het sympathisch zenuwstelsel door de stimulatie van de bètareceptoren te remmen. Zoals reeds vermeld, binden bètareceptoren normaal gesproken met noradrenaline en adrenaline. Hierdoor wordt de hartslag verhoogd, de contractie van het myocard neemt toe (bèta1-receptoren), bronchodilatatie treedt op (bèta2-receptoren) en vasodilatatie van de perifere bloedvaten (bèta2-receptoren) vindt plaats. Niet-selectieve bètablokkers blokkeren de bèta1- én de bèta2-receptoren, waardoor bronchoconstrictie en remming van de glycogenolyse optreedt. Hierdoor vermindert de metabole reactie tijdens inspanning door het tekort aan glycogeen. De duur van de inspanning wordt nu korter en het vermogen om inspanningen te verrichten wordt kleiner (Goodman en Snyder 2000; Peel en Mossberg 1995).

Bètablokkers kunnen bij patiënt met diabetes mellitus de tekenen en symptomen van een hypoglykemie onderdrukken, waardoor de therapeut is aangewezen op het meten van de bloedglucose om een mogelijke hypoglykemie vast te stellen (Dehner 2014). We kunnen concluderen dat bètablokkers in combinatie met astma, COPD en diabetes voor grote problemen kan zorgen. Bètablokkers zijn gecontra-indiceerd bij bronchospasmen en astma (Goodman en Snyder 2000; Peel en Mossberg 1995). De blokkade van bèta2-receptoren remt de vaatverwijdende werking van catecholaminen op de perifere bloedvaten. Bij aandoeningen zoals feochromocytoom of een acuut hartinfarct zijn de catecholaminen in grote hoeveelheden aanwezig. Niet-selectieve bètablokkers kunnen dan een forse bloeddrukstijging teweegbrengen door het blokkeren van de vasodilatatie. Wees alert op het optreden of toenemen van tekenen van perifere ischemie (koude handen en voeten) of pre-existente bradycardie. Bètablokkers kunnen een onbalans tussen de afvoer en generatie van warmte veroorzaken. Dit kan de duur van de inspanning verminderen omdat de kerntemperatuur drastisch toeneemt (Peel en Mossberg 1995).

> In combinatie met astma, COPD of diabetes kunnen bètablokkers voor grote problemen zorgen. Bètablokkers zijn gecontra-indiceerd bij bronchospasmen en astma (Goodman en Snyder 2000; Peel en Mossberg 1995).

14.7.4 Selectieve bètablokkers

Selectieve bètablokkers remmen slechts de bèta1-receptoren. Deze bèta1-receptoren nemen met name de cardiale effecten van de bètareceptoren voor hun rekening. De selectieve bètablokker is hierdoor beter geïndiceerd bij patiënten met COPD. Helaas neemt de selectiviteit van deze blokkers af bij hogere doseringen. Enkele bètablokkers werken deels als agonist op de bètareceptoren, als gevolg van hun 'intrinsieke sympathicomimetische activiteit' (ISA). Ze activeren enigszins de bètareceptoren tijdens rust. Hierdoor wordt bradycardie en verminderde myocardiale contractie tegengegaan die tijdens rust op kan treden. Producten met ISA kunnen nadelige effecten hebben op patiënten met angina pectoris (Zorginstituut Nederland 2015). Middelen die zowel alfa1-receptoren alsook bètareceptoren blokkeren, remmen de sympathische stimulatie van het hart en zorgen voor arteriële vasodilatatie om de bloeddruk te verlagen (Peel en Mossberg 1995).

> De patiënt mag alleen stoppen met het gebruik van bètablokkers na overleg met de arts. Het risico op een hartaanval, verhoging van de bloeddruk of verergering van angina pectoris neemt toe bij het plots staken van deze medicijnen (Goldmann 2003; Dehner 2014).

14.7.5 Veranderingen tijdens inspanning en oefentherapie als gevolg van bètablokkers

Bètablokkers remmen de verhoging in hartfrequentie, bloeddruk en myocardiale contractie die normaal gesproken hoort op te treden tijdens inspanning. Dit kan leiden tot een verminderde inspanningstolerantie. Echter, bij patiënten met myocardiale ischemie en angina neemt de inspanningstolerantie toe wanneer zij bètablokkers gebruiken door de verminderde vraag naar zuurstof van het myocard. Patiënten kunnen hierdoor langer trainen voordat er tekenen van angina optreden. *Niet-selectieve bètablokkers* zorgen voor een afname in maximale prestatie tijdens inspanning. Bèta1-selectieve blokkers beïnvloeden deze maximale prestaties in mindere mate.

De klachten van vermoeidheid die vaak gemeld worden tijdens het gebruik van bètablokkers nemen vaak af tijdens langduriger gebruik. Ondanks de remming van de hartslagtoename tijdens oefentherapie door gebruik van bètablokkers, heeft oefentherapie bij patiënten met hart- en vaatziekten gunstige cardiovasculaire effecten. De VO_2max neemt toe en de submaximale hartfrequentie neemt af. De effecten zijn echter wel kleiner door het gebruik van de bètablokkers (Peel en Mossberg 1995). Bij patiënten die bètablokkers gebruiken ziet men slechts een geringe stijging in de hartfrequentie tijdens cardiovasculaire inspanning (Goodman en Snyder 2000; Peel en Mossberg 1995; Sorace et al. 2012). De remming van de hartslagstijging is afhankelijk van het type bètablokker en de dosering.

> Bij het gebruik van medicatie zoals bètablokkers of calciumantagonisten, komt de hartslag vaak niet boven de 90BPM tijdens cardiotraining. Bij een veilige cardiovasculaire inspanning dient de hartslag 2 minuten na inspanning weer op een normaal niveau te zijn (Goodman en Snyder 2000).

14.7.6 Cardiovasculaire training en bètablokkers

Wanneer uw patiënt bètablokkers gebruikt is de hartslagmeting tijdens trainingen als indicatie voor de mate waarin hart en bloedvaten worden belast of getraind, geen geschikt instrument (Dehner 2014; Peel en Mossberg 1995). De trainingsintensiteit kan nu worden bepaald door middel van een symptoomgelimiteerde inspanningstest terwijl de patiënt de medicijnen gebruikt. De test bestaat uit een cardiovasculaire inspanning waarbij men de hartfrequentie laat oplopen tot deze niet verder stijgt of totdat er symptomen optreden bij de patiënt. Hierna kan men de patiënt laten trainen tussen de 60 % en de 90 % van de maximaal behaalde hartfrequentie (Peel en Mossberg 1995). Wanneer de test niet uitgevoerd kan worden, dan is het gewenst om de trainingshartfrequentie te kiezen die 20BPM hoger ligt dan de hartslag in rust, mits de patiënt op deze hartfrequentie kan trainen zonder symptomen (Peel en Mossberg 1995). Een andere mogelijkheid voor het bepalen van de trainingsintensiteit is de mate van ervaren inspanning, gemeten met de Borg-score (Dehner 2014). Onafhankelijk van de gekozen methode voor de bepaling van de trainingsintensiteit, is de Borg-score een waardevol instrument om tijdens trainingen de mate van inspanning te monitoren en zo patiëntveiligheid te verbeteren (Goodman en Snyder 2000; Noble en Robertson 1996). Tevens kan de hartslagrecuperatie als indicator gebruikt worden voor een veilig inspanningsniveau bij uw patiënten die bètablokkers gebruiken. Wanneer de hartslag 2 minuten na inspanning weer op een normaal niveau is, heeft uw patiënt op een veilig inspanningsniveau getraind (Goodman en Snyder 2000).

Tijdens het initiële onderzoek van de patiënt met bètablokkers is het verstandig om ook een inschatting te maken van de ademhalingsfrequentie van de patiënt in rust. Tijdens de trainingen let de therapeut op de ademfrequentie van zijn patiënt, in verband met de werking op de longen van een aantal bètablokkers. Ademhalingsmoeilijkheden zoals dyspneu (tijdens inspanning) zijn een mogelijke bijwerking van bètablokkers (Dehner 2014).

14.7.7 Orthostatische hypotensie en sympathicolytica

Een groot aantal medicijnen kan orthostatische hypotensie veroorzaken. De patiënt die deze klachten ervaart als bijwerking van zijn medicijnen verdient extra aandacht van zijn fysiotherapeut. De prioriteit voor de fysiotherapeut is in deze gevallen het voorkomen van letsel. De patiënt moet nauwlettend in de gaten gehouden worden tijdens oefentherapiesessies. Vooral wanneer de patiënt van houding verandert, zoals tijdens het opstaan uit zit, is het gevaar aanwezig voor het optreden van orthostatische hypotensie, met mogelijk valgevaar en kans op letsel. De patiënt die te kampen heeft met orthostatische hypotensie moet informatie en advies krijgen van zijn fysiotherapeut, zodat hij weet wat hem mankeert en wat hij eraan kan doen. De therapeut geeft onder andere het advies aan de patiënt om, wanneer deze op wil staan, dit langzaam uit te voeren. Door oefeningen met de onderste extremiteiten uit te voeren alvorens op te staan, of door diep adem te halen, kan het optreden van orthostatische hypotensie worden voorkomen. Deze bijwerking treedt voornamelijk op tijdens de eerste paar weken van het gebruik van een nieuw geneesmiddel of bij het veranderen van de dosis (Dehner 2014).

14.8 Vasodilatantia

Deze vaatverwijdende middelen werken indirect of direct op de ontspanning van het gladde spierweefsel van de bloedvaten (zie ◘ tab. 14.3). Ze worden voorgeschreven bij angina, hartfalen en hoge bloeddruk. Direct werkende vasodilatantia, zoals hydralazine of minoxidil, kunnen het optreden van een reflectoire tachycardie veroorzaken (Dehner 2014; Hollinger 2003), maar leiden slechts in uitzonderlijke gevallen tot het ontstaan van orthostatische hypotensie (Hollinger 2003).

14.8.1 Nitraten

De nitraten vergroten de zuurstoftoevoer naar het hart en verminderen de hoeveelheid zuurstof die het hart nodig heeft (Dehner 2014). De middelen zorgen zowel voor de ontspanning van arteriële als veneuze bloedvaten. Arteriële dilatatie reduceert de arteriële druk waartegen het hart moet werken om tot ejectie te komen (de afterload). De venodilatatie reduceert de veneuze terugvloed naar het hart waardoor de voorspanning van het hart aan het eind van de diastolische vulling (de preload) afneemt (Peel en Mossberg 1995). In het gladde spierweefsel van de bloedvaten wordt de nitroglycerine omgezet in stikstofmonoxide (NO). De NO inhibeert de vasoconstrictie in de bloedvaten waardoor vasodilatatie van deze bloedvaten optreedt (Dehner 2014). Nitraten dilateren ook epicardiale en collaterale vaten in het hart in personen met normale coronaire arteriën. Bij personen met arteriosclerosis van de kransslagaderen, zorgen nitraten niet voor een toename van de bloedstroom naar het hart, maar leveren ze een gunstig myocardiaal effect door de bloedstroom te leiden naar subcardiale gebieden waar slechte perfusie aanwezig is (Peel en Mossberg 1995). Nitraten worden met name voorgeschreven bij angina pectoris en worden vanwege hun grote *first pass effect* voornamelijk oromucosaal

◘ Tabel 14.3 Vasodilatantia.

	generieke naam	merknaam
direct werkende vasodilatantia		
	hydralazine	Hydralazine
	nitroprusside	Nitroprusside
	minoxidil	Lonnoten
	nitroglycerine	Nitrolingual
nitraten	isosorbidedinitraat	Cedocard, Isordil
	isosorbidemononitraat	Mono-Cedocard, Promocard
	lercanidipine	Lerdip
calciumantagonisten	diltiazem	Tildiem
	verapamil	Isoptin
	felodipine	Plendil
	nifedipine	Adalat OROS
	nitrendipine	Baypress
	amlodipine	Norvasc
	nicardipine	Cardene
	barnidipine	Cyress
	isradipine	Lomir
	lacidipine	Motens
	hydralazine	Hydralazine
indirect werkende vasodilatantia		
ACE-remmers	benazepril	Cibacen
	captopril	Capoten
	cilazapril	generieke middelen
	enalapril	Renitec
	fosinopril	Diurace
	lisinopril	Zestril
	quinapril	Acupril
alfa1-antagonisten	prazosine	generieke middelen
alfa2-agonisten	methyldopa	Aldomet
	clonidine	Dixarit

en transdermaal toegepast. In de acute gevallen wordt het nitraat oromucosaal toegediend in de vorm van een spray die door het mondslijmvlies wordt opgenomen. De transdermale pleisters worden ingezet voor een profylactische behandeling (Zorginstituut Nederland 2015).

Het ontstaan van orthostatische hypotensie is een mogelijke bijwerking van het gebruik van nitraten. Vooral wanneer het middel pas sinds enkele weken in gebruik is of wanneer de dosis is aangepast (Dehner 2014). Een reflectoire toename van de bloeddruk kan tevens optreden tijdens het gebruik van nitraten, waardoor er myocardiaal een grote vraag ontstaat naar zuurstof. De reflex ontstaat wanneer het bloed slecht terug gepompt wordt vanuit de onderste extremiteiten, waardoor de toenemende zwelling een sympathische reflex uitlokt (Peel en Mossberg 1995). Om dezelfde reden kan een reflectoire tachycardie ontstaan. Gezien de mogelijke problemen rondom bloeddruk en hartslag is het belangrijk om tijdens de intake baselinewaardes te verkrijgen van zowel hartslag als bloeddruk en deze ook tijdens oefentherapie te meten om zo de cardiovasculaire reacties op inspanning te monitoren (Dehner 2014).

Terughoudendheid is op zijn plaats bij interventies waarbij warmte toegepast wordt. Warmte zorgt voor een vasodilaterend effect op het lichaam, waardoor er bij patiënten die reeds vasodilatantia gebruiken een gevaarlijke situatie kan ontstaan. De therapeut moet in deze gevallen voorzichtig te werk gaan en zowel bloeddruk, hartslag als ook de mate van de ervaren inspanning goed in de gaten houden (Dehner 2014).

In een aantal gevallen kan er tolerantie ontstaan voor de nitraten. Dit heeft te maken met de dosis waarin het middel genomen wordt. Wanneer er een verminderde werking van het middel wordt waargenomen kan de arts de dosis aanpassen om tolerantie te voorkomen (Goldmann 2003; Peel en Mossberg 1995). Een vaak voorkomende bijwerking van het profylactisch gebruik van nitraten is hoofdpijn. Wanneer de hoofdpijn een belemmerende factor wordt in het uitvoeren van het dagelijks leven of de therapeutische interventie, dan is het belangrijk om hierover contact op te nemen met de arts (Dehner 2014). Wanneer uw patiënt over nitraten beschikt voor in acute gevallen, dan is het belangrijk om te weten of hij ze ook standaard bij zich heeft tijdens de behandeling, voor in het geval van acute angina pectoris (Goodman en Snyder 2000; Dehner 2014). Vergewis u ervan of de houdbaarheid van het middel niet is verstreken. Nitroglycerine is gevoelig voor licht en moet in het donker bewaard worden. Het middel is ongeopend circa 6 maanden houdbaar en geopend slechts 3 maanden houdbaar. Wanneer uw patiënt een aanval van acute angina ondergaat gedurende de therapiesessie, laat u de patiënt zitten of liggen en laat u de patiënt zelf de nitraten toedienen. Controleer de vitale functies van de patiënt en let op tekenen van autonome activatie, zoals: bleekheid, misselijkheid, zweten, hoofdpijn, braken of het rood aanlopen van het gezicht. Nitroglycerine doet de klachten veelal verdwijnen binnen 2 minuten tijd (Dehner 2014). Echter, vraag uw patiënt tijdens de anamnese hoe lang het gebruikelijk duurt voordat de anginale klachten afnemen of verdwijnen na inname van nitroglycerine. Deze tijd kunt u dan als richtlijn aanhouden voor het optreden van verbetering of herstel na inname van de nitraten. Een afwijkende hersteltijd (Goodman en Snyder 2000), een toename van klachten, het uitblijven van herstel binnen 15–20 minuten tijd of het optreden van diaforese of misselijkheid/braken is een reden om spoedeisende hulp in te schakelen (Dehner 2014). Wanneer de patiënt meer dan drie tabletten nodig heeft om zijn angina te verlichten moet dit gerapporteerd worden aan de arts (Goodman en Snyder 2007).

14.8.2 Calciumantagonisten

Calciumantagonisten remmen het transport van calcium vanuit de bloedvaten naar het gladde vasculaire spierweefsel en het myocard. Het calcium is nodig voor de contractie van het spierweefsel, waardoor deze zich in de afwezigheid van calcium minder kunnen contraheren. Dit resulteert in de ontspanning van het hart en de gladde spieren, verwijding van bloedvaten en verlaging van de bloeddruk. De afterload neemt af, waardoor de zuurstofbehoefte van het hart afneemt. Dit terwijl het zuurstofaanbod vergroot door de verwijding van de kransslagaders. Angina als gevolg van verkramping van de kransslagaders kan zo ook bestreden worden. De calciumantagonisten kunnen tevens een werking hebben op hartritme en hartfrequentie, waardoor ze ook wel ingezet worden tegen hartritmestoornissen (Peel en Mossberg 1995; Goldman 2003). Calciumantagonisten werken ook in op het gladde spierweefsel van het bronchiale, gastro-intestinale en urogenitale stelsel. De skeletspieren worden niet beïnvloed door calciumantagonisten, omdat zij gebruikmaken van intracellulaire voorraden van calcium (Hollinger 2003). Na een training is het mogelijk dat calciumantagonisten voor plotselinge bloeddrukdaling zorgen. Een cooling-down die langzaam de hartslag reduceert tot baselineniveau kan deze plotse daling in bloeddruk tegengaan (Sorace et al. 2012).

> Het abrupt stoppen met calciumantagonisten kan angina pectoris verergeren (Goldmann 2003).

14.8.3 Angiotensine-II-receptorantagonisten (ARA's)

Deze middelen blokkeren de angiotensine-II-receptoren, waardoor ze de bloeddrukverhogende werking ervan voorkomen. De ARA's eindigen allemaal op '-sartan'. Voorbeelden zijn: Valsartan, Candesartan en Losartan (Dehner 2014).

Orthostatische hypotensie Het gebruik van ARA's kan orthostatische hypotensie veroorzaken. Het risico is het hoogst in de eerste paar weken van het gebruik en tijdens een verandering in dosering. De therapeut is de aangewezen persoon om de patiënt die te kampen heeft met orthostatische hypotensie te informeren over de mogelijkheden om het optreden hiervan te reduceren en/of te voorkomen. De therapeut geeft het advies aan de patiënt om, wanneer deze op wil staan, dit langzaam uit te voeren. Oefeningen met de onderste extremiteiten alvorens op te staan, of diep ademhalen, kan het optreden van orthostatische hypotensie ook voorkomen. Therapeuten moeten bedacht zijn op een verhoogd valgevaar bij mensen die deze middelen gebruiken tijdens het uitvoeren van nieuwe oefeningen of tijdens het veranderen van houding (Dehner 2014).

14.8.4 ACE-remmers

ACE-remmers, of angiotensine-converterend-enzymremmers, remmen de omzetting van angiotensine I naar angiotensine II. Het angiotensine II is een sterke vasoconstrictor, die tevens de concentratie van aldosteron in het bloed toe laat nemen, leidend tot vergrootte natriumretentie. Het tegengaan van de vorming van angiotensine II en de hieruit volgende vermindering van natriumretentie doet de bloeddruk afnemen (Peel en Mossberg 1995; Goldmann 2003). Bij mensen met een gestoorde linker ventrikelfunctie, bij diabetici en bij mensen met ernstig nierfalen worden ACE-remmers vaak ingezet bij hun hartproblematiek (Goodman en Snyder 2000). De combinatie van NSAID's en ACE-remmers kunnen het bloeddrukverlagende effect van de ACE-remmers tegengaan, waardoor we alert moeten blijven op een bloeddrukstijging tijdens oefentherapie (Goodman en Snyder 2000). De toename van spierkracht en spiermassa als gevolg van spiertraining, kan beperkt raken door het gebruik van ACE-remmers (Sorace et al. 2012).

Orthostatische hypotensie Net als bij het gebruik van ARA's, kunnen ACE-remmers orthostatische hypotensie veroorzaken. In de eerste weken van het gebruik of bij een verandering van de dosis is dit risico het grootst. De fysiotherapeut dient uitleg, advies, tips en oefeningen te geven om het optreden van orthostatische hypotensie tot een minimum te beperken (zie bij ARA's).

> In combinatie met hydrotherapie kunnen middelen die perifere vasodilatatie veroorzaken, leiden tot hypotensie, duizeligheid en flauwvallen (Goodman en Snyder 2000).

14.8.5 Reacties op inspanning bij personen met angina

Vasodilatatoren verbeteren de inspanningsprestaties bij personen met angina. Toegenomen pieken van werktempo, toegenomen inspanningsduur en toegenomen inspanningsduur voordat tekenen van angina optreden, zijn in studies waargenomen (Peel en Mossberg 1995).

14.8.6 Chronische refractaire angina pectoris

Wanneer ondanks antiangineuze therapie de angineuze pijnklachten in stand blijven, worden patiënten doorverwezen voor een pijnbehandeling middels ruggenmergstimulatie. Ruggenmergstimulatie maskeert de symptomen van een acuut myocardinfarct niet en levert een aantal antiangineuze effecten op zoals: het myocardiaal zuurstofgebruik wordt gelimiteerd, cardiale bloedvatcollateralen worden gevormd en de intrinsieke bezenuwing van het hart wordt genormaliseerd (Nederlandse Vereniging voor Anesthesiologie 2014).

14.8.7 Reacties op inspanning bij personen met hartfalen

Hartfalen of decompensatio cordis treedt op wanneer na een hartinfarct of met het stijgen van de jaren het hart minder krachtig pompt. De verminderde kracht is niet afdoende om het bloed effectief rond te pompen, herkenbaar aan zwelling van de voeten als gevolg van vocht in de benen en een eventuele kortademigheid als gevolg van vocht in de longen (Römgens en Merkus 1995). ACE-remmers en direct werkende vasodilatatoren worden gebruikt om hartfalen te behandelen, omdat ze de perifere weerstand verlagen en cardiale output vergroten. De effecten van een verbetering in hemodynamica zijn op korte termijn tijdens inspanning reeds zichtbaar. En na enkele maanden ziet men de effecten die men normaal ook kan verwachten bij training van hart- en bloedvaten (Peel en Mossberg 1995). Personen met hartfalen die diuretica gebruiken, mogen niet extra drinken tijdens de training vanwege de restrictie op vochtinname bij hartfalen (Dehner 2014).

14.9 Diuretica

Deze middelen vergroten de excretie van natrium en water door de nieren, waardoor het bloedvolume wordt verminderd. Vaak worden deze 'plaspillen' gebruikt ter behandeling van chronisch hartfalen, verhoogde bloeddruk en andere aandoeningen waarbij er een overschot aan vocht in het lichaam aanwezig is. Denk hierbij aan oogdruppels bij glaucoom en aan bepaalde lever- en nierziekten (Goldmann 2003). Ook de ziekte van Ménière en hoogteziekte kan met bepaalde diuretica behandeld worden. Drie gegeneraliseerde categorieën van diuretica zijn thiaziden, lisdiuretica en kaliumsparende diuretica. Thiaziden en lisdiuretica vergroten de excretie van natrium, kalium, chloride en bicarbonaat. Kaliumsparende diuretica verminderen de excretie van kalium en vergroten de excretie van natrium, chloride en bicarbonaat (Peel en Mossberg 1995). Thiaziden worden ook ingezet bij de preventie van osteoporose, omdat bij dit diureticum calcium geabsorbeerd wordt door de nieren (Goodman en Snyder 2000). Bij hartfalen wordt vaak gekozen voor een lisdiureticum. Het middel vermindert het volume aan vocht waardoor dyspneu en zwelling afneemt. De veneuze dilatatie vermindert de weerstand in de periferie, waardoor de preload minder hoog oploopt. Bij langdurig gebruik van diuretica loopt de bloeddruk weer langzaam op naar het niveau van vóór het gebruik.

Thiazide wordt meestal gebruikt ter behandeling van hoge bloeddruk, eventueel in combinatie met kaliumsparende diuretica of kaliumsupplement. Het bloeddrukverlagende effect wordt veroorzaakt door de excretie van urine, wat een vermindering van bloedvolume teweegbrengt en door vasodilatatie van de bloedvaten (Peel en Mossberg 1995). Een verminderd bloedvolume verlaagt de cardiale output en zorgt zo voor bloeddrukdaling (Dehner 2014).

Diuretica kunnen onder meer uitdroging veroorzaken, zeker bij hoge omgevingstemperaturen, waardoor het belangrijk is om de gebruiker van diuretica nauwlettend in de gaten te blijven houden tijdens de behandeling. Bied de patiënt vaak iets te drinken aan, zodat uitdroging voorkomen kan worden (Dito en Stavast 2008). Het risico op dehydratie is met name groot bij ouderen. Tijdens oefentherapie is afdoende hydratie dan ook belangrijk. Veelal betekent dit het innemen van kleine slokjes water gedurende de trainingssessie, afhankelijk van de trainingsintensiteit en de individuele patiënt. In een aantal gevallen mag de patiënt slechts in geringe mate vocht tot zich nemen, zoals bij (congestief) hartfalen, waardoor extra hydratie gecontra-indiceerd is (Dehner 2014).

Tekenen en symptomen van dehydratie
- in eerste instantie dorst en gewichtsverlies; hierna volgt:
- verminderde elasticiteit van de huid;
- hypohidrosis;
- verminderde urineproductie;
- orthostatische hypotensie;
- duizeligheid in stand;
- toename hartslag vanuit lig naar zit van 10 BPM;
- afname bloeddruk vanuit lig naar zit van 20 mm Hg;
- verwardheid;
- toegenomen hematocriet;
- droge mond, keel en gezicht;
- verhoogde lichaamstemperatuur.

Bron: Goodman en Snyder (2007).

Omdat diuretica hartritmestoornissen kunnen uitlokken, is het belangrijk om een hartslagmeting te verrichten alvorens met de oefentherapie te starten. De meting verschaft gegevens over de rusthartslag, het hartritme en de kwaliteit van de hartslag. Gedurende en na de training wordt de hartslag van de patiënt beoordeeld in relatie tot de baselinewaardes. Mogelijke orthostatische bloeddrukdaling als gevolg van het gebruik van diuretica vraagt om gerichte patiënteneducatie. De therapeut geeft het advies aan de patiënt om, wanneer deze op wil staan, dit langzaam uit te voeren. Het doen van oefeningen met de onderste extremiteiten alvorens op te staan, of diep ademhalen, kan het optreden van orthostatische hypotensie ook voorkomen (Dehner 2014).

> **Diuretica**
> - Mogelijk valgevaar wanneer de patiënt licht in het hoofd wordt door snelle bloeddrukdaling tijdens verandering van lichaamshouding.
> - Kans op spasme, spierkramp, *fatigue*, duizeligheid, hoofdpijn, coördinatieproblemen, misselijkheid, braken, abdominale distensie, verwardheid, spierzwakte of (een levensbedreigend) abnormaal hartritme wanneer kaliumgehalte te laag wordt.
> - Tekenen van een kaliumtekort bij patiënten die niet-kaliumsparende diuretica gebruiken, vereisen directe medische aandacht.
> - Tekenen van vochtgebrek of dehydratie dienen gemeld te worden aan de arts.
> - Mogelijk ontstaan van jicht als bijwerking van gebruik van thiazide.
> - Thiazide bemoeilijkt het instellen van de patiënt met diabetes mellitus.
> - Verminderde hittetolerantie; langdurige inspanning bij hoge temperaturen moet vermeden worden; zorg dat de patiënt voldoende vocht inneemt; de tolerantie voor warmte wordt mede bepaald door de fysieke conditie.
> - Patiënten met (congestief) hartfalen die diuretica gebruiken, mogen geen extra hydratie krijgen tijdens trainingen.
>
> Bronnen: Goldmann (2003), Dehner (2014), Sorace et al. (2012), Goodman en Snyder (2000) en Peel en Mossberg (1995).

14.10 Middelen tegen ritmestoornissen

Hartritmestoringen, zoals boezemfibrilleren, tachycardie en ritmestoornissen van de hartkamers, treden op als gevolg van verstoringen in het elektrische systeem van het hart. Hartritmestoornissen worden veroorzaakt door problemen met de elektrische geleiding naar het hart, en kunnen leiden tot klachten zoals kortademigheid, pijn op de borst, hartkloppingen, licht voelen in het hoofd en een verminderde hartfunctie (Goldmann 2003). Toch zijn de stoornissen dikwijls symptoomloos en worden pas geconstateerd bij een algemeen medisch onderzoek (Römgens en Merkus 1995). Hartritmestoornissen worden gerelateerd aan leeftijd en aan de mate van hartproblematiek (Peel en Mossberg 1995). Vaak moeten middelen tegen ritmestoornissen een heel leven lang worden gebruikt. Het soort antiaritmicum is afhankelijk van de aandoening. Tijdens een forse, acute ritmestoornis kan het middel door een arts intraveneus worden toegediend, waarna bij het stabiliseren van de klachten een middel voor lange duur wordt voorgeschreven. Misselijkheid, troebel zicht en duizeligheid bij houdingsverandering zijn bekende algemene bijwerkingen van antiaritmica, maar elk middel heeft specifieke bijwerkingen (Goldmann 2003). Ritmestoornissen worden vaak erger tijdens inspanning doordat de activiteit van het sympathisch zenuwstelsel toeneemt en doordat de catecholamines (de hormonen die vrijkomen bij acute stress) in grotere getallen in de bloedbaan worden gebracht. Middelen die effectief zijn in het behandelen van ritmestoornissen in rust, kunnen dan ook minder effectief zijn tijdens inspanning of acute stress. De bijwerkingen van deze medicijnen kunnen ook duidelijker worden tijdens inspanning (Peel en Mossberg 1995). Training, inspanning en oefentherapie kan ritmestoornissen doen toenemen. Het is zeer belangrijk om de medische historie en lichamelijke conditie van de patiënt in kaart te brengen, zodat de risico's geminimaliseerd worden. Hoe vaak en hoe erg de ritmestoornissen voorkomen en de ernst van de ziekte bepalen voor een groot gedeelte het risico op ritmestoornissen tijdens inspanning. Patiënten die middelen tegen ritmestoornissen gebruiken dienen te worden getraind met behulp van een *graded exercise*-systeem.

> **Middelen tegen hartritmestoornissen (antiaritmica)**
> – digitalis, digoxine;
> – bètablokkers;
> – calciumantagonisten;
> – overige, o. a.: adenosine, amiodaron, aprindine, disopyramide enzovoort.

Graded exercise-programma's nemen de inspanningstolerantie als uitgangspunt voor training. Een baseline wordt verkregen door tijdens oefentherapie de hartfrequentie te meten via palpatie van de pols, waarbij gelet wordt op het optreden van onregelmatige hartslag. Natuurlijk is een meting via ECG makkelijker, maar niet iedere praktijk beschikt over deze apparatuur. Het meten van de hartslag en de bloeddruk geeft waardevolle informatie over de belastbaarheid van de patiënt en de effectiviteit van de medicatie. Na de training blijft men doorgaan met het meten van de hartfrequentie en bloeddruk tot HFrust wordt bereikt, omdat de ritmestoornissen vaak optreden ná inspanning. Het abrupt stoppen van inspanning zorgt voor een sterke toename van het bloedvolume onderin het lichaam, ten koste van het bloedvolume in de richting van het hart, waardoor ritmestoornissen uitgelokt kunnen worden. Het laatste deel van de trainingssessie dient dan ook op lage intensiteit uitgevoerd te worden om deze complicatie te voorkomen (Peel en Mossberg 1995).

▶ De combinatie van cardiovasculaire medicatie en NSAID's kan gevaarlijk zijn.

14.10.1 Digitalis

Digitalis purpurea, of vingerhoedskruid, is een veelvoorkomende borderplant en is de bron van het geneesmiddel digoxine dat behoort tot de hartglycosiden. Arts en botanist William Withering (1741–1799) deed onderzoeken naar de effecten van de digitalis purpurea bij patiënten met waterzucht, een aandoening waarbij de patiënt als gevolg van hartinsufficiëntie of hartfalen vocht vasthoudt. In deze gevallen kan het hart het bloed niet meer voldoende rondpompen. De publicatie van Withering over vingerhoedskruid en de gunstige effecten van dit middel op zijn patiënten is een waardevolle ontwikkeling geweest in de behandeling van hartfalen (Pickover 2013). Digitalis inhibeert het Na^+/K^+-ATP-ase enzym in de hartspieren, wat leidt tot een grote toename van natrium in de cellen, die wordt verruild tegen calcium. De toename van calcium vergroot de myocardiale contractiekracht en remt een eventueel aanwezige tachycardie. Hierdoor ontstaat een effectievere algehele weefselcirculatie. De nieren raken beter doorbloed en het overtollige vocht verlaat het lichaam via de blaas. De aanwezige onregelmatigheid van de hartslag wordt met digitalis niet verholpen. Een aantal medicijnen bevat digitalis, maar tegenwoordig wordt alleen het middel digoxine nog gebruikt. Digitalis is geïndiceerd bij (chronisch) hartfalen en boezemfibrilleren (Goldmann 2003; Goodman en Snyder 2000; Peel en Mossberg 1995).

> Raadpleeg direct een arts wanneer uw patiënt last krijgt van misselijkheid, braken, diarree of visusstoornissen wanneer hij of zij digitalisbevattende middelen (digoxine) gebruikt (Goldmann 2003).

De stap van een therapeutische dosis naar een toxische dosis bij digoxine is zeer klein (Peel en Mossberg 1995), met name wanneer de patiënt tevens diuretica gebruikt (Dehner 2014). Een eventuele hoge concentratie van digitalis kan via bloedonderzoek gedetecteerd worden. Bijwerkingen van te hoge concentraties kunnen verwardheid, eetlustvermindering, onregelmatige pols, misselijkheid, braken, diarree, buikpijn, visusstoornissen, hoofdpijn, bewustzijnsproblemen of andere neurologische tekenen veroorzaken (Dehner 2014; Goldmann 2003). Ook tekenen van *fatigue*, verwardheid, gastro-intestinale klachten en aritmie worden genoemd als bijwerkingen van toxische niveaus van digitalis, als gevolg van gelijktijdig gebruik van NSAID's en digitalis (Goodman en Snyder 2000).

Effecten van digitalis op inspanning

Bij veel patiënten verbetert digitalis de functie van het linker ventrikel tijdens inspanning. Bij patiënten met een slechte cardiovasculaire conditie lijkt het algehele arbeidsvermogen sterker te verbeteren met behulp van digitalis dan bij patiënten met een goede conditie. Bij mensen die digitalis gebruiken is een (sub)maximale stresstest, om coronaire vaatziekten te detecteren, minder accuraat. De veranderingen in het ST-segment van een inspanningstest kan zo leiden tot een vals-positieve uitkomst voor cardiale ischemie (Peel en Mossberg 1995). Digitalis kan ritmestoornissen veroorzaken. Tijdens het lichamelijk onderzoek is een beoordeling van de hartslag dan ook geïndiceerd. Tijdens de trainingen dient de hartslag in de gaten te worden gehouden om de cardiovasculaire reactie op inspanning te monitoren (Dehner 2014).

14.11 Cholesterol

Cholesterol is een lichaamseigen lipide (vet) dat een functie heeft in de productie van vitamine D, galzuren, celmembranen en hormonen. Het hydrofobe cholesterol wordt, net als de andere lipiden, per lipoproteïne vervoerd door het lichaam (Zorginstituut Nederland 2015). De lipoproteïnen LDL (*low density lipoproteins*) en HDL (*high density lipoproteins*) zijn voor het overgrote deel verantwoordelijk voor het transport van cholesterol; LDL bevat circa 75 % van het cholesterol in de circulatie, HDL bevat 20 % van het cholesterol; het overige cholesterol in het plasma zit in VLDL (*very low density lipoproteins*) en in chylomicronen (Zorginstituut Nederland 2015). LDL is verantwoordelijk voor het dichtslibben van bloedvaten, terwijl HDL beschermt tegen de kwalijke gevolgen van LDL, door te assisteren in transport en afbraak van vrije cholesterolmoleculen (Goldmann 2003). Het dichtslibben van de bloedvaten met plaques staat bekend als aderverkalking. Deze plaques kunnen ook losraken en verderop in de circulatie de doorstroming remmen, leidend tot een hartaanval of angina (Pickover 2013). Een te hoog cholesterolgehalte, of hypercholesterolemie, komt in sommige families vaker voor en treft meer mannen dan vrouwen. Met het klimmen van de jaren neemt het risico verder toe. Naast het innemen van medicatie is verandering van leefwijze een belangrijke interventie om zowel het hoge cholesterolgehalte te verlagen als te voorkomen. Het beperken van verzadigde vetzuren, bestrijden van overgewicht, stoppen met roken en voldoende lichaamsbeweging zijn hier cruciaal (Goldmann 2003). De significante verbetering in het lipidenspectrum, die zichtbaar wordt na het volgen van een beweegprogramma waarbij ook aandacht is voor de *self-efficacy* van de patiënt (Verhagen et al. 2009), bevestigt de positieve rol van een leefwijzeverbetering. Hiernaast kan nog genoemd worden dat hoogintensieve trainingen (80 % van de VO$_2$max) in dit geval sterkere verbeteringen in het lipidenspectrum laat zien ten opzichte van minder intensieve trainingen.

14.11.1 Statines

Statines (of cholesterolsyntheseremmers) zijn een groep medicijnen die het cholesterol- en triglyceridengehalte verlagen. Het zijn lipidenverlagende middelen die in het bloed het gehalte aan vetachtige stoffen verminderen. Een overmaat aan lipiden laat de bloedvaten dichtslibben, waardoor de bloedvoorziening naar het hart en de hersenen wordt verminderd. Het risico op atherosclerose, beroerten en hart- en vaatziekten neemt hierdoor toe (Goldmann 2003). Statines verlagen de mortaliteit in de populatie met cardiovasculaire aandoeningen (Dehner 2014; Tomlinsen en Mangione 2005), verminderen het risico op het ontstaan van hart- en vaatziekten bij mensen zonder een geschiedenis van hart- en vaatziekten (Tomlinsen en Mangione 2005) en kunnen het arbeidsvermogen van patiënten met cardiovasculaire klachten verbeteren, meetbaar in bijvoorbeeld toegenomen wandelafstanden en pijnvrije wandeltijd (Parker en Thompson 2012).

Statines worden over het algemeen goed verdragen (Parker en Thompson 2012). Misselijkheid, diarree, obstipatie, buikpijn en hoofdpijn zijn bekende bijwerkingen van deze middelen (Goldmann 2003). Statines kunnen leverproblemen veroorzaken, waardoor de fysiotherapeut alert dient te zijn op tekenen en symptomen van leverziektes. Let hierbij op de aanwezigheid van een gele huid, veranderingen aan de nagels, buikpijn, een pijnlijk gevoelige buik bij palpatie en donker gekleurde urine (Dehner 2014). Tevens veroorzaken statines myalgische klachten (Goldmann 2003; Parker en Thompson 2012), zoals spierpijn, krampen, spierzwakte en zelfs spierschade (Zorginstituut Nederland 2015; Parker en Thompson 2012). Het risico op spierblessures neemt toe bij een hogere leeftijd van de patiënt. De spierzwakte die kan optreden in de grote spieren van de benen, leidt hierbij ook tot een toename van valgevaar in de oudere populatie. Angst om te vallen, alsook spierpijn en spiervermoeidheid, leidt nu tot verdere inactiviteit en afname van de conditie. Zodra de patiënt stopt met het gebruik van statines neemt de spierkracht weer toe. Helaas is het stoppen met het gebruik van deze medicatie niet altijd een optie (Parker en Thompson 2012).

De myogene klachten als gevolg van statines zijn meer aanwezig bij lichamelijk actieve mensen dan bij mensen met een zittend bestaan. Toch schijnt de kans op deze myogene klachten te verminderen wanneer men enkele weken vóór het gebruik van statines start met lichamelijke training (Parker en Thompson 2012). De spierklachten als gevolg van het gebruik van statines zijn niet geheel zonder gevaar.

Myopathie kan in een klein aantal gevallen leiden tot rabdomyolyse, een gevorderde myopathie met toegenomen schade van het dwarsgestreepte spierweefsel (Dehner 2014; Banga 2001). De inhoud van de afgebroken spiercellen komt in de circulatie terecht en leidt tot een toegenomen plasma-activiteit van creatinekinase en een verhoogde plasmaconcentratie van myoglobine. Tijdig signaleren van de myopathie en stoppen met het gebruik van de statines kan de rabdomyolyse voorkomen en de myopathie herstellen (Tomlinsen en Mangione 2005; Banga 2001). De klinische verschijnselen van rabdomyolyse zijn: algehele malaise, misselijkheid en braken, koorts, spierpijn en spierzwakte. De pijn kan wijdverspreid over het lichaam optreden of in specifieke spiergroepen, veelal in de kuiten en de lage rug. Rode verkleuring van de urine (myoglobinurie) treedt op door de uitscheiding van myoglobine via de urine (Banga 2001). Wanneer de rabdomyolyse niet tijdig gedetecteerd wordt, dan kan de toenemende myoglobinemie de nieren en andere organen beschadigen met een mogelijke acute nierinsufficiëntie en een eventuele dood tot gevolg (Banga 2001). Rabdomyolyse kan tevens optreden als

14.11 · Cholesterol

gevolg van illegaal drugsgebruik, zoals cocaïne, amfetamine, heroïne, ecstasy, barbituraten en methadon, of als gevolg van andere toxische situaties, zoals tetanusinfecties, koolmonoxidevergiftiging of een slangenbeet (Goodman en Snyder 2007). Het ontstaan van rabdomyolyse is zeldzaam, maar in verband met de grote aantallen patiënten met musculoskeletale klachten die door fysiotherapeuten gezien worden en de mogelijk letale afloop, dient de therapeut toch alert te zijn op de tekenen en symptomen ervan. Het gelijktijdig gebruik van andere medicijnen die de plasmawaardes van een statine extreem kunnen doen stijgen, zijn potentiële veroorzakers van myotoxiciteit. Dit betreft onder andere: ciclosporine, itraconazol, erytromycine, claritromycine, hiv-proteaseremmers en nefazodon. Ook het gebruik van grapefruitsap kan de concentratie van statines sterk beïnvloeden. Fibraten kunnen de afbraak van actieve metabolieten van sommige statines vertragen, waardoor het aan te bevelen is om tijdens de combinatie van statines en fibraten, beide middelen laag te doseren (Banga 2001). Myopathieën treden vaker op bij vrouwen, bij oudere patiënten en bij mensen met nier- of leverproblemen (Dehner 2014).

Klinische verschijnselen van rabdomyolyse
- algehele malaise;
- misselijkheid en braken;
- koorts;
- spierpijn;
- spierzwakte;
- rode verkleuring van de urine;
- wijdverspreide pijnen of pijn in specifieke spiergroepen.

Bron: Banga (2001).

Risicofactoren voor myopathie door statines
- leeftijd > 80 jaar;
- vrouw;
- gebruik van meerdere medicijnen;
- een klein en tenger postuur;
- comorbiditeit;
- perioperatieve periodes;
- gelijktijdig gebruik van:
    - fibraten (lipidenverlagende middelen);
    - vitamine B3/nicotinezuur (lipidenverlagende middelen);
    - ciclosporine;
    - antimicrobiële middelen (suffix: -azol);
    - macrolide antibiotica;
    - erytromycine & claritromycine;
    - nefazodon (antidepressivum);
    - verapamil (calciumantagonist);
    - amiodaron (antiaritmica);
    - warfarine;
    - digoxine;
    - hiv-proteaseremmers (suffix: -navir);
    - grote hoeveelheden grapefruitsap;
    - alcoholmisbruik.

Bronnen: Dehner (2014), Tomlinsen en Mangione (2005) en Banga (2001).

Incontinentie

Samenvatting

Incontinentieklachten worden dikwijls behandeld door gespecialiseerde fysiotherapeuten. De behandeling bestaat dan vooral uit oefentherapieën, zoals bekkenbodemtrainingen en blaastrainingen en psychosomatische interventies. Urge-incontinentie wordt veelal in stand gehouden door angst en/of cafeïneconsumptie. Anticholinergica kunnen aanvullend toegepast worden bij urge-incontinentie. Deze middelen kunnen ook zorgen voor overloopincontinentie. Stressincontinentie komt vooral voor bij vrouwen. Medicamenteuze interventies hierbij worden niet aangeraden. De alfa1-receptorblokkers ontspannen de spierspanning in de prostaat voor een verbeterde uitscheiding bij prostaathyperplasie. De 5-alfa1-reductaseremmers remmen de ontwikkeling van prostaatepitheelhyperplasie zodat urineretentie vermindert. De medicinale werking van cranberry's tegen urineweginfecties kan niet worden bevestigd. De medicamenteuze behandeling van bedplassen is beperkt.

15.1 **Algemeen – 138**
15.1.1 Urge-incontinentie – 138
15.1.2 Stressincontinentie – 139
15.1.3 Overige vormen van incontinentie – 139

15.2 **Mictiekenmerken – 139**

15.3 **Enuresis nocturna – 140**

H. van der Velde, *Fysiotherapie en medicatie*, DOI 10.1007/978-90-368-0471-4_15,
© 2016 Bohn Stafleu van Loghum, onderdeel van Springer Media BV

15.1 Algemeen

Urine-incontinentie komt voor bij 25 tot 50 % van de volwassen vrouwen en bij minder dan een tiende van de volwassen mannen. De klachten komen meer voor bij ouderen dan bij jongeren. Het onwillekeurig verliezen van urine kent verschillende vormen. Met name de stressincontinentie, de urge-incontinentie en de mengvorm van deze twee, worden doorverwezen naar de (gespecialiseerde) fysiotherapeut. Bij de stressincontinentie worden vooral bekkenbodemoefeningen ingezet als therapie; bij urge-incontinentie wordt voornamelijk blaastraining gegeven door de therapeut. Oefentherapie (niet-medicamenteuze therapie) heeft in eerste instantie, zowel bij urge- als stressincontinentie, de voorkeur boven medicamenteuze therapieën. Medicijnen zoals (klassieke) antihistaminica, opiaten, lisdiuretica, calciumantagonisten, antipsychotica, antidepressiva, lithium en antiparkinsonmiddelen kunnen een invloed hebben op de mictie (Blanker et al. 2014), waarbij antipsychotica, antidepressiva en/of lisdiuretica verantwoordelijk kunnen zijn voor het ontstaan van incontinentie (Largo-Janssen et al. 2006).

15.1.1 Urge-incontinentie

Deze vorm van incontinentie wordt gekarakteriseerd door plotse mictiedrang. Het treedt op wanneer de detrusorcontractie niet meer kan worden onderdrukt. Lichamelijke aandoeningen, zoals prostaathypertrofie of cystitis, kunnen de oorzaak zijn van deze vorm van incontinentie. Het is echter de angst voor de incontinentie die de klacht in een aantal gevallen in stand houdt. Ook de consumptie van cafeïnehoudende producten kan een rol hebben in de instandhouding van de klachten. Adviseer de patiënt dan ook om het gebruik van cafeïnehoudende producten te minderen. Wanneer blaastraining weinig effect heeft gehad op de klachten, dan valt een behandeling met anticholinergica (zoals: darifenacine, oxybutynine, solifenacine of tolterodine) aanvullend op de oefentherapie te overwegen. Blijf alert op eventuele bijwerkingen zoals een droge mond, verminderde cognitie bij ouderen en urineretentie (Largo-Janssen et al. 2006).

> **Incontinentie, medicatie en middelen**
> - De eerstelijns behandeling van incontinentie bestaat bij voorkeur voornamelijk uit oefentherapie.
> - Anticholinergica (o. a. antidepressiva en antipsychotica) kunnen urineretentie met overloopincontinentie veroorzaken.
> - Anticholinergica worden ingezet bij urge-incontinentie wanneer blaastraining alleen onvoldoende effect geeft.
> - Verminderde consumptie van cafeïnehoudende producten kan incontinentieklachten reduceren.
> - Alcohol en lisdiuretica versnellen de vulling van de blaas, waardoor aandrang toeneemt.
> - Medicatie wordt niet ingezet in de behandeling van stressincontinentie.
> - Oestrogenen en flavoxaat worden niet langer aanbevolen in de behandeling van incontinentie.
>
> Bron: Largo-Janssen et al. (2006).

15.1.2 Stressincontinentie

Deze vorm van incontinentie komt bij mannen weinig voor (Blanker et al. 2014). Bij vrouwelijke patiënten met incontinentieklachten, jonger dan 65 jaar, gaat het meestal om stressincontinentie. De klachten treden op tijdens hoesten, niezen, persen of inspanning. De aanwezigheid van overgewicht, chronisch hoesten en operaties in het kleine bekken kunnen het ontstaan van stressincontinentie stimuleren. Ook de zwangerschap en de bevalling zijn belangrijke ontstaansfactoren. Postoperatieve schade aan de sfincter na een prostaatoperatie is bij mannen een veelvoorkomende reden voor het ontstaan van stressincontinentie. Medicatie wordt niet geadviseerd in de behandeling van stressincontinentie. Het oefenen van de bekkenbodem behelst het leeuwendeel van de behandeling (Largo-Janssen et al. 2006).

15.1.3 Overige vormen van incontinentie

De reflexincontinentie wordt veroorzaakt door een centraal neurologische laesie waardoor de controle op de blaas is aangetast.

Overloopincontinentie ontstaat door een verminderde contractiliteit van de blaas zoals kan ontstaan bij een diabetische neuropathie, of door een afvloedbelemmering door bijvoorbeeld een prostaathypertrofie, myomen of ovariële tumoren. Het gebruik van anticholinergica kan aanleiding geven tot het ontstaan van overloopincontinentie.

De continue incontinentie ontstaat door een fistel die voortkomt uit een verwonding, operatie of besnijdenis (Largo-Janssen et al. 2006).

15.2 Mictiekenmerken

Nadere informatie over een aantal kenmerken van de mictie van de patiënt kan waardevol zijn. Wanneer het urineren bemoeilijkt is, dan kan dit het gevolg zijn van prostaathypertrofie of urethrastrictuur. Een toename van de mictiefrequentie komt met name voor bij urineweginfecties, prostaatlijden of diabetes mellitus. Ook komt het voor dat de mictie gepaard gaat met pijn. Veelal is dit het gevolg van een urineweginfectie. Bloed in de urine kan het gevolg zijn van tumoren, urineweginfecties of steenlijden (Largo-Janssen et al. 2006). Prostaatvergroting of prostaatkanker is vrijwel nooit oorzaak van mictieklachten.

Een medicamenteuze behandeling voor mictie- en incontinentieklachten heeft bij mannen een beperkt effect en berust waarschijnlijk voor een deel op placebo. De middelen die desondanks hiervoor gebruikt worden, zijn anticholinergica, selectieve alfa1-receptorblokkers en 5-alfareductaseremmers (Blanker et al. 2014).

Anticholinergica Anticholinergica worden ook wel parasympathicolytica of muscarinereceptorantagonisten genoemd en blokkeren de muscarinereceptoren, waardoor de acetylcholineactiviteit wordt verminderd (Dehner 2014; Zorginstituut Nederland 2015). De anticholinerge bijwerkingen zijn voornamelijk het gevolg van uitdroging van bepaalde structuren. Symptomen als een droge mond, obstipatie, urineretentie, diplopia, erythema, verwardheid en slapeloosheid kunnen bijwerkingen zijn van parasympathicolytica (Dehner 2014).

Selectieve alfa1-receptorblokkers Het gladde spierweefsel van de blaashals en de urethra ontspant zich als gevolg van alfa1-receptorblokkade. In het geval van benigne prostaathyperplasie

(BPH) zorgt de verlaagde spierspanning in de prostaat voor een verbeterde uitscheiding van de urine. Het effect treedt bij de behandeling van BPH binnen enkele dagen al op en houdt bij voortzetting van de therapie aan (Zorginstituut Nederland 2015). De alfa1-blokkers zijn bloeddrukverlagende middelen met bijwerkingen zoals orthostatische hypotensie, duizeligheid, slapte, hoofdpijn en het 'eerstedosiseffect'. Het eerstedosiseffect is een plotse daling in bloeddruk bij verandering van houding en kan optreden wanneer onlangs met de medicatie is gestart of wanneer de dosis wordt verhoogd. De bijwerking kan ontweken worden wanneer de therapie met een lichte dosis begint en langzaam wordt opgevoerd en de eerste dosis vóór het slapen wordt gegeven (Zorginstituut Nederland 2015).

5-alfa1-reductaseremmers De vorming van dihydrotestosteron uit testosteron wordt geremd door de 5-alfa1-reductaseremmers dutasteride en finasteride. Dihydrotestosteron is noodzakelijk in de ontwikkeling van prostaatepitheelhyperplasie. Ondanks beperkte positieve effecten op mictieproblemen is er een verminderde kans op acute urineretentie en noodzakelijke operatieve ingrepen aangetoond bij mannen met een prostaat groter dan 30 á 40 ml (Zorginstituut Nederland 2015). Bijwerkingen komen voor in de vorm van onder andere impotentie, verminderd libido en een verminderde omvang van het ejaculaat (Zorginstituut Nederland 2015).

Cranberry Sinds jaren wordt het sap van de cranberry geëerd om zijn gezondheidsbevorderende capaciteiten. De cranberry is een vrucht die in Nederland voornamelijk voorkomt op Terschelling. Het zure sap van de vrucht zou moeten helpen urineweginfecties te bestrijden. Onderzoeken naar deze claim kunnen het positieve effect van het vruchtensap echter niet bevestigen (European Food Safety Authority 2011).

15.3 Enuresis nocturna

Bedplassen is het onwillekeurig ledigen van de blaas tijdens de slaap volgens het patroon van een normale mictie, wanneer blaascontrole en zindelijkheid verwacht mag worden. De behandeling hiervan is vooral gedragsmatig en wordt slechts medicamenteus ondersteund wanneer niet-medicamenteuze behandelingen alleen niet afdoende zijn. Diverse niet-medicamenteuze methoden zijn beschikbaar, zoals gebruik van een plaswekker, blaastraining, plaskalender of droogbedtraining. Van de medicamenteuze middelen die beschikbaar zijn, zijn slechts het tricyclische antidepressivum imipramine en het vasopressineanalogon desmopressine effectief gebleken. Het effect is echter beperkt en geheel droog worden de kinderen er niet van (Boomsma et al. 2006).

Obstipatie

Samenvatting

Laxantia zijn middelen die ingezet worden tegen obstipatie. Verbetering van leefstijl (meer bewegen, meer drinken en vezelrijk eten) kan in veel gevallen obstipatie bestrijden. Bepaalde aandoeningen en geneesmiddelen kunnen obstipatie veroorzaken. Ouderen hebben meer kans op obstipatie. Een beweegprogramma met aandacht voor vochtinname- en voedingseducatie kan helpen. Wanneer leefstijlveranderingen niet afdoende zijn, worden laxantia gebruikt. Men onderscheidt contactlaxantia, emollientia, glijmiddelen, volumevergrotende middelen, osmotisch werkende middelen en middelen die de defecatiereflex opwekken.

16.1 Obstipatie en medicatie – 142

16.2 Fysiotherapie en obstipatie – 142

16.3 Laxantia en obstipatie – 142

H. van der Velde, *Fysiotherapie en medicatie*, DOI 10.1007/978-90-368-0471-4_16,
© 2016 Bohn Stafleu van Loghum, onderdeel van Springer Media BV

16.1 Obstipatie en medicatie

Laxeermiddelen of laxantia zijn middelen die ingenomen worden tegen obstipatie. Wanneer de darminhoud te hard is treedt er vaak obstipatie op. De diagnose wordt dan ook gesteld op basis van de hardheid van de ontlasting en niet op de frequentie van de stoelgang. Wanneer de onverteerbare voedselresten te lang in de dikke darm blijven, wordt er te veel vocht aan deze resten onttrokken waardoor de feces droog en hard wordt en een kleiner volume krijgt. Door het verkleinde volume treedt de neiging tot ontlasten minder snel op. Wanneer je te weinig lichaamsbeweging krijgt, te weinig drinkt of een vezelarm dieet hebt, kan obstipatie ontstaan. Maar ook in het geval van ziekte, galblaasaandoeningen, darmziekten, nerveuze spanningen of carcinomen komt obstipatie voor. Geneesmiddelen zoals opiaten, sedativa, diuretica, parasympathicolytica en antiparkinsonmiddelen veroorzaken ook obstipatie. Deze middelen remmen darmbewegingen, onttrekken vocht aan de darmen of verminderen de productie van spijsverteringssappen. Oudere mensen lopen een vergroot risico op obstipatie, vooral door hun gebruik van medicijnen, verminderde lichaamsbeweging en verminderde vochtopname (Römgens en Merkus 1995).

16.2 Fysiotherapie en obstipatie

Lichaamsbeweging is een belangrijke factor in het bestrijden van obstipatie. Een beweegprogramma met voldoende aandacht voor vochtinname en theoretische leerstof rond de toiletgang en een dieet met vezelrijke voeding zoals graanproducten, groente, fruit, yoghurt, karnemelk, havermout, jam en pindakaas. Ook voedingsmiddelen zoals kruiden en gedroogde appeltjes kunnen baten, omdat gedroogde appeltjes vocht aantrekken en kruiden de darmen prikkelen (Römgens en Merkus 1995).

16.3 Laxantia en obstipatie

In veel gevallen zullen de veranderingen in leefstijl afdoende zijn om obstipatie te bestrijden. Wanneer dit echter niet lukt zullen de klachten met behulp van laxantia bestreden moeten worden. Deze middelen zijn onder te verdelen in:
- contactlaxantia die de darmwand prikkelen;
- emollientia en glijmiddelen die de feces zachter en gladder maken;
- volumevergrotende middelen bestaande uit voedingsvezels;
- osmotisch werkende middelen die ervoor zorgen dat vocht vast wordt gehouden in de darmen;
- stoffen die de defecatiereflex opwekken (Römgens en Merkus 1995).

Allergieën

Samenvatting

Allergie is een immuunrespons op een relatief ongevaarlijke stof. Tijdens een allergische reactie komt histamine vrij, dat voor ontstekingsreacties en onwillekeurige samentrekkingen van spieren zoals de luchtpijp en de bronchiën zorgt. Symptomen van een allergische reactie zijn: jeuk, irritatie, bultjes, roodheid, ademhalingsproblemen en soms anafylactische shock. Antihistamine remt de allergische reactie. Een allergieanamnese is belangrijk om eventuele voorkombare allergische reacties in de praktijk te beperken en het risico op anafylaxie te verminderen. De allergische rhinitis, voedselallergie en medicijnallergie worden besproken, inclusief de medicijnen die hierbij van toepassing zijn, alsook wat te doen in het geval van een allergische reactie of anafylactische shock.

17.1 Allergische reactie – 144

17.2 Histamine en antihistamine – 144

17.3 Allergieanamnese – 144

17.4 Allergische rhinitis – 145

17.5 Voedselallergie – 145

17.6 Medicijnenallergie – 146

17.7 Middelen tegen allergische reacties en anafylaxie – 146
17.7.1 Adrenaline – 147

17.8 Handelen in het geval van anafylactische shock – 147

17.1 Allergische reactie

Allergieën worden al beschreven sinds 900 na Christus, maar het was de Oostenrijkse kinderarts Clemens von Pirquet (1874–1929) die het woord allergie als eerste gebruikte bij zijn onderzoek naar kinderen die hevig reageerden op een tweede blootstelling aan eenzelfde vaccin (Pickover 2013). Een allergie treedt op wanneer het lichaam op een relatief ongevaarlijke stof reageert met een immuunrespons. Wanneer het lichaam voor het eerst in contact komt met een stof waarop het allergisch gaat reageren, ontstaat er eerst een gevoeligheid van het immuunsysteem voor deze stof: de sensibilisatie. In dit stadium worden antistoffen gemaakt tegen de stof in kwestie. Hierna volgt bij iedere blootstelling aan deze stof een allergische reactie. De stof noemen we dan een allergeen. Wanneer een allergeen in het lichaam wordt ontdekt, reageert het lichaam door antilichamen te produceren die zich hechten aan mestcellen. Wanneer het allergeen zich hecht aan meerdere antilichamen, dan doet dit de mestcellen barsten en komt hieruit histamine vrij. De histamine en andere ontstekingsstoffen ontketenen hierop een lokale ontstekingsreactie en een samentrekking van onwillekeurige spieren (met name in de luchtpijp en bronchiën), die gepaard gaat met jeuk, irritatie, bultjes, roodheid, ademhalingsproblemen en soms een anafylaxie (Goldmann 2003; Pickover 2013).

17.2 Histamine en antihistamine

Histamine bevindt zich in diverse organismen. Het zit in de witte bloedcellen van de mens (de basofielen en de mestcellen of mastocyten). Het bevindt zich ook in het gif van insecten en in verschillende planten. Wanneer lichaamsvreemde stoffen het lichaam binnentreden, dan zorgt histamine ervoor dat de bloedvaten zich verwijden zodat de witte bloedcellen snel naar het bedreigde gebied kunnen komen om daar de strijd aan te gaan met de lichaamsvreemde stoffen. De eerste antihistamine die bruikbaar was voor mensen werd door Daniel Bovet (1907–1992) en zijn collega's geproduceerd in 1994. Het middel, Neo-Antergan, kon zich hechten aan een van de vier soorten histaminereceptoren op het celoppervlak, namelijk de H_1-receptoren die zich op gladde spiercellen, de binnenwand van de vaten en het centraal zenuwstelsel bevinden (Pickover 2013).

17.3 Allergieanamnese

Naast het vragen naar middelen of medicijnen die uw patiënten gebruiken, is het net zo belangrijk om te vragen naar de aanwezigheid van mogelijke allergieën. Wanneer u weet waar uw patiënt allergisch voor is, dan kunt u proberen om het mogelijke contact van uw patiënt met dit allergeen in uw praktijk te vermijden. De beste *behandeling* van allergieën is het *vermijden* van allergieën. Denk hierbij aan klimaatomstandigheden in de praktijk, stof, huismijt, bloeiende planten in de wachtruimte en aan stoffen die verwerkt zitten in massagelotions (Goodman en Snyder 2000). Wanneer uw patiënt allergisch is voor nikkel, dan kan er tijdens een *dry needling*-behandeling een allergische reactie ontstaan rond de plaats waar geprikt is (Laan en Moor 2013). Wanneer u van plan bent om tape aan te brengen op de huid van de patiënt, dient u eerst een allergie voor tape of pleisters uit te vragen. Wellicht verricht u interventies waarbij u handschoenen moet dragen. Vraag uw patiënt dan specifiek na of hij allergisch is voor latex. Wellicht is uw patiënt in het bezit van een injectiespuit of auto-injector (epipen®) met adrenaline, die gebruikt kan worden in het geval van een sterke allergische reactie. Een auto-injector is een kant-en-klare injectiespuit die uw patiënt altijd bij zich behoort te hebben in het geval hij bekend is met een ernstige allergie. De spuit moet niet achterblijven in de kleedkamer of in een kluisje, maar dient meegenomen te worden in de behandelruimte waar hij op een veilige en bereikbare plek wordt neergelegd. In het geval dat de patiënt in contact komt met de stof waarvoor hij allergisch is, dient hij zichzelf hiermee te injecteren. De allergische reactie wordt hierdoor gereduceerd, zodat er tijd gewonnen wordt voor de aankomst van de ambulancedienst. Belangrijk is dat de fysiotherapeut weet hoe de auto-injector werkt. Vraag de patiënt dan ook naar de instructie ervan. Als eerstehulpverlener mag men geen auto-injector gebruiken bij een onbekende (Pols 2014); de therapeut moet daarom met de patiënt bespreken of hij toestemming verleent aan de therapeut om de auto-injector te gebruiken ter bestrijding van een allergische reactie. Deze bespreking dient ook terug te komen in het dossier van de patiënt, bij voorkeur ondertekend door de patiënt.

> **Allergieën**
> - Zijn er bepaalde stoffen waar u allergisch voor bent?
>   - Zo ja, waarvoor?
> - Bent u allergisch voor bepaalde medicijnen of middelen?
>   - Zo ja, welke?
> - Wat zijn de gebruikelijke symptomen gedurende uw allergische reacties? Beschrijf eens een typische allergische reactie.
> - Onder welke omstandigheden komen deze allergische reacties voor?
> - Is er een relatie met fysieke omstandigheden, zoals koude, warmte of vochtigheid?
> - Komen de symptomen op bij bepaalde activiteiten, zoals lichamelijke oefening?
> - Neemt u medicatie voor uw allergieën?
>   - Zo ja, welke?
>   - Zo ja, heeft u deze medicatie altijd bij u?
>
> Bron: Goodman en Snyder (2000).

17.4 Allergische rhinitis

In veel gevallen wordt een allergische rhinitis veroorzaakt door het inademen van een allergeen, wat leidt tot een ontsteking van de slijmvliezen van keel en neus. Pollen, stofmijt, honden- en kattenharen, huisstof of schimmels zijn meestal de veroorzakers van het ongemak dat zich uit in: jeukende, verstopte of lopende neus, veelvuldig niezen, jeukende, rode en waterige ogen. Om deze allergische reacties in de fysiotherapiepraktijk te voorkomen, kunnen diverse maatregelen genomen worden: laat geen huisdieren toe in de praktijk; gebruik geen kussens of dergelijke met dierlijke vulling zoals dons of veren; vervang materialen die stof aantrekken, zoals gestoffeerde stoelen, kussens, gordijnen en vloerbedekking in de wacht- en behandelkamer. Voor wat betreft hooikoorts is het verstandig om bloeiende planten buiten de deur te houden, om in de lente en de zomer de deuren en ramen zo veel mogelijk dicht te houden en een airconditioning aan te schaffen voor de voorziening van frisse lucht (Goldmann 2003).

17.5 Voedselallergie

Een voedselallergie moet niet verward worden met voedselintolerantie die aanzienlijk vaker voorkomt. Met name pinda's, voedingsmiddelen die uit zee komen en steenvruchten zijn voedingsmiddelen waarop mensen allergisch kunnen reageren. Conserveringsmiddelen en kleurstoffen veroorzaken vrijwel nooit allergische reacties, maar overgevoeligheid voor Vetsin, koemelk en tarwe komt veelvuldig voor. Een voedselallergie treedt vaker op bij mensen met astmatische klachten, constitutioneel eczeem of allergische rhinitis. Naast het optreden van jeuk en zwelling van de lippen, mond en keel kan er misselijkheid, diarree of overgeven optreden. In een aantal gevallen kan er een levensbedreigende situatie optreden in de vorm van een anafylactische shock. De patiënt krijgt dan problemen met de ademhaling en kan het bewustzijn verliezen. De therapeut moet in dit geval direct contact opnemen met de 112-alarmdienst (Goldmann 2003).

17.6 Medicijnenallergie

Als er een allergische reactie optreedt als gevolg van medicijngebruik, gaat het in de meeste gevallen om een antibioticum, maar men kan in principe voor ieder medicijn allergisch zijn. Vaak worden bijwerkingen van medicijnen verward met een allergische reactie. In de meeste gevallen zullen de reacties niet ernstig zijn, maar soms zijn de allergische reacties levensbedreigend. De gevoeligheid voor een medicijn treedt voornamelijk op wanneer het middel al eens eerder is gebruikt. De eerste keer dat het middel is gebruikt heeft het dikwijls geen klachten opgeleverd, maar een herhaling van de behandeling leidt tot een allergische reactie op het middel. Wanneer een medicijnenallergie is geconstateerd, dan zal de arts adviseren om met het gebruik van het medicijn te stoppen en zal hij een passend alternatief hiervoor zoeken. Tevens zal de allergie toegevoegd worden aan de informatie die op het actuele medicatieoverzicht van de patiënt staat vermeld (Goldmann 2003).

> **Allergische reacties**
> Eén of meer van de volgende symptomen kunnen optreden:
> - piepende ademhaling;
> - angio-oedeem (weefselzwelling, met name in het gezicht);
> - diarree;
> - misselijkheid;
> - jeukende uitslag met rode, verheven gebieden en soms witte bultjes;
> - anafylaxie in uitzonderlijke gevallen.
>
> In deze gevallen direct 112-alarmdienst inschakelen!
>
> Bron: Goldmann (2003).

17.7 Middelen tegen allergische reacties en anafylaxie

In een aantal gevallen kan desensibilisatie toegepast worden om iemand van zijn allergie te verlossen. In dit geval wordt herhaaldelijk een kleine hoeveelheid allergeen onderhuids ingebracht bij de patiënt, in toenemende doses, totdat de allergie voor de stof is verdwenen. Wanneer een allergische reactie optreedt dan kan deze bestreden worden met middelen die de effecten van histamine bestrijden, zoals adrenaline (epinefrine), corticosteroïden en antihistaminica (Römgens en Merkus 1995; Goldmann 2003). Antihistaminica verminderen trainingsprestaties doordat ze de reactietijd van de patiënt vertragen als gevolg van het versuffende effect van het middel (Bouchard 2012). Het zijn histamineantagonisten; dit betekent dat zij de receptoren bezetten waarop histamine aan kan grijpen. Dit belet het ontstaan van verdere allergische reacties, maar reeds bestaande allergische reacties worden hierdoor niet goed bestreden. Middelen zoals adrenaline en corticosteroïden zijn geïndiceerd. Bij een sterke allergische reactie kan een anafylactische shock optreden. Dit is een ernstige en eventueel zelfs fatale reactie van het lichaam op een allergeen. De allergische reactie verspreidt zich over het gehele lichaam en zorgt voor luchtwegvernauwing en een snelle verlaging van de bloeddruk. Deze situatie wordt veelal veroorzaakt door een insectenbeet, voedsel- of medicatieallergie. Wanneer er sprake is van anafylaxie moet de patiënt direct geïnjecteerd worden met adrenaline. Tevens krijgt de patiënt antihistamine of corticosteroïden en extra vocht toegediend. Sommige mensen die bekend zijn met ernstige allergische reacties, hebben van hun arts een spuit met adrenaline voorgeschreven gekregen die ze altijd bij zich moeten hebben. In het geval van anafylaxie moeten zij zichzelf hiermee injecteren waarna 112 gebeld moet worden (Goldmann 2003; Römgens en Merkus 1995).

17.7.1 Adrenaline

Uit de aminozuren fenylalanine en tyrosine wordt in de bijnieren het hormoon adrenaline gemaakt. Vanaf 1893 werden er door de Engelse fysioloog Edward Albert Sharpey-Schafer (1850–1935) en de Engelse arts George Oliver (1841–1915) experimenten uitgevoerd met bijnierextract. Naast dieronderzoek waaruit het bloeddrukverhogend effect van bijnierextract werd aangetoond, gaf Oliver zijn zoon bijnierextract om te ontdekken dat de diameter van de bloedvaten als gevolg hiervan toenam. In 1901 werd adrenaline voor het eerst geïsoleerd door de Japanse scheikundige en samoerai Jokichi Takamine (1854–1922).

Tegenwoordig wordt adrenaline of epinefrine onder meer gebruikt als bloeddrukverhogend middel, middel tegen allergische reacties en anafylaxie en bij reanimatie. Het lichaam produceert zelf adrenaline in situaties van stress, wanneer de individu zich in een noodsituatie bevindt, waarbij het moet kiezen tussen vechten, vluchten of bevriezen (*fight, flight or fright*). De aangemaakte adrenaline wordt dan in grote hoeveelheden vrijgegeven in het lichaam, waardoor het hart sneller gaat slaan, de bloedtoevoer naar het houdings- en bewegingsapparaat toeneemt, de bloedtoevoer naar inwendige organen afneemt en de pupillen verwijden. Deze effecten van adrenaline vergroten de overlevingskansen van de individu in noodsituaties (Pickover 2013).

17.8 Handelen in het geval van anafylactische shock

Wanneer een allergische reactie forse vaatverwijding van de bloedvaten veroorzaakt, kan de patiënt in anafylactische shock raken. In het geval dat de patiënt nog bij kennis is en beschikt over een epipen* dient hij zichzelf te injecteren. Afspraken die hierover met de patiënt zijn gemaakt, geven een fysiotherapeut de bevoegdheid om in geval van nood de bewuste prik aan de patiënt te geven wanneer deze hier zelf niet meer toe in staat is. Hulpdiensten dienen direct ingeschakeld te worden bij een dergelijk medisch spoedgeval. In afwachting van de ambulancedienst moet een verergering van shock voorkomen worden en dient de patiënt in een liggende positie in een (reddings)deken beschermd te worden tegen afkoeling. Het gevaar van afkoeling is een verminderde zuurstofvoorziening van de vitale organen. *Actieve* verwarming van patiënt, bijvoorbeeld met een warmtepakking, kan ook de zuurstofvoorziening van de inwendige organen verminderen en is derhalve uit den boze. Geef de patiënt niets te drinken, aangezien een verminderde functie van het spijsverteringsstelsel de kans op braken vergroot. Waar nodig controleert men de patiënt op letsel en houdt men de luchtwegen vrij (Pols 2014).

Antimicrobiële middelen

Samenvatting

Schadelijke micro-organismen kunnen infectieziekten veroorzaken. In een aantal gevallen is onze eigen afweer niet voldoende om deze infecties te bestrijden zodat we hiervoor medicijnen moeten innemen, zoals: virustatica, antimycotica, middelen tegen ééncelligen, middelen tegen tbc, sulfonamiden, chinolonen, middelen tegen urineweginfecties, cefalosporinen, tetracyclinen, penicilline, aminoglycosiden en macroliden. Bij het gebruik van fluorchinolonen moet men rekening houden met mogelijke peesrupturen. Bij tendinogene klachten zal het gebruik van fluorchinolonen dan ook uitgevraagd moeten worden. Artsen, laboranten en hoofden van instellingen hebben de plicht om een vermoedelijk geval van een ernstige infectieziekte te melden bij de GGD.

18.1   Micro-organismen – 150

18.2   Penicilline – 150

18.3   Fluorchinolonen – 152

18.4   Sulfapreparaten – 153

18.5   Meldingsplicht besmettelijke ziekten – 153

H. van der Velde, *Fysiotherapie en medicatie*, DOI 10.1007/978-90-368-0471-4_18,
© 2016 Bohn Stafleu van Loghum, onderdeel van Springer Media BV

18.1 Micro-organismen

Dagelijks dringen miljoenen micro-organismen ons lichaam binnen. Dit zijn organismen die men niet met het blote oog kan waarnemen. In de meeste gevallen zijn deze organismen onschadelijk (niet-pathogeen), maar een enkele keer kunnen schadelijke (pathogene) micro-organismen een infectieziekte veroorzaken. Ons afweersysteem beschermt ons tegen deze ziektekiemen die zich proberen te vermeerderen en ons daarmee ziek maken. In de meeste van deze gevallen is het afdoende om symptoombestrijdende middelen in te zetten in afwachting van herstel. Veelal heeft men voor deze infectieziekten (of besmettelijke ziekten) een weerstand opgebouwd (Vrijenhoek 1994). In een aantal gevallen echter, is de eigen afweer niet afdoende om de infectie tot een halt te brengen en zijn geneesmiddelen geïndiceerd om de infectie te bestrijden.

> **Micro-organismen**
> - bacteriën: kokken (bolvormige bacteriën), bacillen (staafvormige bacteriën), spirillen, spirocheten (spiraalvormige bacteriën) en vibrionen (kommavormige bacteriën);
> - virussen;
> - schimmels;
> - gisten;
> - protozoën (lagere ééncelligen).
>
> Bronnen: Römgens en Merkus (1995), Vrijenhoek (1994) en Bosch In den Straaten-Huygen van en Hendriks (2011).

De geneesmiddelen die ingezet kunnen worden tegen micro-organismen zijn antibiotica, virustatica en chemotherapeutica (zie ◘ tab. 18.1). Virussen kunnen niet met antibiotica en chemotherapeutica bestreden worden. In de meeste gevallen zijn deze middelen geschikt om bacteriën, schimmels of ééncelligen te bestrijden (Römgens en Merkus 1995; Vrijenhoek 1994). Virustatica hebben veel bijwerkingen omdat ze naast de virussen, ook gezonde cellen beïnvloeden. Daarom is het het beste om te proberen een virusinfectie te voorkómen, bijvoorbeeld door middel van hygiëne en vaccinatie. De meeste antibiotica tasten de celwand van de bacteriën aan zodat deze zich niet meer kunnen delen. Penicilline doodt de bacteriën van binnenuit, nadat het de celwand van de bacterie is binnengedrongen. De antimicrobiële middelen worden in het algemeen als kuur gegeven over een periode van enkele dagen tot weken. Het niet afmaken van een kuur betekent vaak dat de infectie later weer terugkomt (Römgens en Merkus 1995). Wanneer de patiënt zijn medicijnen niet trouw inneemt, dient de therapeut zijn patiënt te informeren over de noodzaak voor het afmaken van de kuur.

18.2 Penicilline

De vervuiling van een bacteriecultuur met schimmel in 1928 leidde tot de ontdekking van penicilline. In het vervuilde monster van de bioloog Alexander Fleming (1881–1955) werd zichtbaar dat de bacteriecultuur niet wilde groeien in de nabijheid van de schimmel die het monster had verontreinigd. Kort daarop ontwikkelde Fleming in een bouillon een zuivere schimmelcultuur, die tot het geslacht *Penicillium* behoorde. Maar het duurde nog tot 1941 voordat penicilline tot een werkzaam medicijn werd gemaakt in de bestrijding van micro-organismen (Pickover 2013).

18.2 · Penicilline

Tabel 18.1 Bijwerkingen van antimicrobiële middelen. Bronnen: Römgens en Merkus (1995) en Wiersma et al. (2002).

antimicrobiële middelen	bijwerkingen
virustatica: middelen tegen virussen, o. a. amantadine, idoxuridine, aciclovir	– misselijkheid, braken, slapeloosheid, verwardheid en dorst – de meerwaarde van een medicamenteuze behandeling moet gewogen worden tegen de mogelijke bijwerkingen
antimycotica: middelen tegen schimmels, o. a. miconazol, ketoconazol, nystatine	– gastro-intestinale klachten, hoofdpijn, huiduitslag en jeuk – deze middelen dienen niet gecombineerd te worden met maagzuurremmers
middelen tegen eencelligen: o. a. metronidazol, tinidazol, nifuratel	gastro-intestinale klachten, allergische reacties, bloedafwijkingen, mond- en/of zenuwontstekingen en een metaalsmaak
middelen tegen tbc: o. a. ethambutol, isoniazide	lever- en zenuwontstekingen, duizeligheid en coördinatieproblematiek
– sulfonamiden: o. a. sulfamethizol, sulfafurazol, trimethoprim *– chinolonen:* o. a. pipemidinezuur, norfloxacine, ciprofloxacine	– gastro-intestinale klachten, snelle ontwikkeling van resistentie, nier- en beenmergbeschadiging, overgevoeligheid, misselijkheid, braken, duizeligheid – fluorchinolonen kunnen ernstige peesklachten of peesrupturen veroorzaken
middelen tegen urineweginfecties: o. a. nitrofurantoïne, methenamine, fosfomycine	misselijkheid, braken, diarree, duizeligheid, spierkrampen, kortademigheid, prikkelhoest en allergische huidreacties
– penicilline: small spectrum: o. a. benzylpenicilline, feneticilline, cloxacilline breed spectrum: o. a. ampicilline, amoxicilline, piperacilline) *– cefalosporinen:* o. a. cefalexine, cefradine, cefuroxim	– ernstige overgevoeligheidsreacties, bestrijding van gunstige darmbacteriën leidend tot darmstoornissen, ernstige darminfecties en diarree, gastro-intestinale schimmelinfecties van het spijsverteringskanaal en resistentie tegen antibiotica – bij hoge dosering kunnen bloedafwijkingen, nierbeschadigingen of epileptische aanvallen optreden
tetracyclinen: breed spectrum: o. a. tetracycline en doxycycline	– beschadiging van in ontwikkeling zijnde tanden en kiezen – nierbeschadigingen kunnen optreden bij het gebruik van middelen die niet correct bewaard zijn – niet innemen met ijzertabletten, melk of antacida
aminoglycosiden: o. a. gentamicine, neomycine, tobramycine	– gebruik bij ernstige infecties of infecties met Pseudomonas-bacteriën – toxisch middel; kan leiden tot stoornissen van evenwichtsorganen, gehoor, nieren en het zenuwstelsel; meestal zijn deze klachten tijdelijk van aard – overgevoeligheidsreacties van huid en slijmvliezen
macroliden: smal spectrum: o. a. erytromycine, spiramycine, clindamycine	in enkele gevallen maag- en darmstoornissen

18.3 Fluorchinolonen

Chinolonen worden voornamelijk ingezet tegen urineweginfecties, luchtweginfecties, huidinfecties en infecties van het maag-darmstelsel (Römgens en Merkus 1995). De derde generatie van chinolonen, de fluorchinolonen kan leiden tot degeneratie van peesweefsel (Kabel et al. 2006). Deze middelen dienen alleen gebruikt te worden wanneer men er zeker van is dat de infectie wordt veroorzaakt door bacteriën (US Food and Drug Administration, FDA; 2008).

> **Risicofactoren op tendinitiden en rupturen bij chinolonengebruik**
> - gelijktijdig gebruik van corticosteroïden;
> - leeftijd: >60;
> - hoge dosering van fluorchinolonen;
> - bekend met tendinitiden of peesrupturen;
> - bekend met reumatische klachten;
> - de ziekte van Crohn;
> - diabetes mellitus;
> - nierfalen;
> - grote lichamelijke inspanning;
> - eerste wandeling van een bedlegerige patiënt;
> - patiënten die een nier-, hart-, of longtransplantatie hebben ondergaan.
>
> Bronnen: Kabel et al. (2006), US Food and Drug Administration, FDA (2008) en Wiersma et al. (2002).

In de meeste gevallen treden de symptomen van de peesproblematiek op binnen de eerste week van inname van het middel, maar in enkele gevallen komen de klachten pas nadat de patiënt al enkele weken gestopt is (Kabel et al. 2006). De achillespees is de plek waar de door chinolonen geïnduceerde klachten het vaakst optreden (Wiersma et al. 2002). Bij het signaleren van de eerste symptomen van peesproblemen, ontsteking of zwelling, moet lichamelijke inspanning gestaakt worden en de aangedane structuur ontlast worden. Tekenen en symptomen van een mogelijke peesruptuur zijn: een 'klik' of 'pop' in het peesgebied; het ontstaan van een blauwe plek direct na een laesie in het peesgebied en een onvermogen om de aangedane structuur te belasten (US Food and Drug Administration, FDA, 2008). In overleg met de arts kan nu besloten worden om het gebruik van de chinolonen te staken (Kabel et al. 2006; US Food and Drug Administration, FDA 2008). De arts kan eventueel een ander antibioticum voorschrijven dat geen nadelige effecten zal hebben op het peesweefsel (Kabel et al. 2006). De incidentie van peesontstekingen die in verband kunnen worden gebracht met het gebruik van fluorchinolonen is vrij laag (circa 7,7 per 100.000 gebruiksdagen), maar een gemiste diagnose of een incorrecte behandeling verhoogt de kans op een ruptuur. De bewuste peesrupturen kunnen zelfs enkele weken na het staken met de fluorchinolonen ontstaan (Kabel et al. 2006; Wiersma et al. 2002). Het gebruik van fluorchinolonen bij sporters behoort door artsen en behandelaars sterk afgeraden te worden (Wiersma et al. 2002). Het valt echter buiten de bevoegdheid van de fysiotherapeut om het gebruik van deze middelen af te raden, maar overleg met, en rapportage aan de arts heeft wel een belangrijke rol in het beloop van de klachten.

> **Tabel 18.2** Infectieziekten en mogelijke wettelijke maatregelen. Bron: Rijksinstituut voor Volksgezondheid en Milieu, RIVM (2008).

groep van infectieziekten	mogelijke wettelijke maatregelen
groep A: pokken, polio en SARS	– gedwongen opname tot isolatie of thuisisolatie, gedwongen – onderzoek, gedwongen quarantaine (inclusief medisch toezicht) – verbod van beroepsuitoefening
groep B1: o.a. difterie, pest, rabiës, tbc	– gedwongen opname tot isolatie of thuisisolatie, – gedwongen onderzoek – verbod van beroepsuitoefening
groep B2: o.a. kinkhoest, mazelen, cholera, buiktyfus, rubella	verbod van beroepsuitoefening
groep C: o.a. antrax, bof, botulisme, legionellose	dwingende maatregelen kunnen niet opgelegd worden, maar melding en persoonsgegevens zijn nodig om de inzet van vrijwillige en te adviseren maatregelen rondom de patiënt of anderen in de gemeenschap mogelijk te maken

> **Bij verdenking van een tendinitis als gevolg van chinolonen**
> - Overleg met verwijzer en/of arts:
>   – De arts staakt het gebruik van chinolonen bij deze patiënt.
>   – De patiënt krijgt eventueel een vervangend antibioticum.
> - De patiënt wordt ingelicht over het risico op rupturen.
> - Aangepast behandelplan, waarbij intensieve fysiotherapie, zoals dwarse fricties, rekoefeningen, spierversterking of balanstraining gecontra-indiceerd zijn.
>
> Bron: Kabel et al. (2006).

18.4 Sulfapreparaten

Deze verbindingen remmen de vermenigvuldiging van veel soorten bacteriën en worden ingezet bij urineweginfecties en algemene infectieziektes (Römgens en Merkus 1995). Tegenwoordig worden de middelen weinig meer gebruikt, mede in verband met de bacteriële resistentie, bijwerkingen en de soms levensbedreigende overgevoeligheidsreacties. Middelen zoals penicilline en andere antibiotica hebben de sulfapreparaten grotendeels vervangen (Gerald 2014).

18.5 Meldingsplicht besmettelijke ziekten

Artsen, laboranten en hoofden van instellingen hebben de plicht om een vermoedelijk geval van een ernstige infectieziekte te melden bij de GGD. Het betreft hier alle infectieziekten waarbij bestrijdingsmaatregelen noodzakelijk zijn (zie ◘ tab. 18.2). Het niet melden van deze ziekten is strafbaar. Het medisch beroepsgeheim geldt hier dan ook niet. De ziekten die onder deze meldingsplicht vallen zijn naar ernst onderverdeeld in drie groepen (A, B1/B2 en C) (Rijksinstituut voor Volkgezondheid en Milieu (RIVM) 2008).

Dermatologica

Samenvatting

Dermatologica worden op de huid aangebracht om de huid en onderliggende weefsels te beschermen en/of te verzorgen. De middelen kunnen ook een medicamenteuze werking op de huid of de algemene circulatie hebben. Vettige producten werken als een waterdichte bescherming en voorkomen het verlies van vocht uit de ingesmeerde huid. Hydrofiele producten bieden verkoeling. Transdermale medicijnen komen het makkelijkst vrij uit de substantie waar ze inzitten wanneer het medicijn lipofiel is en de substantie hydrofiel. Hydrofiele medicijnen in lipofiele substantie scheiden ook makkelijk van elkaar, maar het hydrofiele karakter van het medicijn zorgt voor een minder diepe werking. Fysiotherapeuten mogen transdermale medicijnen aanbrengen wanneer zij hierin bekwaam zijn, het medicijn het eigendom van de patiënt is en wanneer het medicijn niet is aanbevolen door de therapeut.

19.1 Beschermende en verzorgende dermatologica – 156

19.2 Transdermale dermatologica – 156

19.3 Fysiotherapeutische transdermale toediening – 157

> **De functie van de huid**
> - bescherming tegen de buitenwereld, zoals vuil en micro-organismen;
> - tactiele informatievoorziening;
> - uitscheiding van transpiratievocht;
> - warmteregulatie;
> - vorming van vitamine D.
>
> Bron: Dito en Stavast (2008).

19.1 Beschermende en verzorgende dermatologica

Dermatologica zijn medicijnen die op de huid aangebracht worden ter bescherming of verzorging van de huid. De middelen kunnen ook een medicamenteuze werking op de huid of de algemene circulatie hebben. Afhankelijk van de conditie van de huid en de schadelijke prikkels waaraan de huid is blootgesteld, worden de eigenschappen van de dermatologica gekozen. De huid kan bijvoorbeeld scheurtjes bevatten, droog of vettig zijn. De huid kan bijvoorbeeld (beroepsmatig) excessief vaak worden gedesinfecteerd of langdurig worden blootgesteld aan vocht of zonlicht. De middelen onderscheiden zich in toedieningsvorm, hydrofiele of lipofiele stof en additieven. Men onderscheidt onder andere: poeders, lipofiele zalven, pasta's, lipofiele crème, hydrogel, hydrofiele crème en lotions. De lipofiele dermatologica bieden een waterdichte bescherming en voorkomen verlies van vocht vanuit het behandelde gebied. De verminderde verdamping in het behandelde gebied verhoogt de lokale huidtemperatuur. Hydrofiele dermatologica verminderen de verdamping van water aan de huid niet, waardoor verkoeling in het behandelde gebied mogelijk is (Lüllmann et al. 2005).

> Roodheid, schilfering, ontvelling en/of de aanwezigheid van kleine barstjes zijn tekenen van een droge huid. Mogelijke oorzaken kunnen aandoeningen van schildklier, nieren, lever of het gebruik van medicatie zijn (Dito en Stavast 2008).

19.2 Transdermale dermatologica

Deze middelen leveren hun medicinale werking af in de huid, zoals bij een corticosteroïdenzalf, of in de algemene circulatie, zoals bij een morfinepleister. Het medicijn moet zich hiervoor losmaken uit de substantie waarin het verwerkt is. Dit proces wordt vergemakkelijkt wanneer het medicijn en de substantie elkaar afstoten: de ene hydrofiel, de ander lipofiel. De huid bezit een lipofiele beschermende laag tegen de buitenwereld, waardoor hydrofiele stoffen de huid niet kunnen penetreren. Transdermale medicijnen moeten dus lipofiel van aard zijn, bij voorkeur in een hydrofiele substantie opgelost. In een beperkt aantal situaties, zoals bij bacteriële huidinfecties, wanneer een hoge concentratie geneesmiddel zeer oppervlakkig onder de huid toegepast moet worden, kan er gekozen worden voor een hydrofiel medicijn in een lipofiele substantie (Lüllmann et al. 2005).

> **Transdermale penetratie**
> - Lipofiel medicijn in een hydrofiele substantie: diep, effectief.
> - Lipofiel medicijn in een lipofiele substantie: diep, minder effectief.
> - Hydrofiel medicijn in lipofiele substantie: oppervlakkig onderhuids, effectief.
> - Hydrofiel medicijn in hydrofiele substantie: weinig tot geen diepte, weinig effectief.

19.3 Fysiotherapeutische transdermale toediening

Wanneer de fysiotherapeut gebruik maakt van massagelotions, zalven of crèmes met medicinale ingrediënten is er sprake van het toedienen van medicijnen. Deze behandelvorm is voor fysiotherapeuten een overtreding op de Wet BIG (Hirsch Ballin 1993). Slechts wanneer de transdermale middelen het eigendom van de patiënt zelf zijn, mag een fysiotherapeut die bekwaam is in het toedienen van transdermale middelen het middel toedienen (Hirsch Ballin 1993, 2007; Actiz, BTN, LHV en Verenso 2012).Het middel mag niet door de patiënt aangeschaft zijn op advies van de fysiotherapeut, aangezien dit een vorm van voorschrijven inhoudt, wat een voorbehouden handeling is (KNMG, V&VN, NAPA 2012; Visser-Fijn et al. 2012).

Fysiotherapeuten die transdermale middelen toepassen op hun patiënten moeten hierbij altijd handschoenen dragen zodat het middel niet via hun handen in hun eigen circulatie terechtkomt (Berens et al. 2011). De handschoenen zijn veelal gemaakt van vinyl of latex en zijn zeer dun zodat de therapeut nog steeds afdoende kan voelen. Wanneer latex handschoenen worden gebruikt, is het belangrijk om bij de patiënt na te vragen of deze eventueel allergisch is voor latex. Oude resten van zalven of crèmes moeten verwijderd worden voordat een nieuwe laag wordt aangebracht. Extra zorg moet besteed worden aan hygiëne om bacteriegroei in het medicijn te voorkomen. Aandachtig doornemen van de gebruiksaanwijzing van het middel is essentieel (Berens et al. 2011).

De ziekte van Parkinson en Levodopa

Samenvatting

De ziekte van Parkinson ontstaat door een tekort aan dopamine in de hersenen en het verstoorde evenwicht tussen acetylcholine en dopamine aldaar. Het is een centraal neurologische aandoening die ernstige motorische gebreken veroorzaakt. Behandeling bestaat doorgaans uit toedienen van Levodopa, parasympathicolytica, fysiotherapeutische bewegingsprogramma's en psychologische hulpverlening. Levodopa kan de symptomen van de ziekte van Parkinson bestrijden, maar uiteindelijk raakt het middel uitgewerkt. Langdurige medicamenteuze behandeling met middelen die zich binden aan dopaminereceptoren, leiden tot dyskinesie en psycho-emotionele bijwerkingen zoals angsten, verwardheid, obsessief gedrag, dwangmatig gedrag en zelfs hallucinaties. Als gevolg van het gebruik van dopaminerge middelen kan er orthostatische hypotensie optreden waardoor de fysiotherapeut alert moet zijn op een verhoogd valgevaar en adviezen moet geven om het gevaar voor de patiënt te reduceren.

20.1 Levodopa (L-dopa) – 160

20.2 Dyskinesie – 160

20.3 Psycho-emotionele effecten – 161

20.4 Patiënteneducatie: orthostatische hypotensie bij dopaminerge middelen – 161

20.5 Parasympathicolytica – 162

H. van der Velde, *Fysiotherapie en medicatie*, DOI 10.1007/978-90-368-0471-4_20,
© 2016 Bohn Stafleu van Loghum, onderdeel van Springer Media BV

20.1 Levodopa (L-dopa)

Twee Oostenrijkse onderzoekers, Oleh Hornykiewicz (geb. 1926) en Walther Birkmayer (1910–1996) rapporteerden in 1961 over hun ervaring met levodopa (L-dopa). Patiënten die bedlegerig waren en niet konden zitten of van houding veranderen, konden na een injectie met L-dopa deze bewegingen weer zonder moeite uitvoeren. L-dopa is een psychoactief medicijn dat in de hersenen omgezet kan worden in de neurotransmitter dopamine. De ziekte van Parkinson wordt veroorzaakt doordat het lichaam onvoldoende dopamine aanmaakt, waardoor vaak een trage motoriek ontstaat, een uitdrukkingsloos gezicht, een schuifelende pas en een moeite om te starten of te stoppen met bewegingen (Pickover 2013). De medicinale behandeling van de ziekte van Parkinson richt zich erop de tekorten aan dopamine aan te vullen en om de dopamine–glutamaat–acetylcholinecircuits te herstellen (Dehner 2014). Wanneer de patiënt met de ziekte van Parkinson behandeld wordt met levodopa, dan kan er een zogenoemde 'on-off-fenomeen' ontstaan. De patiënt is dan vóór het toedienen van zijn medicijnen dikwijls niet in staat zich adequaat te bewegen/functioneren. Twee uren later, wanneer de medicijnen beginnen te werken, lijkt de patiënt ongehinderd door zijn ziektebeeld. Het ene moment lijkt het lichaam 'uit' te staan, het andere moment staat het 'aan' (on-off). Het is de taak van de arts om dit fenomeen zo veel mogelijk te voorkomen of te reduceren door een stabiele spiegel van de dopamine in het plasma te genereren. De fysiotherapeut kan zijn therapie in de meeste gevallen het beste plannen wanneer de patiënt 'on' staat. De patiënt is dan beter in staat om effectief te trainen. Aan de andere kant is het zeker ook leerzaam voor de therapeut om te zien hoe groot de mate van beperking is in de 'off'-status van de patiënt. Oefentherapie en inspanning kan een effect hebben op de opname, absorptie en de vraag naar L-dopa. Tijdens oefeningen en inspanningen moet de fysiotherapeut letten op tekenen van dyskinesie, coördinatieverlies en het moeizaam starten en/of stoppen van bewegingen.

Naarmate de tijd vordert, zal men zien dat de effectiviteit van L-dopa verminderd. De precieze reden hiervoor is nog niet geheel duidelijk. De dosis van de L-dopa zal dan ook in de loop der jaren verhoogd moeten worden, tot het middel geen relevante verbetering meer oplevert. Het on-off- fenomeen neemt als gevolg van de verminderde werkzaamheid toe. De arts zal hierbij proberen om de medicamenteuze interventie zodanig in te stellen, dat de patiënt de minst mogelijke last heeft van zijn ziektebeeld. De fysiotherapeut heeft hierbij een signalerende functie, waarbij hij melding dient te maken van de mate van achteruitgang binnen sessies en over het verloop van de sessies (Dehner 2014). In een aantal gevallen wordt de medicamenteuze therapie voor korte tijd gestaakt (drie dagen tot drie weken). Het komt voor dat deze periode van dopamineonthouding de effectiviteit van L-dopa vernieuwt, zodat de werking van het middel langer behouden blijft. De therapeut moet afdoende geschoold zijn om te weten hoe hij in 'off'-periodes zijn patiënt dient te behandelen. De patiënt dient voorgelicht te worden over de strategieën die hij kan volgen om deze periode zo efficiënt mogelijk door te komen en de therapeut dient extra aandacht te leggen op de patiëntveiligheid tijdens transfers (Dehner 2014).

20.2 Dyskinesie

Langdurige medicamenteuze behandeling met middelen die binden aan dopaminereceptoren (zie ◘ tab. 20.1), leidt tot dyskinesie en vooral tot onwillekeurige choreoathetotische bewegingen. Meestal treedt dit pas op na circa vijf jaar medicijngebruik, maar enkele keren ook eerder. Het ontstaan van dyskinesie vermindert de mobiliteit van de patiënt en verhoogt de kans op onveilige situaties, waardoor de therapeut zijn behandeling zal moeten aanpassen over de loop

Tabel 20.1 Werking van dopaminerge middelen. Bronnen: Dehner (2014) en Zorginstituut Nederland (2015).	
middel	Werking
levodopa	in tegenstelling tot *toegediende* dopamine, kan levodopa de bloed-hersenbarrière trotseren, waarna het in de hersenen omgevormd wordt tot dopamine
carbidopa	blokkeert de omvorming van levodopa in dopamine in de periferie, waardoor meer levodopa voor het centraal zenuwstelsel beschikbaar blijft
dopamineagonisten	bootsen de werking van dopamine na in het centraal zenuwstelsel
monoamine oxidase (MAO) inhibitors	geven een sterke inhibitie van MAO, die dopamine afbreken
catechol-O-methyl-transferase inhibitors	inhibeert COMT, dat levodopa afbreekt in inactieve metabolieten
amantadine	bevordert het vrijmaken van dopamine uit de presynaptische zenuwuiteinden en vertraagt de heropname van dopamine in de zenuwuiteinden

van de behandelperiode. Wanneer de therapeut een achteruitgang in mobiliteit of dyskinesie signaleert, dient hij dit te rapporteren aan de arts (Dehner 2014).

20.3 Psycho-emotionele effecten

Langdurig gebruik van middelen die binden aan de dopaminereceptoren (zie tab. 20.1) kunnen psycho-emotionele bijwerkingen geven, zoals angsten, verwardheid, obsessief gedrag, dwangmatig gedrag en zelfs hallucinaties. De nachtrust kan aangetast worden door het optreden van nachtmerries en slapeloosheid. De fysiotherapeut houdt de arts op de hoogte van duidelijke psycho-emotionele veranderingen bij de patiënt. Rusteloosheid, geïrriteerdheid, verwardheid en slapeloosheid kunnen het gevolg zijn van de toxische effecten van monoamine oxidase inhibitors, zeker wanneer het middel gebruikt wordt in combinatie met bepaalde dranken of voedingsmiddelen die tyramine bevatten, zoals bier, rode wijn of bepaalde kaassoorten (Dehner 2014).

20.4 Patiënteneducatie: orthostatische hypotensie bij dopaminerge middelen

Een groot aantal medicijnen kan orthostatische hypotensie veroorzaken. De patiënt die deze klachten ervaart als bijwerking van zijn medicijnen verdient extra aandacht van zijn fysiotherapeut. De prioriteit voor de fysiotherapeut is in deze gevallen het voorkomen van letsel. De patiënt moet nauwlettend in de gaten gehouden worden tijdens oefentherapiesessies. Vooral wanneer de patiënt van houding verandert, zoals tijdens het opstaan uit zit, is het gevaar aanwezig voor het optreden van orthostatische hypotensie, met mogelijk valgevaar en kans op letsel. De patiënt die te kampen heeft met orthostatische hypotensie moet informatie en advies krijgen van zijn fysiotherapeut, zodat hij weet wat hem mankeert en wat hij eraan kan doen. De therapeut geeft onder andere het advies aan de patiënt om, wanneer deze op wil staan, dit langzaam uit te voeren. Door oefeningen met de onderste extremiteiten uit te voeren alvorens op te staan, of door diep adem te halen, kan het optreden van orthostatische hypotensie worden voorkomen. Deze bijwerking treedt voornamelijk op tijdens de eerste paar weken van het gebruik van een nieuw geneesmiddel of bij het veranderen van de dosis (Dehner 2014).

20.5 Parasympathicolytica

Parasympathicolytica (ook wel anticholinergica of muscarinereceptorantagonisten genoemd) blokkeren de muscarinereceptoren, waardoor de acetylcholineactiviteit wordt verminderd en zo het evenwicht tussen dopamine en acetylcholine verbetert (Dehner 2014; Zorginstituut Nederland 2015). De anticholinerge bijwerkingen zijn voornamelijk het gevolg van uitdroging van bepaalde structuren. Symptomen als een droge mond, obstipatie, urineretentie, diplopia, erythema, verwardheid en slapeloosheid kunnen bijwerkingen zijn van parasympathicolytica (Dehner 2014).

Diabetes mellitus

Samenvatting

Diabetes mellitus is een chronische aandoening die veroorzaakt wordt door een absoluut of relatief tekort aan insuline. Hierdoor kunnen gevaarlijke bloedglucosegehaltes ontstaan en gezondheidsbedreigende complicaties. Depressie bij diabetes is gevaarlijk omdat patiënten door de depressie minder gemotiveerd zijn de strikte leefregels na te volgen. De behandeling van diabetes bestaat uit het gebruik van medicijnen ter verlaging van het bloedsuikergehalte, het aanleren van een gezonde leefstijl en lichaamsbeweging.

21.1   Diabetes mellitus type I en II – 164

21.2   Complicaties bij diabetes – 164
21.2.1   Depressie – 165

21.3   Behandeling van DM – 165
21.3.1   Bloedsuikerverlagende medicijnen – 165
21.3.2   Insuline – 166
21.3.3   Lichamelijke activiteit – 166

H. van der Velde, *Fysiotherapie en medicatie*, DOI 10.1007/978-90-368-0471-4_21,
© 2016 Bohn Stafleu van Loghum, onderdeel van Springer Media BV

21.1 Diabetes mellitus type I en II

Diabetes mellitus (DM) is een chronische aandoening, veroorzaakt door een gestoorde insulineproductie of een slechte reactie van het lichaam op insuline. Hierdoor komen te veel suikers in het bloed (hyperglykemie) en raakt het energiemetabolisme verstoord (Goodman en Snyder 2007). Het is een van de meest voorkomende aandoeningen in ons land en het aantal diabetespatiënten blijft groeien. Wanneer de aandoening tijdig wordt gesignaleerd kan het bloedglucosegehalte van de patiënt worden gestabiliseerd en wordt de kans op het ontstaan van comorbiditeit en chronische complicaties aanzienlijk kleiner. Diabetes mellitus type 1 (DMI) is de insulineafhankelijke soort van diabetes en ontstaat vaak op jonge leeftijd. Het lichaam vernietigt in dit geval de cellen in de pancreas die insuline produceren, waardoor de suikers niet meer getransporteerd kunnen worden door het lichaam. Diabetes mellitus type 2 (DMII) wordt gekarakteriseerd door een verminderde werking van insuline (insulineresistentie) en een onvoldoende afgifte van insuline door de bètacel in de pancreas.

Normaalgesproken hoort het bloedglucosegehalte na een maaltijd te stijgen. De lever neemt een groot gedeelte van deze suikers op om op te slaan of om beschikbaar te stellen voor energetische processen in andere weefsels. In het geval van diabetes wordt het bloedglucose niet opgenomen en blijft het in het bloed circuleren. Omdat er nog geen glucose in de lever is gedeponeerd, gaat de lever nu glucose synthetiseren, die aan de circulatie wordt toegevoegd, waardoor het bloedglucosegehalte nog verder stijgt. De synthese van proteïnes wordt tevens verstoord door het gebrek aan insuline en het metabolisme van vetten en vetzuren verandert, waardoor vet afgebroken wordt om glucose vrij te maken uit het weefsel. De oxidatie van deze vetten zorgt voor de vorming van ketonen. Deze stoffen zijn nadelig voor de stofwisseling. De vorming van ketonen gebeurt snel, waardoor er grote hoeveelheden hiervan in de circulatie terechtkomen. De lichaamsverzuring die dientengevolge optreedt kan leiden tot een ketoacidose of diabetische coma. Aceton is een van de ketonen. Via de adem en via de urine verlaat aceton het lichaam, waarbij de karakteristieke geur van de stof duidelijk merkbaar is (Goodman en Snyder 2007). De hoge concentratie bloedglucose zorgt voor een hyperosmotische situatie die vocht onttrekt aan de interstitiële ruimte, waarbij vocht via de nieren het lichaam verlaat (osmotische diurese). Door het extreme vochtverlies via de urine ontstaat extreme dorst (polydipsia) om het vocht weer aan te vullen. De nieren zijn veelal niet bij machte om de glucose te heropnemen, waardoor de glucose met de urine het lichaam verlaat (glycosuria) (Goodman en Snyder 2007).

21.2 Complicaties bij diabetes

Diabetes geeft aanleiding tot andere aandoeningen zoals infecties, atherosclerose, neuropathieën, CVA's, coronaire hartziekten, diabetische retinopathie, blindheid, diabetische nefropathie, nierfalen en perifere vasculaire aandoeningen (Goodman en Snyder 2007). Diabetische polyneuropathie kan bij jonge mensen door een onzorgvuldige diabetesbehandeling binnen enkele maanden ontstaan. Een adequate behandeling van DM is dan ook uitermate belangrijk om deze klachten te voorkomen. Pijnmedicatie bij diabetische polyneuropathie bestaat uit antineuropathische middelen en opioïden. Wanneer dit onvoldoende effect heeft, kan ruggenmergstimulatie overwogen worden (Nederlandse Vereniging voor Anesthesiologie 2014). Medicijnen zoals orale corticosteroïden kunnen hyperglykemische klachten uitlokken. Het is om deze reden dat de bloedsuikerspiegel van diabetes patiënten extra nauwlettend in de gaten moet worden gehouden wanneer zij orale corticosteroïden toegediend krijgen. Lichaamseigen hormonen zoals adrenaline, groeihormoon en glucocorticosteroïden kunnen de bloedsuikerspiegel doen stijgen tijdens psychische of lichamelijke belasting. De insulinebehoefte van de patiënt kan derhalve tijdens sport, zwangerschap, infecties, ongevallen of stressvolle situaties verhoogd zijn. Wanneer er dan te weinig insuline voorhanden is, kan er een hyperglykemische ontregeling ontstaan zoals een diabetische ketoacidose (Goodman en Snyder 2007).

21.2.1 Depressie

Depressie komt veelvuldig voor bij patiënten met DM. De depressieve DM-patiënt is minder geneigd om zich te houden aan de gezonde leefstijlregels die bij DM aangewezen zijn en zal in veel gevallen minder strikt omgaan met het meten van de bloedglucosewaarden, het nemen van zijn medicijnen en het consequent volgen van zijn afspraken bij de fysiotherapeut of andere hulpverlener (Goodman en Snyder 2007).

21.3 Behandeling van DM

De behandeling van DM is erop gericht om de bloedsuikerwaardes binnen de juiste waardes te krijgen en te houden, namelijk tussen de 4 en de 8 mmol/l (Praet et al. 2009). Bijkomstige klachten, zoals hart- en vaatziekten, blindheid, amputatie en neuropathieën, moeten zo veel mogelijk voorkomen, dan wel bestreden worden. Een medicamenteuze interventie in combinatie met een verbeterd beweeg- en eetpatroon hebben een positief effect op de preventieve en de curatieve behandeling van diabetes (Praet et al. 2009).

21.3.1 Bloedsuikerverlagende medicijnen

Medicatie bij DM betreft verschillende soorten medicijnen met verschillende werking op de bloedsuikerspiegel. Een aantal van de middelen stimuleert de pancreas tot het produceren van meer insuline (bijvoorbeeld sulfonylureumderivaten), terwijl andere middelen de opname van glucose door het lichaam bevorderen (bijvoorbeeld metformine) of de opname van glucose vanuit voedsel in de darm vertragen (bijvoorbeeld alfaglucosidaseremmers) (Praet et al. 2009). Middelen zoals tolbutamide of gliclazide (sulfonylureumderivaten) stimuleren de insulineproductie in de eilandjes van Langerhans, ter compensatie van de verminderde gevoeligheid voor insuline (Römgens en Merkus 1995). De middelen worden één- of tweemaal daags oraal ingenomen, vaak slechts ter ondersteuning van de leefstijlverbeterende interventies waardoor de bloedsuikerniveaus kunnen normaliseren (Römgens en Merkus 1995). De bloedsuikerverlagende werking van deze middelen wordt vergroot bij een gelijktijdig gebruik van sulfaverbindingen, fenylbutazon en salicylaten (Römgens en Merkus 1995). Wanneer dieetadviezen bij overgewicht van de diabetespatiënt niet afdoende werken, dan wordt er wel metformine voorgeschreven. Metformine remt de eetlust, maakt de weefsels gevoeliger voor insuline en zorgt ervoor dat de weefsels glucose gemakkelijker opnemen. Hypoglykemie treedt bij het gebruik van metformine minder snel op als bij het gebruik van sulfonylureumderivaten (Goldmann 2003).

◘ Tabel 21.1 Werkingsduur kortwerkende, middellangwerkende en langwerkende insuline. Bronnen: Goodman en Snyder (2007) en Zorginstituut Nederland (2015).

insulinevorm	effectief na	werkingsduur	piek
kortwerkend:			
insuline lispro (Humalog)	30–60 min	2–5 uur	na circa 1 uur
insuline aspart (Novorapid)	15 min	2–5 uur	na 1–3 uur
insuline gewoon (Humuline)	30–60 min	7–8 uur	na 2–3 uur
middellangwerkend:			
insuline isofaan (Humuline NPH)	1–2 uur	14–24 uur	na 4–12 uur
langwerkend:			
insuline glargine (Lantus)	30–90 min	24 uur	
insuline detemir (Levemir)	30–90 min	max. 24 uur	
insuline degludec (Tresiba)	30–90 min	> 42 uur	
insulinemengsels	15–60 min	1.224 uur	verschilt per mengsel

21.3.2 Insuline

Patiënten met diabetes type 1 moeten insuline spuiten omdat hun lichaam dit zelf niet meer produceren kan. In het geval van diabetes type 2 wordt slechts dertig procent behandeld met insuline. In de meeste gevallen is het dan afdoende om het dieet aan te passen, het activiteitenniveau te verhogen en bloedsuikerverlagende medicijnen voor te schrijven. Injecties met insuline worden door de patiënt zelf vaak toegediend met behulp van een injectiepen. De pen kan gevuld worden met insuline en de dosis kan geregeld worden via een draaiknop achter op de pen. Een dun, kort naaldje wordt door de patiënt op de pen geplaatst en in het been of de buik gestoken. Via een druk op de achterzijde van de pen wordt nu een dosis insuline subcutaan toegediend (Berens et al. 2011). Zie ◘ tab. 21.1 voor een overzicht van kort, middellang en langwerkende insuline.

> **Aanvullende medicatieanamnese bij DM**
> - Gebruikt u medicijnen voor uw diabetes? Zo ja, welke?
> - Is uw bloedglucoseregulatie stabiel?
> - Controleert u zelf uw bloedsuikerwaardes?
> - Heeft u moeite met het toedienen van de medicijnen?
> - Maakt u gebruik van een insulineschema?
> - Gebruikt u nog andere medicijnen of middelen? Zo ja, waarvoor?

21.3.3 Lichamelijke activiteit

Naast medicatie en aanpassingen in de voedinginname is de toename van lichamelijke activiteit voor patiënten met DM de derde peiler waarop de behandeling rust. Lichamelijke activiteit heeft een gunstige invloed op het beloop van DMII. Het vergroot de insulinegevoeligheid, de

21.3 · Behandeling van DM

glucosetolerantie en het glucosemetabolisme. De toename van lichaamsconditie en spierkracht verlaagt het lichaamsgewicht, vermindert het risico op hart- en vaatziekten, botontkalking en andere complicaties van DM. De toename van actieve spiermassa vergroot de opslagcapaciteit voor spierglycogeen en verhoogt het rustmetabolisme (Praet et al. 2009). De training van patiënten met diabetes verdient echter enig begrip van de farmacokinetische eigenschappen van de diabetesmedicatie tijdens situaties van verhoogde lichamelijke inspanning. Bij het gebruik van bloedglucoseverlagende medicijnen kunnen tijdens trainingen of andere lichamelijke inspanningen te lage bloedglucosewaarden ontstaan (Praet et al. 2009). Bij het gebruik van metformine is dit risico kleiner dan bij het gebruik van andere bloedglucoseverlagende middelen. Inspanning of training heeft een directe invloed op de bloedsuikerregulatie. Daarom is het belangrijk de bloedsuikerwaardes van de insulineafhankelijke patiënt vóór, tijdens en na de training te meten (Praet et al. 2009). Belangrijk is om een aantal variabelen die een effect op de bloedglucoseregulatie hebben duidelijk in kaart te brengen, zoals medicatiegebruik, tijdstip van medicatietoediening, voedselinname, tijdstip van voedselinname, comorbiditeit en complicaties en de bloedsuikerwaardes bij aanvang van de training (Praet et al. 2009).

Variabelen in de bloedsuikerregulatie tijdens training
- medicatiegebruik:
  - ter verlaging van de bloedglucosewaarden?
  - type medicijnen?
  - tijdstip van toedienen?
  - dosis van toedienen?
  - overige medicijnen en middelen?
- voedselinname vóór de training:
  - wat voor soort voedsel?
  - hoeveel voedsel?
  - tijdstip van nuttigen?
- bloedsuikerwaarden vóór de training;
- comorbiditeit en complicaties;
- de training:
  - soort training;
  - intensiteit;
  - duur van inspanning.

Bron: Praet et al. (2009).

De therapeut is medeverantwoordelijk voor de eventuele ontregelingen in de bloedsuikerspiegel die op kunnen treden tijdens of na de behandeling van de diabetespatiënt. Vóór de aanvang van de training moet de therapeut op de hoogte zijn van de bloedsuikerwaardes van de patiënt en de intensiteit van de training moet aangepast worden aan eventuele afwijkende waarden. Om veilig te kunnen trainen moeten de bloedsuikerwaardes tussen de 6 en de 16 mmol/l liggen vóór de aanvang van de training (zie ◘ tab. 21.2) (Praet et al. 2009). Bij te lage bloedsuikerwaardes moet de patiënt extra koolhydraten eten of drinken om op het gewenste veilige niveau te komen. Vijftien minuten na inname van de koolhydraten wordt opnieuw gemeten om waardes opnieuw vast te stellen (Goodman en Snyder 2007). Naast het meten van de bloedsuikerwaardes moeten diabetespatiënten afdoende gedronken hebben en hun voeten controleren op wondjes alvorens te starten met de training. Oefentherapie heeft een effect gelijk aan dat van insuline en de combinatie van de twee interventies geeft dan ook

◘ Tabel 21.2 Inname van extra koolhydraten en preparticipatie bloedsuikerwaarden. Bron: Praet et al. (2009).

bloedsuikerwaardes vóór inspanning	extra koolhydraten per inspanning
<5 mmol/l	10–15 gram bij 30 minuten lichte inspanning
	30–45 gram bij 30–60 minuten matige inspanning
	45 gram bij 1 uur matige inspanning
5–10 mmol/l	15 gram bij 30–60 minuten matige inspanning
	30–45 gram bij 1 uur matige inspanning
10–16 mmol/l	15 gram bij 1 uur matige inspanning

een sterkere afname van de bloedsuikerspiegel dan van insuline alleen. De insulinedosis wordt derhalve vóór de training aangepast in overleg met de huisarts of diabetesverpleegkundige. Diabetespatiënten moeten een koolhydratenrijke voedingssnack of -drank bij zich hebben gedurende de trainingen voor in geval van nood (Praet et al. 2009). Er moet rekening gehouden worden met de mogelijkheid van een te snelle toename van biologische beschikbaarheid van geïnjecteerde middelen als gevolg van lichamelijke activiteit. In het geval van insuline-injecties bij diabetici kan een plotselinge toename van de biologische beschikbaarheid van insuline, het bloedglucoseniveau snel doen dalen, leidend tot een hypoglykemie. Diabetici moeten dan ook niet insuline injecteren in lichaamsdelen die kort daarop, binnen een uur, ingespannen gaan worden (Ciccone 1995; Goodman en Snyder 2007). Het is zeer belangrijk om het type, de dosis en het tijdstip van toediening te weten van de insuline, zodat trainingen niet ingezet worden op de piekwerking ervan (zie ◘ tab. 21.1) (Goodman en Snyder 2007). Het valt aan te bevelen om als behandelaar van patiënten met DM een glucagen injectiepen in de praktijk aanwezig te hebben ter bestrijding van ernstige hypoglykemie (Praet et al. 2009). Lees het hoofdstuk over het adviseren of voorschrijven van medicijnen ter verduidelijking van de rechten en plichten van de fysiotherapeut in deze situaties.

Naast hypoglykemie, waarbij de bloedsuikerwaardes zeer laag zijn, kunnen er ook hyperglykemische toestanden ontstaan waarbij de bloedsuikerwaardes zeer gevaarlijk hoog komen te liggen. Meestal komen hyperglykemische toestanden voor bij ongediagnosticeerde, ongecontroleerde diabetes of in situaties waarbij de vraag naar insuline groter wordt dan de voorraad, zoals tijdens operaties, ongevallen of stress. Hyperglykemische coma treedt veelal op bij oudere patiënten met DMII en is meestal dodelijk. De aandoening kan veroorzaakt worden door medicijngebruik. Voornamelijk medicijnen die de bloedglucosewaardes kunnen doen laten stijgen, zoals corticosteroïden, kunnen dit bewerkstelligen (Goodman en Snyder 2007). Diabetespatiënten die bètablokkers gebruiken, hebben een groter risico op hypoglykemie. Deze middelen remmen de verschijnselen van, en de normale lichamelijke reacties op een hypoglykemische toestand (Goodman en Snyder 2007). De verschijnselen van een hypoglykemie kunnen sterk lijken op een hyperglykemie. In het geval van twijfel is het aan te raden om de patiënt suiker aan te bieden of een andere koolhydraatrijke substantie. Iedere fysiotherapieafdeling dient een koolhydraatrijke snack of drank onder handbereik te houden voor in geval van nood (Goodman en Snyder 2007). Tijdens de intake is het belangrijk om de patiënt te vragen of hij bekend is met situaties van hypoglykemie of hyperglykemie. Wanneer de patiënt deze vraag positief beantwoordt, vraagt de therapeut naar de verschijnselen van de specifieke glycemische toestanden en of de patiënt deze situaties voelt aankomen (Goodman en Snyder 2007).

Hormonale anticonceptie

Samenvatting
De pil is een geboortebeperkend middel en wordt ingezet om pijnlijke en onregelmatige menstruatie te behandelen. De anticonceptiepil bevat oestrogeen en progestageen of alleen progestageen. Het gebruik van de pil vergroot het risico op vaataandoeningen, met name bij vrouwen boven de 35 jaar die roken, vrouwen met een hoge bloeddruk, obesitas, bloedstollingziekten, diabetes en vrouwen die langdurig geïmmobiliseerd zij geweest na een grote chirurgische ingreep terwijl ze hormonale anticonceptie gebruikten.

22.1   Anticonceptiepillen – 170

22.1 Anticonceptiepillen

De anticonceptiepil of 'de pil' wordt veelal niet genoemd door patiënten wanneer hen gevraagd wordt de medicijnen te noemen die ze gebruiken. De therapeut wordt aanbevolen om het gebruik van deze en andere middelen, zoals laxeermiddelen en aspirine, expliciet na te vragen.

Anticonceptie wordt om verschillende redenen gebruikt. Naast de toepassing als geboortebeperkend middel, wordt het middel gebruikt om regelmaat te creëren bij een onregelmatige menses en om de menstruele cyclus minder pijnlijk te laten verlopen (Goodman en Snyder 2007). De anticonceptiepil is een hormonaal middel dat twee hormonen (oestrogeen en progestageen) bevat of één (progestageen). Oestrogeen stimuleert de productie van calcitonine, dat het verdwijnen van calcium uit de botten tegenhoudt. Oestrogeen remt tevens de uitscheiding van calcium via de darmen en urinewegen. Derhalve wordt oestrogeen ingezet tegen osteoporose. Middelen waar alleen progestageen in zit, zijn onder meer de minipil, het hormoonhoudende spiraaltje, het implantaat en de prikpil (Goldmann 2003). Het hormoon progesteron, de belangrijkste progestagene stof, voorkomt de maandelijkse eisprong bij niet-zwangere vrouwen. Het hormoon, dat normaalgesproken in hoge concentraties aanwezig is bij zwangere vrouwen, geeft de illusie van zwangerschap wanneer het in hoge concentraties in niet-zwangere vrouwen aanwezig is, waardoor de eisprong niet optreedt. De moderne anticonceptiepil bevat minder hormonen dan de originele pil en geeft minder kans op bijwerkingen en complicaties zoals het ontstaan van eierstok-, dikkedarm- en endometriumkanker. De combinatiepil ('de pil' en de vaginale ring) kan de bloeddruk verhogen en de stollingsfactor van het bloed licht doen toenemen. De therapeut wordt aangeraden om na te vragen of er in de familie gevallen bekend zijn waarin gezonde jonge vrouwen een trombose of een longembolie hebben gehad. Dit in verband met een mogelijk toegenomen risico op trombose bij het gebruik van de combinatiepil (Goldmann 2003). Het risico op vaataandoeningen, zoals veneuze trombose, longembolie, hartaanval en beroerte, wordt nog verder verhoogd bij rokende vrouwen boven de 35 jaar die gebruikmaken van hormonale anticonceptie (Goodman en Snyder 2007; Goldmann 2003). Hetzelfde geldt voor vrouwen met een hoge bloeddruk, obesitas, bloedstollingziekten, diabetes en vrouwen die langdurige immobilisatie na een grote chirurgische ingreep doormaken terwijl ze hormonale anticonceptie gebruiken. Bij premenopauzale vrouwen met hartklachten die hormonale anticonceptie gebruiken, is het belangrijk om bij intake en tijdens oefentherapie de vitale functies te meten en in de gaten te houden (Goodman en Snyder 2007). Bij diarree, na braken of tijdens het gebruik van bepaalde antibiotica zijn hormonale anticonceptiemiddelen minder betrouwbaar (Goldmann 2003). Wanneer een vrouw doorbraakbloedingen meldt, bloedingen die optreden tijdens de 21 dagen waarin de pil wordt geslikt, dient zij dit nader te bespreken met de arts (Goodman en Snyder 2007).

Aandachtspunten bij hormonale anticonceptie
- positieve familieanamnese op trombose of embolieën;
- leeftijd boven de 35 jaar;
- roken;
- overgewicht;
- bloedstollingziekten;
- diabetes;
- langdurige immobilisatie na chirurgische ingreep;
- vitale functies, met name bloeddruk;
- diarree of braken;
- gebruik van antibiotica;
- doorbraakbloedingen.

Psychofarmaca

Samenvatting

Psychofarmaca zijn medicijnen die centraal neurologisch het psychisch welbevinden van de patiënt stimuleren. Antipsychotica worden ingezet tegen psychoses, hallucinaties bij schizofrenie, gestoorde gedachteprocessen zoals waangedachtes en bij bipolaire stoornissen met manisch gedrag. Antipsychotica kunnen hypo- en hyperkinesie, hartritmestoornissen, orthostatische hypotensie, versuftheid, droge mond, obstipatie, urineretentie, diplopia, erythema, verwardheid en slapeloosheid veroorzaken. Hypnotica kunnen helpen bij slaapproblemen. De motoriek en alertheid verminderen met het gebruik van hypnotica terwijl het valgevaar toeneemt. Antidepressiva kunnen neuropathische pijn bestrijden. Het versuffende effect vermindert mogelijk een adequate reactie op therapie. Benzodiazepinen, antidepressiva met serotonerge werking, pregabaline en buspiron worden ingezet om de verschijnselen van angst te verminderen. De werking berust soms wel voor de helft op het placebo-effect. Gebruik van anxiolytica verhoogt het valgevaar. Het gebruik van benzodiazepinen bij ouderen moet afgeraden worden.

23.1 Psychofarmaca – 172

23.2 Antipsychotica – 172
23.2.1 Hartritmestoornissen – 172
23.2.2 Patiënteneducatie: orthostatische hypotensie bij antipsychotica – 172
23.2.3 Anticholinerge effecten – 173
23.2.4 Versuftheid of sedatieve effecten – 173

23.3 Hypnotica – 173
23.3.1 Hypnotica en motorische vaardigheid – 174
23.3.2 Hypnotica en valgevaar – 174

23.4 Antidepressiva – 174
23.4.1 Patiënteneducatie: orthostatische hypotensie bij antidepressiva – 174
23.4.2 Anxiolytica – 175

H. van der Velde, *Fysiotherapie en medicatie*, DOI 10.1007/978-90-368-0471-4_23,
© 2016 Bohn Stafleu van Loghum, onderdeel van Springer Media BV

23.1 Psychofarmaca

Een psychofarmacon is een middel dat inwerkt op het psychisch welbevinden van de patiënt. Dit kunnen hypnotica, anxiolytica, antipsychotica of antidepressiva zijn (zie ◘ tab. 23.1). De middelen hebben specifieke locaties in het centraal zenuwstelsel als doelorgaan en bestrijden aldaar de psychische aandoeningen waartegen ze bedoeld zijn. Wanneer psychofarmaca gecombineerd worden met alcohol kan dat een versterkte werking van deze middelen geven (Römgens en Merkus 1995).

23.2 Antipsychotica

Antipsychotica worden gebruikt bij mensen die lijden aan psychoses, bij hallucinaties bij schizofrenie, gestoorde gedachteprocessen zoals waangedachtes en bij mensen met bipolaire stoornissen die manisch gedrag vertonen. De chirurg Henry Laborit (1914–1995) ontdekte dat zijn patiënten erg rustig werden van het door hem gebruikte anestheticum, chloorpromazine. Deze bijzondere bijkomstigheid leidde ertoe dat de psychiaters Pierre Deniker (1917–1998) en Jean Delay (1907–1987) het middel gingen toepassen op een aantal van hun minder controleerbare patiënten. De patiënten reageerden hier zeer goed op. De populariteit van het middel groeide, zodat in 1964 reeds vijftig miljoen mensen het middel hadden gebruikt (Pickover 2013). Het gebruik van antipsychotica kan leiden tot bewegingsproblematiek zoals hypokinesie of hyperkinesie. *Hypokinesie* kan vertaald worden als een verminderd vermogen tot bewegen of als pseudoparkinsonisme en kan wellicht bestreden worden door de medicatie of de dosis van de medicatie aan te passen (Dehner 2014). *Hyperkinesie* of tardieve dyskinesie treedt veelal in een later stadium van het gebruik van antipsychotica op. De overmatige bewegingsdrang wordt toegerekend aan de verhoogde gevoeligheid van de dopaminereceptoren en een verstoord evenwicht tussen acetylcholine en dopamine, die een belangrijke rol speelt in de automatische motoriek. De fysiotherapeut moet bij het signaleren van tekenen en symptomen van hyperkinesie, zoals de choreatiforme ritmische bewegingen van de kaak, nek en tong, dit melden aan de arts (Dehner 2014).

23.2.1 Hartritmestoornissen

Antipsychotica kunnen stoornissen in de hartslag veroorzaken. Derhalve is het belangrijk om een baselinemeting te verrichten van de hartslag en evaluatief de hartslag kwalitatief te beoordelen. Tijdens de oefentherapie houdt de fysiotherapeut de hartslag van zijn patiënten in de gaten (Dehner 2014).

23.2.2 Patiënteneducatie: orthostatische hypotensie bij antipsychotica

Een groot aantal medicijnen kan orthostatische hypotensie veroorzaken. De patiënt die deze klachten ervaart als bijwerking van zijn medicijnen verdient extra aandacht van zijn fysiotherapeut. De prioriteit voor de fysiotherapeut is in deze gevallen het voorkomen van letsel. De patiënt moet nauwlettend in de gaten gehouden worden tijdens oefentherapiesessies.

Tabel 23.1 Psychofarmaca. Bron: Römgens en Merkus (1995).

middel	omschrijving
hypnotica	middelen ter bevordering van de slaap, zoals inslapen, doorslapen of dieper slapen
anxiolytica	ontspannende, kalmerende en angstverminderende middelen
antipsychotica	middelen tegen wanen en hallucinaties
antidepressiva	stemmingsverbeterende middelen

Vooral wanneer de patiënt van houding verandert, zoals tijdens het opstaan uit zit, is het gevaar aanwezig voor het optreden van orthostatische hypotensie, met mogelijk valgevaar en kans op letsel. De patiënt die te kampen heeft met orthostatische hypotensie moet informatie en advies krijgen van zijn fysiotherapeut, zodat hij weet wat hem mankeert en wat hij eraan kan doen. De therapeut geeft onder andere het advies aan de patiënt om, wanneer deze op wil staan, dit langzaam uit te voeren. Door oefeningen met de onderste extremiteiten uit te voeren alvorens op te staan, of door diep adem te halen, kan het optreden van orthostatische hypotensie worden voorkomen. Deze bijwerking treedt voornamelijk op tijdens de eerste paar weken van het gebruik van een nieuw geneesmiddel of bij het veranderen van de dosis (Dehner 2014).

23.2.3 Anticholinerge effecten

Anticholinergica blokkeren de muscarinereceptoren, waardoor de acetylcholineactiviteit wordt geremd (Dehner 2014; Zorginstituut Nederland 2015). De anticholinerge bijwerkingen zijn voornamelijk het gevolg van uitdroging van bepaalde structuren en geven symptomen als een droge mond, obstipatie, urineretentie, diplopia, erythema, verwardheid en slapeloosheid.

23.2.4 Versuftheid of sedatieve effecten

Antipsychotica kunnen versuffende, slaapverwekkende of apathische effecten teweegbrengen. De therapie kan hierdoor bemoeilijkt worden en het valgevaar kan hierdoor toenemen. De therapeut kan proberen het tijdstip van de therapie dusdanig te kiezen dat de werking van het antipsychoticum niet op zijn piek is. Overleg met de arts is geïndiceerd wanneer deze maatregel onvoldoende effect heeft geboekt (Dehner 2014).

23.3 Hypnotica

Hypnotica kunnen helpen met het in slaap komen of (gedurende een aantal uur) blijven. Er zijn twee soorten hypnotica: benzodiazepineagonisten (zolpidem en zopiclon) en overige hypnotica. De benzodiazepinen hebben naast hun hypnotische ook een anxiolytische werking, waardoor ze ook behoren tot de anxiolytica. Midazolam wordt in verband met de korte werkingsduur gebruikt voor premedicatie en als sedativum tijdens belastende ingrepen en onderzoek (Zorginstituut Nederland 2015).

23.3.1 Hypnotica en motorische vaardigheid

De motorische vaardigheden en alertheid zijn dikwijls verminderd als gevolg van het gebruik van benzodiazepinen als slaapmiddel gedurende de voorafgaande nacht. De kans op een autoongeval neemt hierbij zes- tot tienmaal toe. Alcohol- of drugsgebruik versterkt dit negatieve effect (Zorginstituut Nederland 2015). Wanneer de therapeut merkt dat zijn patiënt onder invloed is van hypnotica (of andere middelen), dan is hij ter bescherming van de patiënt en ter bescherming van het algemeen belang verplicht tot ingrijpen wanneer de patiënt in zijn auto naar huis wil gaan. In dit geval kan de fysiotherapeut bijvoorbeeld een alternatief vervoer aanbieden. De autoriteiten dienen ingeschakeld te worden wanneer de patiënt het advies of ingrijpen van zijn fysiotherapeut negeert. De fysiotherapeut dient de arts op de hoogte te brengen van het (bijna) incident.

23.3.2 Hypnotica en valgevaar

Sedatieve hypnotica vergroten het valrisico omdat deze middelen versuffend en spierverslappend werken. Niet alleen de spieren die verantwoordelijk zijn voor het staan en gaan hebben hier last van, maar ook de oogspieren worden zwakker, waardoor voortbewegen gevaarlijker kan worden. Bij het signaleren van een verhoogd valrisico dient het staken van het gebruik van deze medicijnen bespreekbaar gemaakt te worden bij de arts, aangezien deze medicijnen ook niet voor langdurig gebruik geschikt zijn (Instituut voor Verantwoord Medicijngebruik 2011).

23.4 Antidepressiva

Antidepressiva worden voorgeschreven bij matig ernstige en ernstige depressies. In de meeste gevallen activeren ze de patiënt, wordt het slaappatroon hersteld en komen de wanhopige gevoelens van de patiënt enigszins op de achtergrond te liggen. Antidepressiva kunnen in enkele gevallen ook neuropathische pijn bestrijden (Dehner 2014). Het versuffende of sederende effect van antidepressiva kan ervoor zorgen dat de patiënt niet adequaat reageert op de therapeutische intentie of interventie. Mocht de mate van versuftheid het herstel in de weg staan, dan dient hierover overleg plaats te vinden met de verwijzer. In uitzonderlijke gevallen kan een serotoninesyndroom optreden als gevolg van het gebruik van antidepressiva. Door de blokkade van de serotonineheropname kunnen er extreem hoge niveaus van serotonine in het centraal zenuwstelsel optreden. Zodra de patiënt tekenen vertoont van hyperreflexie, myoclonus, stijfheid, hyperthermie, diaforese of mentale veranderingen dan dient de fysiotherapeut hierover contact op te nemen met de verwijzer (Dehner 2014).

23.4.1 Patiënteneducatie: orthostatische hypotensie bij antidepressiva

Een groot aantal medicijnen kan orthostatische hypotensie veroorzaken. De patiënt die deze klachten ervaart als bijwerking van zijn medicijnen verdient extra aandacht van zijn fysiotherapeut. De prioriteit voor de fysiotherapeut is in deze gevallen het voorkomen van letsel. De patiënt moet nauwlettend in de gaten gehouden worden tijdens oefentherapiesessies. Vooral wanneer de patiënt van houding verandert, zoals tijdens het opstaan uit zit, is het gevaar aanwezig voor het optreden van orthostatische hypotensie, met mogelijk valgevaar en kans op letsel. De patiënt die te kampen heeft met orthostatische hypotensie moet informatie en advies krijgen van zijn fysiotherapeut, zodat hij weet wat hem mankeert en wat hij eraan kan doen. De therapeut geeft onder andere het advies aan de patiënt om, wanneer deze op wil staan, dit langzaam uit te voeren. Door oefeningen met de onderste extremiteiten uit te voeren alvorens op te staan, of door diep adem te halen, kan het optreden van orthostatische hypotensie worden voorkomen. Deze bijwerking treedt voornamelijk op tijdens de eerste paar weken van het gebruik van een nieuw geneesmiddel of bij het veranderen van de dosis (Dehner 2014).

23.4.2 Anxiolytica

Benzodiazepinen, antidepressiva met serotonerge werking, pregabaline en buspiron worden ingezet om de verschijnselen van angst te verminderen. De werking berust soms wel voor de helft op het placebo-effect. De inwerkingtijd duurt bij de meeste middelen enkele weken, terwijl het effect bij benzodiazepinen direct merkbaar is (Zorginstituut Nederland 2015). Gebruik van anxiolytica verhogen het valgevaar (Goodman en Snyder 2000). Het gebruik van benzodiazepinen moet afgeraden worden bij ouderen (Nederlands Huisartsen Genootschap 2012).

De ziekte van Alzheimer

Samenvatting

De ziekte van Alzheimer tast de hersenschors aan en leidt tot geheugenstoornissen, wanen en andere psychische problemen. De medicamenteuze behandeling probeert de cholinerge neurotransmissie in het brein te stimuleren of de effecten van grote hoeveelheden glutamaat tegen te werken. Het gebruik van memantine, een glutamaatantagonist, kan cognitieve veranderingen teweegbrengen. De acetylcholinesteraseremmers, die de cholinerge neurotransmissie stimuleren, kunnen gastro-intestinale klachten, leverklachten en cardiovasculaire klachten veroorzaken.

24.1   De ziekte van Alzheimer – 178
24.1.1   Acetylcholinesteraseremmers – 178
24.1.2   Memantine – 178

24.1 De ziekte van Alzheimer

De ziekte van Alzheimer is een vorm van dementie. Hersencellen worden aangetast, de opslag van nieuwe informatie wordt belemmerd, herinneringen verdwijnen, het spraakvermogen neemt af en de levensverwachting daalt tot zeven jaar na het stellen van de diagnose. In 1906 werd de casus van Auguste Deter door de Duitse psychiater en neuropatholoog Aloysius Alzheimer (1864–1915) beschreven. De hersenschors van mevrouw Deter was verkleind en bevatte neurofibrillaire kluwens en seniele plaques, zo bleek uit de autopsie. Deze pathologische veranderingen aan de hersenen waren verantwoordelijk geweest voor de geheugenstoornissen, de wanen en de overige psychische problemen die mevrouw Deter had ervaren (Pickover 2013).

De medicijnen die worden gebruikt in de behandeling van de ziekte van Alzheimer zijn erop gericht om de cholinerge neurotransmissie in het brein te stimuleren (acetylcholinesteraseremmers) of de effecten van pathologisch verhoogde hoeveelheden glutamaat te blokkeren (niet-competitieve N-methyl-D-aspartaat (NMDA)-glutamaatreceptorantagonisten) (Dehner 2014; Zorginstituut Nederland 2015). De neurotransmitter glutamaat kan in hoge concentraties neurodegeneratieve effecten veroorzaken (Zorginstituut Nederland 2015). De acetylcholinesteraseremmers worden bij milde tot matige de ziekte van Alzheimer ingezet. De NMDA-antagonisten worden ingezet bij matige tot ernstige vormen van de ziekte van Alzheimer.

24.1.1 Acetylcholinesteraseremmers

De parasympathische effecten van deze middelen zijn voornamelijk gastro-intestinaal (buikkramp, diarree, misselijkheid en braken, anorexia en gewichtsverlies) of cardiovasculair (dyspneu of bradycardie) (zie tab. 24.1). De ademhaling en de hartslag worden dan ook tijdens de therapie in de gaten gehouden. Gastro-intestinale veranderingen worden gemeld aan de arts. Tevens kunnen acetylcholinesteraseremmers leverfunctiestoornissen veroorzaken. De therapeut dient alert op tekenen en symptomen van leveraandoeningen zoals geelzucht, donkere urine, veranderingen in het nagelbed en abdominale pijnen (Dehner 2014).

24.1.2 Memantine

De NMDA-antagonist memantine wordt over het algemeen vrij goed getolereerd en geeft enige bijwerkingen zoals hoofdpijn, duizeligheid en gastro-intestinale klachten, maar in geringe mate. Wel kunnen cognitieve veranderingen optreden die door de therapeut gedocumenteerd moeten worden en gemeld dienen te worden aan de arts (Dehner 2014).

Tabel 24.1 Aandachtspunten bij gebruik van acetylcholinesteraseremmers. Bron: Dehner (2014).

organen	bijwerkingen
gastro-intestinaal	buikkramp, diarree, misselijkheid, braken, anorexia en gewichtsverlies
cardiovasculair	dyspnoe, bradycardie
lever	geelzucht, donkere urine, nagelbedveranderingen, abdominale pijn

Spierkramp

Samenvatting

Herhaaldelijke ontlading van motorunits leidend tot plotse pijnlijke spiercontracties staan bekend als kramp. Vaak wordt de kramp veroorzaakt door dehydratie en/of een tekort aan elektrolyten. Kramp is meer een neurologische dan een myogene klacht. Hydrokinine wordt wel toegepast in de behandeling van ernstige kramp en ondanks geringe bewijslast worden supplementen met magnesium, vitamine B-complex, calciumzouten en vitamine E ook ingezet om kramp te bestrijden. Het drinken van een supplement met koolhydraten en elektrolyten tijdens uitputtende inspanningen kan het optreden van krampen en vermoeidheid uitstellen. Preventief rekken blijkt het optreden van kramp niet te kunnen voorkomen. Interventies zoals massages, warme baden, het aanpassen van schoeisel, de inname van voldoende vocht en het oprekken van de aangedane spier en dergelijke kunnen echter gerust uitgevoerd worden aangezien er geen goed medicamenteus alternatief voorhanden is.

25.1 Spierkramp – 180

25.2 (Hydro)kinine en supplementen – 181

25.1 Spierkramp

Kramp is een plotse onvrijwillige pijnlijke contractie in de spier veroorzaakt door motorunits die herhaaldelijk ontladen. Krampen treden paroxismaal op, waarbij de aanvallen enkele seconden tot enkele minuten kunnen aanhouden. Diverse predisposities zijn bekend voor het ontstaan van spierkrampen. Bij verder symptoomloze, gezonde personen, komt kramp met name voor tijdens de zwangerschap, gedurende de slaap of tijdens of na grote lichamelijke inspanningen. Meestal is kramp een onschuldige, maar pijnlijke aangelegenheid, veroorzaakt door dehydratie en/of een tekorten aan elektrolyten (Goldmann 2003; Minetto et al. 2013), die verlicht wordt door rekking of massage van de spier (Goldmann 2003; Jansen et al. 1988) Aangenomen wordt dan ook dat het drinken van een supplement met koolhydraten en elektrolyten tijdens uitputtende inspanningen, zowel vermoeidheid als ook het optreden van krampen kan uitstellen (Minetto et al. 2013). Het drinken van hypotone dorstlessers tijdens forse inspanningen waarbij ook nog eens getranspireerd wordt, doet de kans op het optreden van kramp toenemen (Jansen et al. 1988).

Predisposities voor krampen
- een positieve familiehistorie voor krampen;
- eerdere episodes van krampen;
- toegenomen trainingsduur- of intensiteit;
- toegenomen mate van dagelijkse inspanning;
- vaker bij vrouwen dan bij mannen;
- ouderen met comorbiditeit, met name bij neurologische en cardiovasculaire aandoeningen;
- schildklierafwijkingen, zoals hypothyreoïdie;
- gebruik van calciumantagonisten (nifedipine, amlodipine);
- perifere neuropathieën of radiculopathieën;
- levercirrose en alcoholisme;
- afwijkingen aan de bloedvaten, zoals spataderen;
- verstoring van de zout- en elektrolytenhuishouding (bijvoorbeeld zwangerschap, dehydratie en dialyse).

Bronnen: Minetto et al. (2013), Verduijn et al. (2009) en Goldmann (2003).

Wanneer een spier uitgeput raakt, neemt de neuromusculaire controle over de spier af. Tevens neemt de gevoeligheid voor afferente input naar de motorneuronen toe, terwijl de inhibitie afneemt. De resulterende hyperactiviteit van motorische neuronen, eventueel versterkt door supraspinale input, is mogelijk het onderliggende mechanisme voor het optreden van spierkrampen (Minetto et al. 2013; Jansen et al. 1988; Verduijn et al. 2009). Kramp is dan ook niet zozeer een myogene klacht, maar een neurologische (Jansen et al. 1988). Krampen die voorkomen op diverse plaatsen van het lichaam, kunnen wijzen op een interne oorzaak zoals een verstoorde mineraalhuishouding (Verduijn et al. 2009). Niet-medicamenteuze behandelingen van krampen berusten vooral op rationele en empirische basis. Slechts het uitvoeren van preventieve rekoefeningen is adequaat onderzocht en blijkt niet effectief te zijn in het voorkomen van krampen (Verduijn et al. 2009). Andere interventies, zoals massages, warme baden, het aanpassen van schoeisel, de inname van voldoende vocht en het oprekken van de aangedane spier tijdens het optreden van kramp en dergelijke kunnen door uw patiënt gerust uitgevoerd worden, aangezien ze niet schadelijk zijn én omdat een effectieve, veilige medicamenteuze behandeling momenteel niet voorhanden is (Goldmann 2003; Verduijn et al. 2009).

Tabel 25.1 Bewijskracht voor supplementen ter bestrijding van nachtelijke kramp. Bron: Verduijn et al. (2009).	
magnesium	enig bewijs
vitamine-B-complex forte	zwak
calcium	geen bewijs
vitamine E	onduidelijk

Spierkrampen kunnen onder meer optreden bij
- aandoeningen aan de lage motorneuronen;
- neuropathieën;
- metabole aandoeningen;
- acute extracellulaire volumeafname;
- zwangerschap;
- extreme inspanning of uitputting van spieren;
- slaap.

Bron: Minetto et al. (2013).

25.2 (Hydro)kinine en supplementen

In een aantal gevallen wordt (Hydro)kinine gebruikt ter behandeling van kramp (Jansen et al. 1988; Verduijn et al. 2009) Het aantal aanvallen kan hierdoor verminderen, maar de ernst van de aanvallen blijft echter gelijk (Verduijn et al. 2009). Kinine verlengt de refractaire periode van de spier en verlaagt de excitatiedrempel, waardoor de spier minder snel samentrekt. Tevens verlaagt het de prikkelbaarheid van de motorische eindplaat waardoor deze minder reageert op herhaalde zenuwstimulatie en op acetylcholine (Verduijn et al. 2009). Het gebruik van hydrokinine wordt slechts ingezet bij ernstige klachten die ondanks niet-medicamenteuze adviezen aanwezig blijven, omdat (ernstige) bijwerkingen, zoals kininegeïnduceerde trombocytopenie, kunnen optreden (Verduijn et al. 2009). Het optreden van huiduitslag tijdens het gebruik van kinine kan daarop duiden (Verduijn et al. 2009). Regelmatig optredende bijwerkingen van kinine zijn hoofdpijn, tinnitus, duizeligheid, een bittere smaak, maag-darmklachten en reversibel gehoorverlies (Verduijn et al. 2009).

Supplementen zoals magnesium (Middelbeek 2003; Verduijn et al. 2009), vitamine B-complex, calciumzouten en vitamine E worden vaak geadviseerd om krampen te bestrijden, maar het bewijs voor de werkzaamheid van deze stoffen is slechts gering door het ontbreken van groot opgezette onderzoeken (zie tab. 25.1; Verduijn et al. 2009).

Vaccinaties en het Rijksvaccinatieprogramma

Samenvatting

Sinds de 19ᵉ eeuw worden vaccins toegepast ter bescherming tegen ernstige besmettelijke ziektes. Het Rijksvaccinatieprogramma is sinds 1957 ingesteld in Nederland. Slechts in de zogenoemde *bible belt* zijn er nog groepen mensen die zich niet laten inenten, waardoor uitbraken in deze regio nog voorkomen. De kracht van groepsvaccinatie zit in de dekkingsgraad en vereist een ingeënte populatie van negentig procent. Het nut van vaccins wordt soms in twijfel getrokken omdat we niet meer geconfronteerd worden met de ernstige ziektes waartegen we ingeënt worden. Tevens is er een opkomst van antivaccinatiegroepen die op basis van anekdotes en slechte bewijsvoering zich afzetten tegen vaccinaties. Het meest recente voorbeeld is de angst voor de BMR-prik, waarbij men bang is dat het vaccin autisme veroorzaakt. In bepaalde gevallen is het raadzaam om werknemers in de gezondheidszorg extra vaccinaties te geven, zoals een griepprik, ter bescherming van de werknemer en ter bescherming van de kwetsbare populatie waar zij mee werken.

26.1 Vaccins – 184

26.2 Rijksvaccinatieprogramma en dekkingsgraad – 184

26.3 Vaccinatiescepsis en teruglopende dekkingsgraad – 186
26.3.1 Autisme en de BMR-prik – 186
26.3.2 Vaccins en de weerstand van het lichaam tegen infecties – 188

26.4 Vaccinatie van medewerkers in de gezondheidszorg – 188

26.5 Griepprik – 188

H. van der Velde, *Fysiotherapie en medicatie*, DOI 10.1007/978-90-368-0471-4_26,
© 2016 Bohn Stafleu van Loghum, onderdeel van Springer Media BV

26.1 Vaccins

Vaccins zijn een van de grootste medische doorbraken in de gehele geschiedenis van de mensheid. Ze beschermen ons tegen besmetting met ernstige en eventueel dodelijke ziektes. Door een klein beetje van een verzwakt of inactieve ziekteverwekker te injecteren in het lichaam, wordt het afweersysteem aangezet tot de productie van antilichamen. De antilichamen zullen ons nu in het vervolg beschermen tegen de ziekteverwekker wanneer deze ons probeert te infiltreren.

> Vaccins worden al sinds de 19^e eeuw toegepast en vormen de ruggengraat van de gezondheidszorg (Brooks 2013).

26.2 Rijksvaccinatieprogramma en dekkingsgraad

De meeste vaccinaties vinden plaats op zeer jonge leeftijd. Dit komt omdat de ziektes waartegen we worden ingeënt ook dan de meeste schade kunnen toebrengen (Goldmann 2003). Vóór de start van het Rijksvaccinatieprogramma in 1957 zijn er grote aantallen van besmettelijke ziektes geweest met zeer ernstige en vaak dodelijke afloop. Deze ziektes zijn nu (grotendeels) verdwenen of onder controle gebracht (zie ◘ tab. 26.1). Ze steken echter de kop weer op zodra minder mensen hun kinderen laten vaccineren. Voorbeelden hiervan zijn terug te vinden in de zogenoemde *bible belt* van Nederland, waar mensen zich uit religieuze overwegingen vaak niet laten vaccineren. 'Kleine' uitbraken van mazelen en poliomyelitis steken daar nog vaak de kop op (Rümke en Visser 2004a).

In 1999–2000 vond er weer een mazelenepidemie plaats in Nederland. Het getroffen gebied bleef voornamelijk beperkt tot de *bible belt* omdat hierbuiten het aantal gevaccineerde kinderen vele malen hoger was, zodat de ziekte zich niet verder kon verspreiden. Van de getroffen personen was 94 % niet ingeënt tegen de ziekte. Circa 150 patiënten moesten opgenomen worden in een ziekenhuis en 3 kinderen zijn aan de gevolgen van de ziekte overleden (Rijksinstituut voor volksgezondheid en milieu – Ministerie van Volksgezondheid, Welzijn en Sport 2014).

Tegen poliomyelitis wordt gevaccineerd sinds 1957. Maar ook van deze ziekte zijn er sindsdien meerdere epidemieën geweest die in het totaal 220 ziektegevallen en 8 doden hebben gekost. Op één na, ging het hier steeds om niet-gevaccineerde kinderen. Ongevaccineerde kinderen buiten de *bible belt* zijn buiten schot gebleven, omdat ze leefden in een omgeving waar een grote dekkingsgraad van gevaccineerden aanwezig was (en gelukkig nog steeds is) (Rümke en Visser 2004a).

Het succes van een vaccinatieprogramma is namelijk afhankelijk van het aantal mensen dat gevaccineerd is. Hoe groter de dekkingsgraad, hoe kleiner de kans dat een besmet persoon in contact komt met niet-ingeënte personen die als gevolg hiervan de ziekte oplopen en verder kunnen verspreiden. Een kleine dekkingsgraad is zelfs gevaarlijk voor ingeënte individuen, omdat zij hierdoor van vele kanten tegelijk belaagd kunnen worden door besmettingen door geïnfecteerden. Het immuunsysteem kan zich door de vaccinatie in eerste instantie goed verweren tegen de ziekteverwekkers, maar verliest het op den duur van de vele besmettingen die het individu doormaakt. Een effectieve dekkingsgraad moet negentig procent van de populatie betreffen om verspreiding van de ziekte te voorkomen (Rümke en Visser 2004a).

26.2 · Rijksvaccinatieprogramma en dekkingsgraad

Tabel 26.1 Ziektes waartegen het Rijksvaccinatieprogramma bescherming biedt. Bron: Rümke en Visser (2004a).

difterie	– veroorzaakt obstructieve keelontstekingen met kans op verstikking, toxische cardiopathie, neuropathie en hersenbeschadiging
	– 1 op de 10 kinderen overleefd het ziektebeeld niet
tetanus	– veroorzaakt klemmende, pijnlijke krampen aan (ademhalings)spieren
	– per 100 zieken sterven 15 tot 55 patiëntjes ondanks zorg op de intensive care
kinkhoest	– slopende aanvallen van gierende hoest met vorming van taai slijm en overgeven gedurende weken tot maanden
	– bij 1 op de 100 zuigelingen ontstaat cerebrale hypoxie met convulsies
	– de hoestbuien kunnen navel- en liesbreuken veroorzaken, puntvormige huidbloedingen en bloedingen onder het oogslijmvlies
	– hersenbeschadiging als gevolg van posthypoxische encefalopathie treedt op bij 1 op de 500 zuigelingen en 1 op de 100 zuigelingen sterven aan de ziekte
polio	– in het geval van 1.000 geïnfecteerden verlopen 900 gevallen asymptomatisch of vrij onschuldig
	– 50 tot 100 gevallen ontwikkelen aseptische meningitis en 10 gevallen raken verlamd; 1 geval uit de populatie zal sterven aan de gevolgen van de infectie
mazelen	– veroorzaakt hoesten, loopneus, conjunctivitis, koorts en exantheem
	– 1 op de 10 infecties veroorzaakt complicaties aan de luchtwegen zoals pneumonie
	– 1 tot 5 op de 10.000 patiënten krijgt encefalitis en hersenbeschadiging en een evenredig aantal patiënten sterft als gevolg van de infectie
bof	– een vaak dubbelzijdige ontsteking aan de oorspeekselklier, die kan leiden tot aseptische meningitis of encefalitis, orchitis, oöforitis, pancreatitis, neuritis, artritis, mastitis, nefritis, thyreoïditis, pericarditis en unilaterale doofheid
	– van de patiënten met encefalitis sterft 1 á 2 per 100 patiënten
rubella	alhoewel veelal onschuldig kan de infectie van de foetus ernstige problemen veroorzaken tijdens de ontwikkeling, resulterend in hersenbeschadiging, hartafwijkingen, blindheid en doofheid
Haemophilus influenzae type b	veroorzaakt meningitis waarbij 2% van de gevallen aan overlijdt en waarbij
	– 9% als gevolg van complicaties ernstig gehandicapt raakt
	– overige gevolgen van de ziekte zijn o. a. sepsis, pneumonie, epiglottitis, cellulitis, otitis media, artritis en osteomyelitis
meningokokken	– veroorzaakt hersenvliesontsteking en bloedvergiftiging
	– in het geval van hersenvliesontsteking kunnen ernstige restverschijnselen ontstaan zoals verstandelijke handicap, hydrocefalus, verlammingen, doofheid en epilepsie; 2 tot 10% van de gevallen overlijdt aan hersenvliesontsteking
	– bloedvergiftiging leidt tot septische shock waarbij blijvende schade kan ontstaan zoals vasculitis, artritis, perifere necrose en eventuele amputatie; een kwart tot de helft van de gevallen met septische shock sterft aan de gevolgen hiervan
hepatitis B	acute of chronische hepatitis, leidend tot levercirrose of hepatocellulair carcinoom

26.3 Vaccinatiescepsis en teruglopende dekkingsgraad

Helaas zien we steeds meer mensen twijfelen aan het nut van vaccins, leidend tot een afname in de dekkingsgraad ervan. Deze afname is alarmerend. De meest recente daling in het aantal vaccinaties komt niet vanuit de religieuze hoek, maar wordt veroorzaakt door ouders die vooral bang worden gemaakt door een grote groep homeopaten, antroposofen, sensatiebeluste media, treurende ouders en angstzaaiende verenigingen met complottheorieën (Rümke en Visser 2004b; Goldacre 2011). Begrip is er natuurlijk op te brengen voor de treurende ouders van wie de kinderen ernstige klachten hebben opgelopen na inenting. Maar slechts enkele kinderen krijgen daadwerkelijk bijwerkingen van een vaccin, waarbij het zeer uitzonderlijk is dat het ernstige bijwerkingen betreft (Rümke en Visser 2004b). In de meeste gevallen is er geen sprake van dat het vaccin de klachten heeft veroorzaakt (causaliteit), maar is er sprake van een aandoening die (kort) na de vaccinatie tot klachten leidde (correlatie). De vaccinatie is in dit geval de meest opvallende gebeurtenis voordat het kind tekenen van een ziekte begint te vertonen. Het is begrijpelijk dat ouders het vaccin aanwijzen als de veroorzaker van het leed, maar in dit geval is het vaccin slechts een toevallig voorval dat aan een (tot uiting komen van een) ziekte voorafging. De ziektes waar men tegen ingeënt wordt bij het Rijksvaccinatieprogramma zijn nog steeds gevaarlijker dan de eventuele bijwerkingen van het vaccin (Goldmann 2003; Rümke en Visser 2004b). Het gros van de claims die gemaakt worden voor de relatie tussen bijwerkingen en vaccinatie zijn dan ook niet correct. Een van de bekendste claims is de vermeende relatie tussen autisme en het BMR-vaccin.

26.3.1 Autisme en de BMR-prik

In 1998 publiceerde Andrew Wakefield een artikel in *The Lancet* waarbij hij suggereerde dat het BMR-vaccin verantwoordelijk zou zijn voor het toenemend aantal gevallen van autisme (Rümke en Visser 2004b). De hongerige media in Groot-Brittannië hebben deze publicatie gretig opgepikt, leidend tot massahysterie en een daling in de vaccinatiegraad aldaar (Rümke en Visser 2004b). In 2010 is Andrew Wakefield uit zijn ambt gezet als arts, wegens ernstig professioneel wangedrag. Dit werd hem onder andere aangerekend om zijn onethisch gedrag tegenover de onderzochte patiëntjes uit zijn publicatie. De kinderen ondergingen ingrepen als colonoscopie en lumbale puncties zonder dat Wakefield hiervoor toestemming had gekregen van de ethische commissie. Deze onderzoeksmethodes zijn verre van onschuldig en heeft in één geval dan ook geleid tot een opname op de intensive care. Bijzonder detail is misschien ook dat Wakefield voor zijn onderzoek £ 50.000 kreeg van de advocaat van ouders die een rechtszaak wilden aanspannen tegen de producent van de BMR-prik. Gefinancierd door een partij met een duidelijk belang in het aantonen van een relatie tussen autisme en de BMR-prik, zorgde voor een duidelijke belangenverstrengeling voor Wakefield, leidend tot *publication bias*. Het geld van de advocaat was zelfs in het geheel niet nodig omdat het onderzoek al betaald werd vanuit een andere bron. Nog een geval van belangenverstrengeling bij Wakefield was het patent op een nieuw mazelenvaccin dat onder zijn naam geregistreerd stond. Zou de BMR-prik van het toneel zijn verdwenen, dan was zijn mazelenvaccin een lucratieve bron van inkomsten geweest voor Wakefield. Naast deze feiten zijn de voormalig arts nog meer dingen ten laste gelegd (General Medical Council 2010). Na zijn veroordeling door de General Medical Council heeft *The Lancet* het artikel van Wakefield ingetrokken (Wakefield et al. 1998; The Editors of The

Lancet 2010). Ondanks het feit dat Wakefield ontmaskerd is, ondanks dat het een frauduleus onderzoek was dat aanleiding gaf tot een hetze, ondanks dat het slechts een *casestudy* was van 12 patiënten, ondanks kwalitatief superieure onderzoeken die hebben aangetoond dat er géén relatie bestaats tussen de BMR-prik en autisme (Peltola et al. 1998; Taylor et al. 2002; Madsen et al. 2002; Smeeth et al. 2004; Afzal et al. 2006), blijft een grote groep mensen echter volhouden dat de BMR-prik autisme veroorzaakt. Sinds 1962 worden alle vermoede bijwerkingen van vaccins geregistreerd en getoetst. Ook hieruit blijkt dat de argumenten van de antivaccinatielobby niet steekhoudend zijn. Vaak betreft het anekdotisch materiaal of slecht onderzoek uit onvindbare tijdschriften waarop de claims zijn gebaseerd. Natuurlijk kunnen we verwachten dat kinderen kortdurend kunnen reageren op een vaccinatie; flauwvallen tijdens het prikken, aanhoudend huilen en onrustig slapen zijn een paar van de logische reacties die kunnen volgen op het doormaken van een akelige ervaring. Minder onschuldig zijn de koortsstuipen, convulsies of zelfs encefalopathieën (die niet meer zijn voorgekomen sinds 1987). Koortsstuipen en convulsies verdwijnen echter ook in korte tijd na de vaccinatie, zonder nadelige effecten op de lange termijn. In slechts 1 op de 4.000 gevallen is er een mogelijk verband geconstateerd tussen vaccinatie en ziekteverschijnselen (Rümke en Visser 2004b). Het risico op ernstige ziekteverschijnselen als gevolg van vaccinaties is dus extreem klein. Zoals al eerder genoemd zijn de meeste meldingen van bijwerkingen het gevolg van een vergissing in het oorzaak-gevolgpatroon (zie ook de paragraaf in ▶ H. 31 over *Post hoc, ergo propter hoc*). De voordelen van het Rijksvaccinatieprogramma wegen in grote mate op tegen de nadelen, wanneer men bedenkt dat het programma ons beschermt tegen ernstige besmettelijke ziektes en complicaties hiervan op grote schaal (Rümke en Visser 2004b).

Fysiotherapeuten, met name kinderfysiotherapeuten, kunnen geconfronteerd worden met ouders die vragen hebben over vaccinaties. Wellicht ten overvloede meld ik hier dat een fysiotherapeut werkzaam is binnen de reguliere gezondheidszorg en waar mogelijk evidence-based dient te handelen. De informatie die aan bezorgde ouders wordt gegeven moet dan ook zorgvuldig gewogen worden op basis van de beschikbare evidentie. Alternatieven voor het Rijksvaccinatieprogramma in de vorm van homeopathische vaccins zijn niet effectief tegen besmettelijke ziekten (Goldmann 2003; Australian Government National Health and Medical Research Council 2015; Ernst 2014; Kievits en Adriaanse 2006).

> **Uitspraken over vaccinatie**
> - 'De stijgende incidentie van allergieën en astma zou het gevolg zijn van vaccinaties.'
>   - Er is geen wetenschappelijke aanwijzing te vinden voor deze relatie (Rümke en Visser 2004a, b).
> - 'Het kinkhoestvaccin zou kunnen leiden tot wiegendood.'
>   - Sinds 1987 is het aantal gevallen van wiegendood drastisch gedaald, ondanks de uitbreiding van het vaccinatieprogramma (Rümke en Visser 2004b).
> - Vaccinaties zijn *niet* verantwoordelijk voor het ontstaan van epilepsie, blijkt uit vele onderzoeken naar de relatie tussen epilepsie en vaccinatie (Nederlands Bijwerkingscentrum Lareb 2012).
> - Het *shaken baby*-syndroom word *niet* veroorzaakt door vaccinaties (Gezondheidsraad 2002).
> - Vaccinaties verlagen *niet* de weerstand van het lichaam tegen infecties. Het tegenovergestelde is reeds aangetoond (Brooks 2013).

26.3.2 Vaccins en de weerstand van het lichaam tegen infecties

Begin vorige eeuw was al ontdekt dat het geven van het vaccin tegen tuberculose, het BCG-vaccin, een grotere kans gaf om het eerste levensjaar door te komen, dit terwijl tuberculose pas bij oudere kinderen optreedt. Later werd aangetoond dat een inenting met het BCG-vaccin een 25% kleinere kans geeft op sterfte door een andere ziekte dan tuberculose. Soortgelijke observaties zijn in 1979 te Guinee-Bissau gemaakt rond het mazelenvaccin; na de mazelenepidemie aldaar, waaraan één op de vier kinderen bezweek, zag men dat gevaccineerde kinderen een grotere kans maakten om volwassen te worden dan degenen die niet gevaccineerd waren (Brooks 2013).

26.4 Vaccinatie van medewerkers in de gezondheidszorg

Redenen om medewerkers te vaccineren kunnen tweeledig zijn: het voorkomen van infectieuze ziekten bij de werknemers zelf en het voorkomen van infectieuze ziekten bij derden. Werkgevers zijn verplicht om zorg te dragen voor gezonde en veilige arbeidsomstandigheden van hun personeel. In de gezondheidszorg zijn de werkgevers tevens verantwoordelijk voor de bescherming van hun kwetsbare patiënten. Om werknemers in de zorg te beschermen tegen biologische agentia kan de werkgever, naast het nemen van bronmaatregelen en het aanbieden van beschermende materialen, vaccinaties aanbieden aan zijn personeel. Belangrijk is om te weten tot in hoeverre het personeelslid risico loopt om de ziekte op te lopen en of vaccineren van het personeelslid een aanmerkelijke vermindering van dit risico teweegbrengt. Tevens moet de door het vaccin verkregen gezondheidswinst afgezet worden tegen de mogelijkheid op bijwerkingen van het vaccin of de last die de persoon hiervan ondervinden kan. Wanneer het geven van een vaccin bijdraagt aan de optimale bescherming van de werknemer dan heeft de werknemer recht op het krijgen van het vaccin. De werkgever is in dergelijke gevallen verplicht om een advies tot vaccineren uit te brengen aan de medewerker en om voorlichting te geven over de gevolgen van het wel of niet laten vaccineren. Het weigeren van de vaccinatie door de medewerker dwingt de werkgever tot het nemen van maatregelen om het besmettingsrisico te verkleinen, wat eventueel zou kunnen betekenen dat de werknemer op een andere functie waar het besmettingsgevaar kleiner is ingezet moet worden. Verder moet stilgestaan worden bij de kosten die voor de vaccinaties gemaakt worden in relatie tot de gezondheidswinst en of deze in verhouding staan tot andere maatregelen die getroffen hadden kunnen worden om het besmettingsgevaar te verminderen (Gezondheidsraad 2014).

26.5 Griepprik

De griepprik wordt voornamelijk geadviseerd aan patiënten met chronische aandoeningen waarbij een besmetting met griep gezondheidsrisico's met zich mee brengt. Dit zijn voornamelijk mensen met hartziekten, longziekten, diabetes, nierziekten en mensen van zestig jaar en ouder. Mensen die werkzaam zijn in de gezondheidszorg en werken met kwetsbare patiëntenpopulaties moeten ook de griepprik aangeboden krijgen door de werkgever ter bescherming van de patiënten. De griepprik vermindert de kans op het krijgen van griep tot twee á drie procent. Tevens verkleint het vaccin de kans op het krijgen van bijwerkingen van de griep, zoals longontsteking. De griepprik wordt jaarlijks gegeven en bevat deeltjes van dode griepvirussen die dat jaar verwacht worden in Europa. Ieder jaar bevat de griepprik andere deeltjes

26.5 · Griepprik

omdat de griepvirussen dikwijls veranderen. De jaarlijkse griepprik biedt hierdoor steeds weer bescherming tegen nieuwe vormen van influenza. In sommige gevallen kan de griepprik bijwerkingen teweegbrengen zoals spierpijn, algehele malaise, hoofdpijn of lichte koorts. Men kan echter van de griepprik geen griep krijgen, omdat de bestanddelen in het vaccin onschadelijk zijn gemaakt. De griepverschijnselen die men desondanks na een vaccinatie oploopt, vallen eerder toe te schrijven aan besmetting met een ander griepvirus, een te late inenting, een verkoudheidsvirus of aan de kleine kans dat het vaccin niet heeft gewerkt (Rijksinstituut voor Volksgezondheid en Milieu 2014).

Voedingsdeficiëntie

Samenvatting

Voedingsdeficiënties en eetstoornissen kunnen ernstige gezondheidsproblemen veroorzaken. Eetstoornissen zijn psychiatrische stoornissen die onder meer tot voedingsdeficiënties kunnen leiden. Verdenking van voedingsdeficiënties of eetstoornissen dient na verdere bevestigende anamnese- of onderzoeksgegevens gerapporteerd te worden aan de arts. Redenen voor voedingsdeficiënties zijn onder andere ziekte, eetstoornissen, medicijnen, alcoholisme, verminderde eetlust of malabsorptie. Eetstoornissen worden onderverdeeld in anorexia nervosa, boulimia nervosa en 'eetstoornis anderszins niet omschreven'. Eetstoornissen kunnen gepaard gaan met purgeren, waarbij de patiënt zich ontdoet van het eten door middel van braken, het gebruik van laxantia, diuretica of klysma's. Het gebruik van afslankmiddelen moet nader onderzocht worden om te kijken of het middel geen schadelijke effecten heeft voor de gezondheid en of het middel niet verboden is in Nederland.

27.1 Algemeen of specifiek tekort aan voedingsstoffen – 192

27.2 Verminderde eetlust – 193

27.3 Eetstoornissen – 193
27.3.1 Effecten van eetstoornissen – 195
27.3.2 Behandeling van eetstoornissen – 195

27.4 Afslankmiddelen – 195

H. van der Velde, *Fysiotherapie en medicatie*, DOI 10.1007/978-90-368-0471-4_27,
© 2016 Bohn Stafleu van Loghum, onderdeel van Springer Media BV

27.1 Algemeen of specifiek tekort aan voedingsstoffen

Wanneer je gezond en gevarieerd eet, dan krijg je alle vitamines, mineralen en voedingsstoffen binnen die je nodig hebt. Zeker vandaag de dag, is er in de westerse wereld een overvloed aan gezonde voeding beschikbaar. Met behulp van de wetenschap zijn we in staat om ons voedsel efficiënter te telen, veiligere bestrijdingsmiddelen te maken en kunnen we testen of het voedsel dat op de markt komt aan onze huidige eisen van veiligheid en voedingswaarden voldoet. Onder meer de introductie van 'de schijf van vijf' heeft ervoor gezorgd dat kennis over gezond eten voor een ieder beschikbaar is. Toch zijn er nog veel mensen die het idee hebben dat ze te weinig voedingsstoffen binnenkrijgen of dat ze gezonder kunnen worden door nog meer vezels, vitaminen, mineralen en dergelijke tot zich te nemen via pillen, capsules, poeders, *shakes* en drankjes. Er is echter slechts een beperkt aantal groepen mensen die daadwerkelijk extra voedingsstoffen nodig hebben (zie kader). Naast de mensen die er een slecht eetpatroon op na houden, zijn dit onder andere jonge kinderen, zwangere vrouwen, (alleenstaande) ouderen, chronisch zieken, patiënten met malabsorptie of mensen die een zwaar ongeval hebben doorgemaakt. Extra inname van koolhydraten, vetten, eiwitten, vitamines en mineralen kan dan geïndiceerd zijn (Goldmann 2003).

Wanneer het in- of opnemen van voedingsstoffen wordt belemmerd door een aandoening, ontstaat er voedingsdeficiëntie. Het kan hier een algemeen tekort aan voedingsstoffen betreffen of een tekort aan specifieke voedingsstoffen (Goldmann 2003).

Voorbeelden en situaties die leiden tot voedingsdeficiëntie

Voorbeelden van situaties en aandoeningen die leiden tot een *algemeen* tekort aan voedingsstoffen
- slecht eten tijdens ziektebed;
- extreem vermageringsdieet;
- anorexia nervosa;
- verhongering;
- depressie;
- alcoholisme.

Voorbeelden van situaties en aandoeningen die leiden tot een *specifiek* tekort aan voedingsstoffen
- aangepast voedingspatroon;
- aandoeningen van de dunne darm, zoals ziekte van Crohn;
- gebrek aan zonlicht;
- geneesmiddelen.

Bron: Goldmann (2003).

Voeding is een belangrijke factor in de groei, ontwikkeling en het herstel van de patiënt in het geval van ziektes, wonden en infecties. Specifieke voedingsdeficiëntie kan verschillende klachten veroorzaken, zoals rachitis, osteomalacie en bloedarmoede. Vermoeidheid, verzwakking en gewichtsverlies zijn indicatoren voor een algemeen tekort aan voedingsstoffen (zie voorgaand kader). Wanneer deze symptomen door de fysiotherapeut gesignaleerd worden is het belangrijk om aanvullende informatie van de patiënt te verkrijgen. Gezien de mogelijk onderliggende oorzaken van de ogenschijnlijke voedingsdeficiëntie is het belangrijk om subtiel te werk te gaan (Goldmann 2003; Goodman en Snyder 2000).

Bij verdenking van algemene voedingsdeficiëntie dient men dit te melden bij de huisarts, samen met de relevante gegevens verkregen uit de anamnese.

27.2 Verminderde eetlust

Als gevolg van ziekte vermindert vaak de eetlust en/of verandert het voedingspatroon. Ontstekingen in het gastro-intestinale traject – 'van mond tot kont' – kunnen inname, verwerking en uitscheiding van voedsel zeer pijnlijk maken waardoor de eetlust afneemt. Tevens kunnen aandoeningen aan organen die bij de spijsvertering betrokken zijn het innemen van voedsel ontmoedigen. Denk hierbij aan de alvleesklier, dunne darm, lever of galblaas. Symptomen zoals hoge koorts, misselijkheid en pijn kunnen eetlustverminderend werken door de algehele malaise en energieverlies die deze symptomen met zich meebrengen. Inactiviteit, de groei van een kwaadaardige tumor, langdurige bedrust of een algehele conditievermindering door ziekte, vermindert de behoefte aan voedsel door de afname van lichaamsbeweging (Bosch et al. 2011). Medicijngebruik kan leiden tot eetlustvermindering of zelfs misselijkheid. Bekende voorbeelden zijn chemotherapie en bestralingstherapie. Verslaving aan drugs of alcohol, eetstoornissen, depressie en een slechte economische situatie kunnen voorbodes zijn van voedingsdeficiënties (Goodman en Snyder 2007). Verminderde eetlust kan zowel gepaard gaan met vermindering als een toename van het lichaamsgewicht. Een, door de patiënt niet te verklaren, vermindering in lichaamsgewicht van tien procent binnen een tijd van vier weken, kan mogelijk veroorzaakt worden door neoplasmata. Onverklaarbare gewichtstoename kan mogelijk worden toegeschreven aan congestief hartfalen, een te snel werkende schildklier of kanker (Goodman en Snyder 2007).

27.3 Eetstoornissen

Wanneer de patiënt tekenen vertoont van een verstoord lichaamsbeeld en zich buitensporig veel bezig houdt met lichaamsgewicht en eten, moet er rekening gehouden worden met de aanwezigheid van een eetstoornis (zie ◘ tab. 27.1). Anorexia nervosa, boulimia nervosa en de 'eetstoornis anderszins niet omschreven' zijn vormen van eetstoornissen die onderscheiden worden. Eetstoornissen kunnen de gezondheid schaden en het herstel vertragen door het optreden van voedingsdeficiënties. Anorexia nervosa en boulimia nervosa zijn psychiatrische stoornissen die, ondanks hun relatief geringe incidentie, de hoogste mortaliteit kennen. De doodsoorzaak is dikwijls ondervoeding of suïcide (Trimbos-instituut 2006). De patiënt met anorexia nervosa weigert veelal een normaal gewicht te handhaven en is meestal sterk vermagerd. Een deel van deze populatie purgeert. Ze 'zuiveren zich' door middel van braken, het gebruik van laxantia, diuretica of klysma's. Deze groep anorexiapatiënten gaat ook gebukt onder eetbuien. Patiënten met boulimia nervosa hebben last van eetbuien, dat wil zeggen dat ze in korte tijd een zeer grote hoeveelheid voedsel innemen. Net als bij anorexia nervosa is er ook hier een deel van de patiënten dat purgeert; het andere deel compenseert de extreme inname van voedsel met vasten of extreem sporten om het gewicht te reduceren. De 'eetstoornis niet anderszins omschreven' betreft een aanvalsgewijs optreden van extreme eetbuien, minimaal twee keer per week gedurende een half jaar, zonder de compensatoire technieken die toegepast worden bij boulimia nervosa (Trimbos-instituut 2006).

Tabel 27.1 Aandachtspunten voor anamnese en onderzoek bij mogelijke eetstoornissen en/of voedingsdeficiënties. Bronnen: Goodman en Snyder (2007), Goldmann (2003), Trimbos-instituut (2006) en Knapp et al. (2014).

medicatie	let op het gebruik van medicatie zoals: laxeermiddelen, eetlustremmers, antidepressiva, antipsychotica, chemotherapeutica, captopril, steroïden, insuline en lithium
middelen	is er sprake van middelenmisbruik of alcoholverslaving? directe vragen hierover kunnen als beledigend gezien worden en zelfs agressie opwekken; indirecte vragen of een standaardformulier over 'medicijnen en middelen', is een manier om deze confrontatie te vermijden

anamnese	– vraag naar medische historie:
	  – is er een logische verklaring voor de mogelijke algemene voedingsdeficiëntie, zoals een lang ziekbed of een operatie?
	  – is er sprake van misselijkheid, slik- of kauwproblemen?
	  – is er sprake van obstipatie of vertraagde maagontlediging?
	– vraag naar menstruatiecyclus: is er sprake van een onregelmatige of uitblijvende menstruatie?
	– vraag naar sportactiviteiten: is er sprake van extreem veel sporten?
	– heeft de patiënt recentelijk (extreme) dieetadviezen gevolgd?
	– zijn er tekenen of symptomen van depressie, spanningen, prestatiedruk of dergelijke?
	– bij afname van lichamelijke activiteit, minder energie, aanwezigheid van vermoeidheid en lethargie, breng de mate van vermoeidheid in kaart met een VAS

inspectie en observatie	– zichtbaar mager postuur tijdens inspectie – postuur verhuld door wijd zittende kleding – mogelijke erosie van tandglazuur of verlies van tanden – opvallend weinig spiermassa – opgezette enkels – haaruitval – scheurtjes in de lippen – wondjes in de mondhoeken – Lanugo-beharing – uitblijven van of verminderde ontwikkeling van volwassen geslachtskenmerken bij jonge vrouwen – droge, schilferige huid – abdominale distensie – perifeer oedeem – ondertemperatuur – blauwe plekken
meten van lichaamsgewicht	is er sprake van ondergewicht volgens de BMI? vraag de patiënt of hij een streefgewicht voor ogen heeft
meten van inspanningsvermogen	– zichtbaar lage inspanningstolerantie en weinig spierkracht – trage hartslag en lage bloeddruk
eetstoornissen bij vrouwelijke sporters	kortetermijneffect: verminderde sportprestaties, samenhangend met dehydratie, verminderde VO_2-max en gebrek aan energie; op de lange termijn kunnen er meer of minder ernstige systemische klachten ontstaan
female athlete triad	dit is een trias van onderling verbonden aandoeningen – een verstoord eetgedrag, uitblijvende menstruatie en de botontkalking die hierop volgt; de aanwezigheid van deze trias vergroot de kans op blessures en andere aandoeningen

27.4 · Afslankmiddelen

27.3.1 Effecten van eetstoornissen

De schadelijke effecten van eetstoornissen zijn aanzienlijk. Lichamelijke klachten zijn onder andere: *fatigue*, maag-darmproblematiek, huid- en haarproblematiek, mineralisatieproblemen van het botweefsel, amenorroe, groei- en rijpingsstoornissen en levensbedreigende hartritmestoornissen, decompensatio cordis of hypoglykemie. Psychische klachten die samengaan met eetstoornissen zijn onder andere: angst, depressie, obsessieve gedachten, verminderde concentratie en geheugenstoornissen. Tevens treden klachten op als gevolg van het purgeren. Deze klachten bestaan uit: aantasting van het tandglazuur, slokdarm en dikke darm, opgezette speekselklieren, schade aan de handrug en problemen met de elektrolyten- en waterhuishouding (Trimbos-instituut 2006).

27.3.2 Behandeling van eetstoornissen

De behandeling van eetstoornissen bestaat voornamelijk uit psychotherapie zoals cognitieve gedragstherapie. Behandeldoelen zijn voornamelijk gewichtsherstel, zich onthouden van eetbuien en purgeren, herstel van lichaamsbeleving, eetgedrag en disfunctionele cognities en attitudes. Wanneer er sprake is van overgewicht, dient hiervoor een gewichtsreductieprogramma opgezet te worden. Medicamenteuze behandeling van eetstoornissen verdient niet de voorkeur, maar psychofarmaca (voornamelijk antidepressiva) worden wel voorgeschreven in het geval van therapieresistentie, comorbiditeit of potentiële terugval na gewichtsherstel. Protonpompremmers worden gebruikt om de maagzuurklachten, alkalose en hypokaliëmie bij brakende patiënten te bestrijden. Aanwezige obstipatieklachten worden in eerste instantie behandeld met vezelrijke voeding en veel drinken. Wanneer dit niet afdoende effect heeft, worden volumevergrotende laxantia ingezet met indien nodig rectale laxantia (Trimbos-instituut 2006).

27.4 Afslankmiddelen

Vaak worden afslankmiddelen gebruikt in de hoop op een makkelijke manier lichaamsgewicht kwijt te raken. Helaas zijn er weinig middelen die deze wens in vervulling laten gaan. De beste manier om lichaamsgewicht te reduceren is vooralsnog lichaamsbeweging en een evenwichtige, gevarieerde voeding met weinig calorieën (Goldmann 2003). Desondanks worden vele afslankkuren met kruiden of medicijnen erin verkocht. Deze middeltjes kunnen bijwerkingen of interacties met andere medicijnen veroorzaken. Ook moet er rekening gehouden worden met de mogelijkheid dat het afslankmiddel gevaarlijk kan zijn voor de gezondheid of zelfs verboden is in Nederland. Een snelle zoektocht op internet kan informatie opleveren over het middel dat de patiënt gebruikt. Wellicht zijn er gegevens bekend bij betrouwbare instanties over de effectiviteit, de bijwerkingen en de contra-indicaties voor het gebruik van het afslankmiddel. In het geval van het middel HCG kan men op internet zien dat het in Nederland niet meer gebruikt mag worden als afslankmiddel (Ministerie van Volksgezondheid, Welzijn en Sport 2011). Begin jaren 1990 hebben 105 vrouwen in België Chinese kruiden gebruikt naast hun eetlustremmers. Helaas bleek tenminste een van de kruiden stoffen te bevatten die giftig zijn voor de nieren en kankerverwekkend. Het kruid in kwestie (*Aristolochia fangchi*) was verward met een ander kruid waarvan de naam in de Chinese taal bijna hetzelfde klinkt. Als gevolg van de verwarring is er bij 44 vrouwen terminaal nierfalen opgetreden, is er bij 39 vrouwen een preventief nefro-ureterectomie verricht en is er bij 18 vrouwen urotheelcarcinoom geconstateerd (Geneesmiddelenbulletin 2000).

Vervolgvragen bij het gebruik van afslankmiddelen
- Wat is de naam van het middel dat u gebruikt?
- Hoe bent u aan dit middel gekomen?
- Zit er een Nederlandstalige bijsluiter bij het product?
- Kunt u mij de verpakking laten zien?
- Kunt u mij vertellen hoe het middel werkt?
- Krijgt u voldoende lichaamsbeweging?
- Houdt u zich aan een evenwichtig, gevarieerd eetpatroon?
- Zijn er klachten ontstaan sinds het gebruik van het afslankmiddel?
- Houdt u zich aan de voorgeschreven dosis?

Roken, alcohol en drugs

Samenvatting

Genotsmiddelen schaden de gezondheid in meer of mindere mate en kunnen relatieve contra-indicaties opleveren voor fysiotherapie. Alcoholconsumptie is een van de belangrijkste oorzaken van vroegtijdig overlijden en kan ernstige aandoeningen veroorzaken. Geïntoxiceerde patiënten hebben een groter kans op letsel en valincidenten. Tabaksgebruik is doodsoorzaak nummer één in de westerse wereld. Het veroorzaakt diverse dodelijke aandoeningen en vertraagt het weefselherstel. Meeroken en het roken van elektronische sigaretten is eveneens schadelijk voor de gezondheid. Cafeïne in combinatie met roken doet bij patiënten met hypertensie de bloeddruk sterk toenemen. Roken en alcoholconsumptie kunnen een effect hebben op het metabolisme van medicijnen, waardoor minderen of stoppen met roken of alcohol in overleg met de arts moet plaatsvinden. Het gebruik van illegale genotmiddelen kent gezondheidsrisico's en juridische risico's. Afhankelijkheid treedt vaak op, dosering en zuiverheid worden slecht gecontroleerd, infectieziektes als gevolg van het gebruik van vieze naalden komen veelvuldig voor en de participatie in de samenleving neemt af.

28.1   **Genotsmiddelen – 198**
28.1.1   Alcohol – 198
28.1.2   Tabak – 200
28.1.3   Cafeïne – 202
28.1.4   Roken en cafeïne – 203
28.1.5   Het effect van tabak en alcohol op medicijngebruik – 203

28.2   **Illegale genotmiddelen en fysiotherapie – 203**
28.2.1   Psychotrope stoffen – 203
28.2.2   Psychotrope effecten – 203
28.2.3   Reacties en interacties – 204
28.2.4   Afhankelijkheid – 204

H. van der Velde, *Fysiotherapie en medicatie*, DOI 10.1007/978-90-368-0471-4_28,
© 2016 Bohn Stafleu van Loghum, onderdeel van Springer Media BV

28.1 Genotsmiddelen

Wanneer stoffen ingenomen worden omwille van de aangename sensatie die ze teweegbrengen in de hersenen, spreekt men van genotsmiddelen. In deze categorie vallen vele middelen, zoals tabak, cafeïne, cocaïne, alcohol, opium, heroïne en cannabis. Veel genotsmiddelen kunnen de gezondheid schaden en omdat ze voor het genot gebruikt worden, gebeurt dat vaak in excessieve hoeveelheden. Veel gebruikers van genotsmiddelen raken afhankelijk van de middelen en het is dan ook mogelijk dat ze onder invloed van deze middelen bij de fysiotherapie verschijnen. Screenen op het schadelijk gebruik van genotsmiddelen kan waardevol zijn, aangezien het gebruik van deze middelen gezondheidsrisico's met zich mee brengt, een (relatieve) contra-indicatie kan vormen voor fysiotherapie en professionele hulp noodzakelijk kan maken. Wanneer de patiënt directe vragen wordt gesteld naar het gebruik van genotsmiddelen, dan kan dit als beledigend worden ervaren en mogelijk agressie opwekken (Goodman en Snyder 2007). De therapeut moet daarom onthouden zonder waardeoordeel, professioneel en met gepaste mate van bezorgdheid het gesprek aan te gaan. Wanneer vragen over drugs, alcohol en andere genotsmiddelen als onderdeel van een standaard intakeformulier of leefstijlvragenlijst worden ingezet, wordt de lading van het onderwerp veelal als minder zwaar ervaren. Ook is het mogelijk om vragen te stellen aan de patiënt over onderwerpen die nauw gecorreleerd zijn aan het gebruik van genotsmiddelen, zoals valincidenten, vechtpartijen, botbreuken of auto-ongelukken (Goodman en Snyder 2007). Positieve antwoorden op een mogelijke betrokkenheid bij dergelijke voorvallen versterken het vermoeden op het gebruik van drank of drugs en geven de patiënt een mogelijkheid om zelf te vertellen over zijn drugs- en/of drankproblematiek.

28.1.1 Alcohol

Ongeveer 8 % van de volwassen bevolking in de westerse wereld heeft problemen met alcoholconsumptie (Merck Manual Medisch Handboek 2003). Het gebruik van alcohol (wijn, bier of sterke drank) kan op korte termijn ongelukken veroorzaken en op de lange termijn verslaving of lichamelijke schade teweegbrengen (Goldmann 2003). Overmatige alcoholconsumptie is een van de belangrijkste veroorzakers van voortijdig overlijden. Alcohol is een giftige substantie die schadelijk is voor alle weefsels in het menselijk lichaam en die diverse aandoeningen kan veroorzaken (Goodman en Snyder 2007). Wanneer het in kleine hoeveelheden wordt genuttigd, dan geeft het een ontremmend en ontspannend effect waardoor sociale interactie makkelijker wordt. In hogere doseringen werkt alcohol verdovend. De alcohol begint enkele minuten na inname te werken en het kost de lever één tot anderhalf uur om één ingenomen eenheid af te breken (Verslavingszorg Noord Nederland 2015). Eén eenheid alcoholische drank is de hoeveelheid drank die geserveerd wordt in één standaardglas. Deze hoeveelheid is ongeveer gelijk aan 10 gram (Boomsma et al. 2014) of 12 ml alcohol. Wijn met een alcoholpercentage van 11 % wordt geserveerd in een glas van 125 ml, waardoor er in het glas ongeveer 13,75 ml alcohol aanwezig zal zijn. Ter voorkoming van gezondheidsrisico's als gevolg van alcoholconsumptie moeten mannen niet meer dan 4 eenheden, en vrouwen niet meer dan 3 eenheden per dag nuttigen. Wanneer deze regels gehanteerd worden in combinatie met één á twee alcoholvrije dagen per week zijn de gezondheidsrisico's als gevolg van alcoholgebruik niet groot (Goldmann 2003).

Patiënten onder invloed van alcohol

Alcohol heeft onder meer een centraal neurologische remmende werking op de motoriek, waardoor het reactievermogen en de coördinatie afnemen (Goldmann 2003; Verslavingszorg Noord Nederland 2015). Hiernaast neigt de patiënt dikwijls zichzelf te overschatten waardoor tijdens oefentherapie gevaarlijke situaties op kunnen treden. Pogingen van de therapeut om zijn patiënt te wijzen op het gevaar, het gebrek aan reactievermogen en coördinatie, de zelfoverschatting of de verdenking op drankgebruik kunnen leiden tot agressief gedrag van de patiënt (Goldmann 2003; Verslavingszorg Noord Nederland 2015). Alcohol vergroot de urineproductie en is een bloedvatverwijdend middel (Goldmann 2003), waardoor de blootstelling van de patiënt aan warmte of koude ernstige gezondheidsrisico's met zich mee kan brengen, zoals orthostatische hypotensie onder warme omstandigheden of onderkoeling onder koude omstandigheden. Het verdovende effect van alcohol kan een verminderde pijnperceptie veroorzaken bij uw patiënt (Verslavingszorg Noord Nederland 2015), waardoor de behandelintensiteit slecht valt in te schatten. Wanneer uw patiënt heeft toegegeven alcohol te hebben genuttigd voordat hij naar de fysiotherapie komt, dan is het belangrijk om hem op de mogelijke consequenties hiervan te wijzen. Het is bekend dat autobestuurders niet onder invloed van alcohol mogen rijden. Ervaren bestuurders mogen slechts 0,5 promille alcohol in het bloed hebben en beginnende bestuurders slechts 0,2 promille (SWOV Wetenschappelijk onderzoek verkeersveiligheid 2011). Wanneer de patiënt na zijn behandeling onder invloed van alcohol naar huis wil rijden, is het de taak van de fysiotherapeut om de patiënt op andere gedachten te brengen. Wellicht kan hij aanbieden om de patiënt naar huis te brengen of vervangend vervoer voor hem te regelen. Wanneer de patiënt desondanks in zijn auto stapt, dan is het in het algemeen belang om de autoriteiten in te schakelen.

> **Advies over alcoholconsumptie en fysiotherapie**
> 'Alcohol kan een vertekend beeld geven van de pijn die u heeft. Het is hierdoor mogelijk dat u te intensief wordt behandeld, waardoor u misschien schade oploopt, of dat u niet intensief genoeg wordt behandeld, waardoor de behandeling geen effect zal hebben. Ook kan alcohol uw herstel vertragen, en daarom is het wenselijk om het gebruik ervan te minderen. Ik zou u dan ook willen vragen om vóór de therapiesessies geen alcohol te drinken, zodat ik zeker weet dat ik u een goede en veilige behandeling kan geven.'
> Bron: Goodman en Snyder (2007).

Alcoholontwenning

In een aantal gevallen kan de fysiotherapeut te maken krijgen met patiënten die ontwenningsverschijnselen ervaren als gevolg van het (abrupt) stoppen met alcoholconsumptie. Hierbij kan men denken aan de opname in een instelling of ziekenhuis. Patiënten die moeten revalideren na een auto-ongeval in het ziekenhuis of ouderen met bewegingsarmoede die in een verpleeghuis zijn ondergebracht, zijn voorbeelden van mensen die als gevolg van hun opname minder toegang hebben tot alcoholische dranken dan ze gewend zijn. Vroegtijdige herkenning van de tekenen en symptomen van alcoholontwenning kan ervoor zorgen dat een adequate behandeling hiervoor wordt ingesteld en komt het herstel ten goede. De eerste tekenen van ontwenning, zoals insomnia, geïrriteerdheid, rusteloosheid, verwardheid, verminderde eetlust, tremors van de ledematen, desoriëntatie of angst, treden op tussen de 3 tot 36 uur na de laatste alcoholinname. Mogelijk ervaart de patiënt wanen, hallucinaties, verhoogde lichaamswarmte of krijgt hij zelfs een toeval. Delirium tremens is een acute en soms fatale psychotische reactie op alcoholonthouding als gevolg van extreem alcoholgebruik (Goodman en Snyder 2007). De patiënt reageert eerst angstig en krijgt daarna in toenemende mate last van verwardheid, nachtmerries, slapeloosheid, zweten, koorts, verhoogde hartslag, depressie of zelfs hallucinaties (Merck Manual Medisch Handboek 2003).

> **Tekenen en symptomen van (abrupte) alcoholonthouding**
> - hoofdpijn;
> - trillen, zweten, zwakte en misselijkheid;
> - slaapgebrek;
> - geïrriteerdheid;
> - verminderde coördinatie;
> - verhoogde hartslag en bloeddruk;
> - epileptische aanvallen;
> - alcoholhallucinose:
>   - wanen en hallucinaties;
>   - ongerustheid en panische angst.
> - delirium tremens:
>   - angst, verwardheid, slapeloosheid, zweten, koorts, verhoogde hartslag, depressie en hallucinaties;
>   - wanneer onbehandeld, mogelijk fataal.
>
> Bronnen: Goodman en Snyder (2007) en Merck Manual Medisch Handboek (2003).

Alcoholgebruik op de lange termijn

Langdurig gebruik van alcohol in hoeveelheden die de veilige marges overschrijden is de veroorzaker van diverse aandoeningen. Leverziektes, hart- en vaatziektes, hersenbeschadigingen, bepaalde soorten kanker en onvruchtbaarheid kunnen mede veroorzaakt worden door alcoholgebruik (Goldmann 2003). De werking van bepaalde medicijnen, zoals barbituraten of benzodiazepinen, kunnen door langdurig alcoholgebruik sterk verminderen (Merck Manual Medisch Handboek 2003). Ook leidt alcoholmisbruik dikwijls tot afhankelijkheid en sociale problematiek. Alcoholmisbruik speelt dikwijls een rol bij het optreden van (huiselijk) geweld, mishandeling, moord, relatie- en gezinsproblematiek. Veel gevallen van alcoholmisbruik komen voort uit een poging om stress of pijnlijke ervaringen te dempen (Goldmann 2003). Wanneer de vertrouwensrelatie tussen therapeut en patiënt heeft geleid tot de erkenning van een alcoholprobleem van de patiënt, dan doet de therapeut er goed aan om de patiënt te adviseren dit te bespreken met de arts.

28.1.2 Tabak

In 1951 werd een van de eerste belangrijke onderzoeken gepubliceerd die een sterk verband aantoonde tussen roken en het ontstaan van kanker. Ongeveer 700 ziekenhuispatiënten in Londen werden hiervoor door Austin Bradford Hill (1897–1991) en William Richard Shaboe Doll (1912–2005) geïnterviewd. Tegenwoordig is roken de belangrijkste *voorkombare* doodsoorzaak in de westerse wereld. In de 20^e eeuw alleen al is het gebruik van tabak de doodsoorzaak geweest van 100 miljoen mensen (Pickover 2013). De giftige rook die geïnhaleerd wordt tijdens het roken

28.1 · Genotsmiddelen

van tabak bevat een aantal kankerverwekkende stoffen die mutaties kunnen veroorzaken aan het DNA waaraan ze zich hechten. Deze mutaties leiden tot het ontstaan van kankercellen die zich voortplanten in het lichaam. De in de tabaksrook aanwezige nicotine veroorzaakt het vrijkomen van de neurotransmitter dopamine in de nucleus accumbens in de hersenen, die een rol vervullen in de ervaring van diverse emoties, verslaving, genot (Pickover 2013), welzijn en ontspanning (Goldmann 2003). Teer en koolstofmonoxide zijn naast nicotine de meest onderzochte stoffen die in tabaksrook voorkomen. Teer veroorzaakt irritatie en ontstekingen van het longweefsel. Koolstofmonoxide werkt als een zuurstofantagonist op hemoglobine, waardoor het zuurstoftransport in het lichaam afneemt (Goldmann 2003). Roken veroorzaakt vasoconstrictie en vertraagt het weefselherstel. Het wordt in verband gebracht met lumbale discusdegeneratie en met zowel lumbale als cervicale hernia's. Roken verhoogt de lichamelijke vraag naar vitamine C. Bloedend tandvlees of weefselbloedingen, met name op injectieplaatsen, zijn tekenen van vitamine C-tekorten (Goodman en Snyder 2007).

> **Enkele gevolgen van tabaksgebruik**
> - Verhoogt de kans op kanker in diverse organen, waaronder: longen, keel, slokdarm, nek, nieren, borst, blaas, pancreas en maag.
> - Verhoogt de kans op een beroerte, hartaanval, miskramen en chronische longaandoeningen (Pickover 2013).
> - Vertraagt weefselherstel.
> - Veroorzaakt hoge bloeddruk, verhoogt de hartslag, vermindert de zuurstofvoorziening van de organen en weefsels (Goodman en Snyder 2007).
> - Verhoogt de kans op trombose (Goodman en Snyder 2007).
>
> Bronnen: Pickover (2013) en Goodman en Snyder (2007).

Roken is een belangrijke veroorzaker van *chronic obstructive pulmonary disease* (COPD). De stoffen in tabaksrook veroorzaken irritaties aan de luchtwegen en verlammen de trilharen aldaar. De verhoogde hoeveelheid slijm in de luchtwegen ten gevolge van de luchtwegirritaties wordt door de verminderde hoeveelheid effectieve trilharen slechts moeizaam afgevoerd tijdens het hoesten (Goldmann 2003). Zelfs wanneer de rook niet geïnhaleerd wordt, zijn tabaksproducten schadelijk. Het roken van sigaren of pijp, waarbij de rook niet geïnhaleerd wordt, verhoogt, net zoals bij het gebruik van snuif- of pruimtabak, het risico op mondkanker. Nicotine en koolstofmonoxide veroorzaken blijvende schade aan de bloedvaten zoals atherosclerose, wat weer kan leiden tot coronaire hartziekten of beroerte (Goldmann 2003). Patiënten adviseren om te stoppen met roken is een rol voor de fysiotherapeut. Echter, wanneer de patiënt medicijnen gebruikt, dan dient het stoppen met roken eerst met de arts besproken te worden. Het is fysiotherapeuten aan te bevelen om extra scholing te ondergaan in het begeleiden van patiënten die willen stoppen met roken.

Meeroken

Het inademen van de rook die geproduceerd wordt door rokende mensen wordt gezien als meeroken, ook wel 'passief roken' genoemd. Afgezien van de irritatie die rook kan veroorzaken aan de ogen, keel en neus en de misselijkheid en hoofdpijn die het bij mensen teweeg kan brengen, krijgt de meeroker een verhoogde kans op de aandoeningen die rokers kunnen krijgen. Voornamelijk de kinderen van rokers zijn hiervan de dupe. Astma treedt vaker op, met ergere en meer frequente aanvallen bij kinderen van rokers. Allergische reacties, wiegendood, infec-

Tabel 28.1 Cafeïnegehalte per drankje. Bronnen: Breedveld en Peters (sd) en mede gebaseerd op gegevens van het Voedingscentrum.

cafeïnehoudende drank	portiegrootte	milligrammen cafeïne per portie
kopje filterkoffie	125 ml	85 mg
kopje zwarte thee	125 ml	40 mg
blikje energiedrank	250 ml	80 mg

tieziektes en chronische oorontstekingen komen allemaal meer voor bij kinderen van rokende ouders (Goldmann 2003).

Elektronische sigaretten

Deze batterijaangedreven apparaatjes, die vaak op sigaretten lijken, zetten nicotinevloeistof om in nicotinedamp, zodat deze damp geïnhaleerd kan worden. In veel gevallen wordt de 'e-sigaret' gebruikt om de uiteindelijke stap naar het compleet stoppen met roken makkelijker te maken (Polosa et al. 2011). Ze zijn echter ook verslavend, aangezien ze nicotine vrijgeven die zich hecht aan nicotinereceptoren die neurotransmitters afgeven ter stimulering van het beloningscentrum in het brein (Rijksinstituut voor volksgezondheid en milieu 2014). De data die voorhanden zijn lijkt er echter op te wijzen dat het apparaat geschikt is om te helpen in het stoppen met roken, zonder de gebruikelijke ontwenningsverschijnselen zoals: depressie, slapeloosheid, geïrriteerdheid, honger, obstipatie of angstige gevoelens (Polosa et al. 2011; Rijksinstituut voor volksgezondheid en milieu 2014). In tegenstelling tot veel andere middelen die helpen bij het stoppen met roken, lijkt het gebruik van de e-sigaret op daadwerkelijk roken. Dit zou een reden kunnen zijn waarom rokers met behulp van de e-sigaret minder ontwenningsverschijnselen ervaren (Polosa et al. 2011). E-sigaretten bevatten giftige stoffen, zoals nicotine, propyleenglycol, glycerol en bepaalde onzuiverheden. De schadelijke gezondheidseffecten op de mens moeten nog nader onderzocht worden. Bijwerkingen van het gebruik van de e-sigaret zijn onder andere: tijdelijke mond- en keelirritatie, droge hoest, duizeligheid en misselijkheid (Rijksinstituut voor volksgezondheid en milieu 2014).

28.1.3 Cafeïne

De stof werd voor het eerst in 1819 door Friedlieb Ferdinand Runge (1795–1867) geëxtraheerd uit koffie en is momenteel een van de meest populaire stimulerende middelen. Cafeïne zit onder meer in koffie, thee en colahoudende dranken (zie tab. 28.1). In Nederland drinkt men gemiddeld 140 liter koffie per jaar, wat gelijk staat aan drie koppen koffie per dag (Gerald 2014). Een kopje filterkoffie van 125 ml bevat 85 mg cafeïne (Breedveld en Peters sd). Bij een dosis onder de 200 mg, verbetert cafeïne ons humeur, doet het onze vermoeidheid afnemen en onze alertheid, concentratievermogen en uithoudingsvermogen toenemen. Wanneer deze dosis echter overschreden wordt dan nemen de activerende effecten van cafeïne negatieve proporties aan. De patiënt wordt nerveus, het concentratievermogen neemt af, de hartslag stijgt en de patiënt kan gaan trillen. Bij een dagelijkse consumptie van meerdere doses cafeïne treedt er tolerantie voor de stof op, waardoor de stimulerende effecten afnemen (Gerald 2014). Cafeïne wordt onder meer in relatie gebracht met hoofdpijn, slaapproblemen (Nederlands Huisartsen Genootschap 2014) en incontinentie (Lagro-Janssen et al. 2006).

28.1.4 Roken en cafeïne

De combinatie van roken en cafeïneconsumptie bij patiënten met hypertensie doet de bloeddruk sterk toenemen. Deze verhoogde bloeddruk kan hierbij wel twee uur aanhouden. De therapeut moet hier beoordelen of de patiënt in staat is om te trainen. Gedurende de training moeten de vitale functies met enige regelmaat beoordeeld worden. De therapeut geeft hierbij informatie aan de patiënt over het gevaar van roken en cafeïne, waarbij het advies wordt gegeven om deze twee middelen niet met elkaar te combineren voordat de patiënt naar de fysiotherapeut gaat (Goodman en Snyder 2007).

28.1.5 Het effect van tabak en alcohol op medicijngebruik

Zowel roken als alcoholgebruik induceren zogenoemde 'P450 leverenzymen'. Hierdoor kan het metabolisme van een grote groep medicijnen toenemen. Vaak resulteert dit in een te lage concentratie van het geneesmiddel in de circulatie. In het geval van *prodrugs*, die op deze manier gemetaboliseerd kunnen worden in effectievere bestanddelen, kunnen er nu toxische concentraties in het bloed ontstaan (Olson 2011). Het advies aan de patiënt om te stoppen met roken kan zorgen voor een veranderde concentratie van geneesmiddelen in het bloed, waardoor voorzichtigheid geboden is bij het geven van dergelijke adviezen wanneer de patiënt geneesmiddelen gebruikt. De arts dient in dergelijke gevallen te bepalen of het stoppen met roken of drinken veranderingen teweeg kan brengen in het metabolisme van de medicatie van de patiënt.

28.2 Illegale genotmiddelen en fysiotherapie

28.2.1 Psychotrope stoffen

Ooit als medicijn geïntroduceerd in de maatschappij, zijn er veel middelen die tegenwoordig uitsluitend nog als recreatieve drugs gebruikt worden. Middelen zoals cannabis, cocaïne en opium zijn ooit respectabele en geaccepteerde medicijnen geweest (Gerald 2014). Cannabis is tegenwoordig weer voor medicinaal gebruik beschikbaar. Middelen zoals benzodiazepinen (slaapmiddelen) worden naast hun medicinale toepassing ook als genotmiddel ingezet (Goldmann 2003). Door het illegale karakter van de genotmiddelen zijn er aan deze middelen specifieke risico's verbonden. In eerste instantie hebben de productie, de handel en het gebruik van deze middelen mogelijke juridische consequenties. Mensen die betrokken zijn bij de stappen van productie tot gebruik lopen mogelijke schade op als gevolg van criminele acties. Ten tweede worden illegale middelen niet grondig getest op veiligheid, zuiverheid of veilige dosering. Een fatale overdosis of ernstige schade als gevolg van het versnijden van harddrugs zijn niet uitzonderlijk. Het gebruik van illegale drugs kan het herstel belemmeren en gezondheidsproblemen veroorzaken, waardoor het belangrijk is om rekening te houden met het gebruik van drugs in de inschatting van oorzaak en behandelduur van de klacht van de patiënt (Goodman en Snyder 2007).

28.2.2 Psychotrope effecten

Genotmiddelen wekken plezierige gevoelens op die grofweg in stimulerend, sederend, bedwelmend of hallucinogeen verdeeld kunnen worden (Goldmann 2003). Naast deze wenselijke effecten kennen de middelen ook bijwerkingen en risico's. Drugs die via een naald ingespoten worden brengen een extra risico met zich mee. Het infectiegevaar via naalden treedt op bij een niet-steriele toediening en het gebruik van reeds gebruikte naalden (Goldmann 2003). Intraveneuze toediening van medicijnen is een rode vlag tijdens het screeningsproces (Nederlands Paramedisch Instituut 2004) en kan duiden op infectueuze aandoeningen zoals hiv, aids of hepatitis (Goldmann 2003). Ten behoeve van het screeningsproces kan het gewenst zijn om naar het gebruik van recreatieve drugs te vragen, zoals bijvoorbeeld cocaïne, heroïne, XTC of marihuana. In het geval dat hier een positief antwoord op gegeven wordt is het belangrijk om te vragen of de patiënt ook drugs geïnjecteerd heeft. Wanneer ook deze vraag positief beantwoord wordt, vraagt de therapeut of de patiënt recentelijk nog getest is op infectieuze ziektes zoals hepatitis en hiv (Goodman en Snyder 2007).

28.2.3 Reacties en interacties

De effecten van drugsgebruik verschillen per middel en per individu. De ene persoon zal heftiger reageren op een bepaald middel dan de ander. Ook door de slecht gereguleerde dosering van deze middelen kunnen extreme reacties optreden, zelfs bij sporadisch gebruik ervan. Gebruik van medicijnen en/of alcohol in combinatie met recreatieve drugs kunnen de werking van deze drugs versterken waardoor de gezondheid van de patiënt gevaar loopt (Goldmann 2003). Cocaïne en amfetamines beïnvloeden het cardiovasculaire systeem waardoor de bloeddruk en hartslag extreem stijgen. De hartslag kan hierdoor wel 60 tot 70 slagen per minuut stijgen, wat eventueel een dodelijke afloop kan hebben –aortaruptuur, vocht in de longen, cardiale- en pericardiale ontstekingen, bloedproppen en hersenbloedingen zijn allemaal mogelijke gevolgen van cocaïnegebruik.

28.2.4 Afhankelijkheid

Bij het gebruik van drugs of medicijnen bestaat het gevaar dat de patiënt verslaafd raakt aan het middel. Zowel psychische als lichamelijke afhankelijkheid kan hierbij optreden. Bij een lichamelijke afhankelijkheid is het lichaam ingesteld op de intoxicatie die door het middel is veroorzaakt en kan het lichaam niet goed meer functioneren zonder het middel. De patiënt begint abstinentie- of onttrekkingsverschijnselen te vertonen wanneer er met het middel gestopt wordt. De patiënt wordt ziek. Lichamelijke afhankelijkheid wordt bepaald door de stof in kwestie. Bij iedereen zal op den duur lichamelijke ontwenning optreden bij gebruik van het middel. Bij een psychische afhankelijkheid heeft de patiënt het gevoel niet of nauwelijks zonder het middel te kunnen functioneren of de patiënt voelt zich zó veel beter mét het middel dat hij niet meer zonder wil (Römgens en Merkus 1995). Psychische afhankelijkheid wordt grotendeels bepaald door de psychosociale omstandigheden van de patiënt en zal derhalve ook niet bij iedere gebruiker optreden. In extreme gevallen kan het genotmiddel een dermate belangrijke rol gaan vervullen in het leven van de patiënt dat het zijn enige vorm van plezier, geluk of genot wordt – of de enige manier om ernstige gevoelens van onbehagen te verlichten. In dergelijke situaties is de patiënt bereid om alles te doen wat nodig is om aan zijn hunkering gehoor te geven. Een belangrijk gedeelte van de dag wordt besteed aan het vergaren van geld om drugs te verkrijgen. Het leven van de patiënt staat al snel in het kader van ondervoeding, zelfverwaarlozing, diefstal, bedrog en mogelijk ernstigere vormen van crimineel gedrag (Goldmann 2003).

Homeopathie

Samenvatting

Samuel Hahnemann geloofde dat een stof die een bepaalde ziekte veroorzaakt, ook gebruikt kan worden om ziektes die hierop lijken te genezen. Om deze middelen zonder schadelijke gevolgen in te kunnen nemen, werden ze verdund. Hahnemann claimde dat het middel sterker werkt naarmate het verder verdund werd, zelfs voorbij het punt dat er geen enkele molecuul van de originele stof in de oplossing aanwezig is. De effectiviteit van homeopathie kan in onderzoeken van hoge methodologische kwaliteit niet aangetoond worden. Omdat de middelen geen of nauwelijks werkzame stoffen bevatten, is de kans op bijwerkingen te verwaarlozen. Een mogelijk behandelrisico ligt in de kans dat de kwaal eerst behandeld wordt met homeopathie waardoor een geneeskundige interventie uitgesteld wordt of achterwege blijft. De fysiotherapeut dient onder andere te achterhalen waartegen de patiënt het homeopathisch middel gebruikt en of de arts hiervan op de hoogte is.

29.1   Homeopathie – 206
29.1.1 Geneesmiddelziektes – 206
29.1.2 Verdunnen en potentiëren – 206
29.1.3 Oertincturen – 207
29.1.4 Herhaling van het verdunningsproces – 207
29.1.5 Wet van Avogadro – 207
29.1.6 Wetenschap en homeopathie – 208
29.1.7 Onschadelijk – 209
29.1.8 Homeopathische artsen – 209
29.1.9 Bestuderen van de verpakking – 210

H. van der Velde, *Fysiotherapie en medicatie*, DOI 10.1007/978-90-368-0471-4_29,
© 2016 Bohn Stafleu van Loghum, onderdeel van Springer Media BV

29.1 Homeopathie

De homeopathie neemt een bijzondere plek in onder de middelen die ingenomen worden ter genezing van ziektes of ter bevordering van gezondheid. Onder fysiotherapeuten en patiënten bestaan er vele misvattingen over deze alternatieve behandelvorm. Vaak wordt homeopathie gezien als een synoniem voor kruidengeneeskunde (zie fytotherapie). Dit is echter onjuist. Ook bij de claim dat homeopathie een 'natuurlijke' vorm van geneeskunde is, kunnen we een kanttekening zetten, omdat binnen de homeopathie ook chemicaliën toegepast worden als geneesmiddel, echter sterk verdund. De homeopathie lijkt tevens de bestaande wetten van de chemie en natuurkunde te tarten omdat het claimt een sterker effect te hebben naarmate het middel verder verdund is.

29.1.1 Geneesmiddelziektes

Samuel Hahnemann (1755–1843) stelde 200 jaar geleden dat spontane ziekten een verstoring van de levenskracht in de mens zijn (Constant 2009; Nienhuis 2009). Deze ziekten kunnen bestreden worden met geneesmiddelen. Maar Hahnemann had hiervoor een bijzondere theorie: Het geneesmiddel zelf zou ook een ziekte veroorzaken, een geneesmiddelziekte. En omdat twee op elkaar lijkende ziektes niet naast elkaar kunnen bestaan, zou de spontane ziekte door de geneesmiddelziekte verdwijnen. Stopte men dan met het middel, dan verdween ook de geneesmiddelziekte. Hahnemann testte samen met vrienden en familie allerlei stoffen, door ze in te nemen en vervolgens alle verschijnselen die ze kregen op te schrijven. De meest uiteenlopen stoffen, zoals gemalen oesterschelp, werden genuttigd en de meest uiteenlopende symptomen, zoals 'zin om meer te roken', werden genoteerd. Zo creëerde hij een grote lijst van geneesmiddelziektes (Berg 2003). Wanneer een patiënt dan zijn symptomen vertelde aan Hahnemann, dan zocht hij in zijn lijst van geneesmiddelziektes naar een middel dat dergelijke symptomen veroorzaakte in gezonde proefpersonen. In navolging van Paracelsus (1493–1541) geloofde Hahnemann dat een stof die een bepaalde ziekte veroorzaakt, ook gebruikt kan worden om ziektes die hierop lijken te genezen (Pickover 2013). Het middel dat in een gezond proefpersoon klachten veroorzaakte, werd nu door Hahnemann gebruikt om een patiënt met soortgelijke symptomen te genezen.

29.1.2 Verdunnen en potentiëren

Vele van de door Hahnemann gebruikte geneesmiddelen, zoals chemicaliën en giftige planten, waren giftig bij inname. Om dit probleem op te lossen, werden de stoffen sterk verdund. De stoffen werden zelfs dermate verdund, dat er bijna niets of helemaal niets van de werkzame stoffen overbleef in de vloeistof. Het verdunnen gebeurde in stappen. Eén druppel werkzame stof werd dan aan 9 (1:10) of 99 (1:100) druppels water toegevoegd en hierna ritueel geschud. Dit proces noemde Hahnemann potentiëren en werd vervolgens vele malen herhaald. Het schudden zou volgens Hahnemann een bepaalde genezende kracht vrijmaken in de verkregen vloeistof. Hoe vaker verdund en geschud, hoe sterker het geneesmiddel (Berg 2003; Nienhuis 2009; Gerald 2014). De mate van verdunning (of potentie) wordt aangegeven met de volgende symbolen: D, DH, X, C, CH, LM, Ø, MT, TM of K (zie ◘ tab. 29.1; College ter Beoordeling van Geneesmiddelen sd).

29.1 · Homeopathie

Tabel 29.1 Symbolen van homeopathische verdunningen. Bron: College ter Beoordeling van Geneesmiddelen (sd).

symbolen	verdunning
D, DH of X	1:10 (decimaal)
C of CH	1:100 (centesimaal)
LM	1:50.000
Ø	oertincturen volgens Duitse HAB-bereiding
MT of TM	moedertincturen volgens de Franse bereiding
K	continue verdunning

29.1.3 Oertincturen

De oertincturen zijn de ruwe materialen die voor de homeopathische verdunningen worden gebruikt. In principe zijn er vier mogelijke soorten oertincturen: plantaardig, chemisch, dierlijk of mineraal. In tegenstelling tot wat veel mensen denken, worden hier ook wel synthetische materialen gebruikt. De moedertincturen zijn de plantaardige ruwe producten, die pas na extreem verdunnen en schudden als homeopathisch middel gezien worden. Zolang het een oer- of moedertinctuur is, betreft het in principe geen homeopathisch middel, omdat het proces van extreem verdunnen nog niet is toegepast. De moedertincturen zijn middelen die eventueel vallen onder de fytotherapie, oftewel plantengeneeskunde (College ter Beoordeling van Geneesmiddelen).

29.1.4 Herhaling van het verdunningsproces

Een voorbeeld: *Belladonna D6* is zes keer gepotentieerd, aangegeven door het getal achter het verdunningssymbool; 1 druppel belladonna-extract is hier in 9 druppels oplosmiddel (alcohol of water) gebracht en hierna ritueel geschud. Vervolgens wordt uit het verkregen mengsel 1 druppel gehaald en deze wordt ook in 9 druppels oplosmiddel gedaan (en vervolgens geschud). Dit proces wordt in het totaal zesmaal herhaald, waardoor men een verdunning van belladonna verkrijgt van $1:10^6$ of 1:1000.000. Het is vrij lastig om een goed beeld te schetsen van de extreme mate van verdunning waarmee homeopathische middelen worden bereid. In ◘ tab. 29.2 worden een aantal voorbeelden gegeven.

29.1.5 Wet van Avogadro

Volgens de wet van Avogadro zit er een grens aan de mate van verdunning die mogelijk is. Eén mol (eenheid voor een hoeveelheid stof) van welke chemische verbinding dan ook, bevat namelijk altijd dezelfde hoeveelheid moleculen. Deze hoeveelheid is $6,023 \times 10^{23}$, het getal van Avogadro. Wanneer men een stof voorbij dit punt (C12 of D24) verdunt, dan is de kans dat er nog één molecuul van de stof in de oplossing aanwezig is, extreem klein geworden. Een flesje met een D24- of C12-verdunning is dus een flesje water. Toch claimen sommigen dat het

■ Tabel 29.2 Voorbeelden van vergelijking bij verdunningsgraden. Bron: Barrett (2009).

verdunning	vergelijkbaar met
D12 of C6	1 druppel in 25 Olympische zwembaden
D24 of C12	1 druppel in de Atlantische oceaan
D30 of C15	1 druppel oorspronkelijke stof in een volume dat 50 maal groter is dan de aarde
D60 of C30	1 druppel oorspronkelijke stof in een volume dat 30 miljard maal groter is dan de aarde
D400 of C200	1 molecuul werkzame stof in een volume dat groter is dan alle deeltjes in het universum tezamen; dit is de verdunningsgraad van het veelgebruikte middel Oscillococcinum

middel sterker wordt naarmate het verder verdund wordt. Wetten van de chemie, waarop we in alle andere gevallen volledig vertrouwen, worden hierbij genegeerd. De homeopathie kan helaas niet met behulp van rationele argumenten verdedigd worden, zonder onze bestaande wetten van chemie, natuurkunde en wiskunde te negeren.

29.1.6 Wetenschap en homeopathie

Homeopathie lijkt een wetenschappelijke onmogelijkheid te zijn. Toch wordt geclaimd dat homeopathie werkt. Eén hypothese voor de werking van homeopathie is het 'geheugen van water'. Volgens deze hypothese zou het water 'zich herinneren' met welke stof ze in contact is geweest en zo het geneeskrachtig effect in zich opslaan. Aangezien elke druppel water ter wereld echter al met miljoenen stoffen in aanraking is geweest in de loop der eeuwen, lijkt het hoogst onwaarschijnlijk dat de werking van homeopathie hierop kan berusten. Het beroemde onderzoek van dr. Jaques Benveniste (1935–2004) uit 1988, gepubliceerd in *Nature* (Davenas et al. 1988), leek de watergeheugenhypothese te ondersteunen, maar toen Sir John Maddox, de hoofdredacteur van *Nature*, het onderzoek liet herhalen onder geblindeerde omstandigheden, waren de resultaten teleurstellend (Maddox et al. 1988). Elisabeth Davenas was degene die verantwoordelijk was voor het analyseren van de testmonsters. Davenas wist voorheen altijd in welke reageerbuisjes de homeopathische oplossingen zaten (ongeblindeerd), en het team van Maddox vermoedde dat zij bewust of onbewust het resultaat manipuleerde. Door de reageerbuisjes van tevoren te coderen, was het voor Davenas onduidelijk geworden in welke monsters het homeopathische water zat. Na haar analyse en het decoderen van de reageerbuisjes, bleek er geen verschil tussen het homeopathische water en de controlegroep. Dr. Benveniste protesteerde tegen de manier waarop het onderzoek onder de loep werd genomen: er waren in het verleden wel meer publicaties door *Nature* geaccepteerd die van lagere methodologische kwaliteit waren. Echter, buitengewone claims vereisen buitengewoon bewijsmateriaal. James Randi, lid van het onderzoeksteam van Sir Maddox, verduidelijkte dit gezegde met een voorbeeld. Wanneer iemand claimt een geit in de tuin te houden, zal men genoegen nemen met het bewijs, geleverd door iemand die over de schutting kijkt. Wanneer iemand claimt een eenhoorn in de tuin te hebben, zal men hier echter geen genoegen mee nemen (Maddox et al. 1988).

Maar ook minder opzienbarende onderzoeken lijken de werking van homeopathie te ontkrachten. Er zijn wel vele onderzoeken die effectiviteit aantonen, maar zodra de methodologische kwaliteit van de onderzoeken toeneemt, neemt de effectiviteit van homeopathie weer af. Twee meta-analyses (onderzoeken die voorafgaande onderzoeken samenvoegen en onder de loep nemen om er een conclusie uit te filtreren) geven dit duidelijk aan (Linde et al. 1999; Shang et al. 2005). Het slechts marginale effect van homeopathie die uit deze meta-analyses zichtbaar wordt, laat zich makkelijk verklaren als placebo, alhoewel homeopaten dit marginale effect zien als een bewijs voor de werking van homeopathie. Zelfs wanneer we aan zouden nemen dat er een marginaal effect uitgaat van homeopathie dat niet veroorzaakt wordt door het placebo-effect, dan moeten we ons toch afvragen of we niet liever een middel zouden nemen dat duidelijk bewezen effectief is.

29.1.7 Onschadelijk

Veel mensen nemen homeopathische middelen omdat ze onschadelijk zouden zijn. De vraag is of dit klopt. Bijwerkingen van homeopathische extreme verdunningen kunnen inderdaad niet toegeschreven worden aan werkzame stoffen. Wanneer er dan toch bijwerkingen optreden kan dit alleen maar het gevolg zijn van het *nocebo-effect* (het tegenovergestelde van het placebo-effect; zie de paragraaf over placebo in ▶ H. 33). Maar wat als men toevlucht zoekt tot de homeopathie en hierdoor een bezoek aan de huisarts uitstelt? Dit kan kwalijke gevolgen hebben die gezien kunnen worden als een indirecte bijwerking van het vertrouwen in de homeopathie. Wanneer homeopathie wordt ingezet om ziektes zoals tuberculose, kinderdiarree, griep, malaria en hiv te bestrijden, kunnen we niet spreken van een onschadelijke behandelmethode.

29.1.8 Homeopathische artsen

Homeopathische artsen maken meestal een combinatiediagnose: een combinatie van een medische en een homeopathische diagnose. Deze vorm van homeopathie lijkt in ieder geval veilig, omdat de arts, door zijn medische kennis, kan diagnosticeren en kan kiezen voor de meest effectieve interventie. Maar ook binnen deze beroepsgroep zijn er beoefenaars die de medische diagnose achterwege laten en zo hun patiënten mogelijk in gevaar brengen. Wanneer de homeopathisch arts de verwijzer van uw patiënt is, kan dit een reden zijn om eerst een medische screening uit te voeren. Net zoals een medisch specialist door de verdieping in zijn specialisatie, systemische aandoeningen zou kunnen missen die niet binnen zijn scope van expertise vallen (Goodman en Snyder 2000), zo kan ook de homeopathisch arts, door zijn holistische zienswijze, de medische diagnostiek en behandeling 'gemist' hebben. Wanneer de homeopathische arts niet de eigen huisarts is, is het mogelijk dat de patiënt de betreffende klachten ook nooit gemeld heeft bij de huisarts. De kans dat uw patiënt in dit geval niet tijdig een correcte diagnose en/of behandeling krijgt is zeker aanwezig. Wanneer een patiënt zich bij u meldt met een verwijzing van zijn homeopathisch arts en u signaleert rode vlaggen tijdens de anamnese, dan zijn aanvullende vragen gewenst. Is de (huis)arts van deze rode vlaggen op de hoogte en worden gepaste maatregelen hiervoor genomen? Krijgt de patiënt hiervoor homeopathische middelen? Hoe lang al? En gaat het al beter met hem? Wanneer u vermoedt dat er geen (of niet voldoende) aandacht is geweest voor de gesignaleerde rode vlaggen dient u contact op te nemen met de verwijzer en de huisarts.

> **Vervolgvragen rond homeopathische middelen**
> - Welke homeopathische middelen gebruikt u?
> - Waarvoor gebruikt u deze middelen?
> - Weet uw huisarts dat u deze middelen gebruikt en waarvoor u ze gebruikt?
> - Hoe lang neemt u deze middelen al?
> - Ziet u verbetering van uw klachten sinds u deze middelen gebruikt?
> - Heeft u deze middelen via een homeopaat, een homeopathisch arts, uw huisarts of op eigen initiatief verkregen?
> - Kunt u mij het recept of de verpakkingen laten zien?
> - Gaat het hier om de extreme verdunningen waarvan geen werking, bijwerking of complicatie kan uitgaan of betreft het hier een middel waar werkelijk stoffen in zitten die eventueel complicaties of bijwerkingen kunnen geven?
> - Wanneer is voor het laatst door uw arts gekeken naar de middelen en/of medicijnen die u neemt?

29.1.9 Bestuderen van de verpakking

Het bestuderen van de verpakking kan zeer waardevolle informatie opleveren. Wanneer het slechts extreme verdunningen betreft hoeft u natuurlijk niet bang te zijn voor mogelijke bijwerkingen of complicaties. Het gevaar schuilt dan in het uitblijven van reguliere medische diagnostiek en behandeling, zoals hiervoor al genoemd. Veel middelen die als homeopathisch gelabeld zijn, zijn echter in wezen kruidendrankjes, oertincturen of moedertincturen, die eventueel enigszins verdund zijn. Hier zitten dan nog moleculen in die een effect op het lichaam kunnen hebben. Helaas kunnen deze middelen ook voor mogelijke bijwerkingen en complicaties zorgen, zeker in combinatie met reguliere medicatie. Belangrijk is dan dat de huisarts op de hoogte is van alle middelen en/of medicijnen die zijn patiënten innemen.

Kleinere onderwerpen

Samenvatting
In dit hoofdstuk komen onderwerpen aan bod waaraan in steeds één of twee paragrafen aandacht wordt geschonken – te belangrijk om te schrappen, te klein voor een eigen hoofdstuk. In het kort worden achtereenvolgens de fytotherapie, Ayurveda, cytostatica, *dry needling*, kunstmatige zoetstoffen en het carpaal tunnelsyndroom besproken. Fytotherapie is de oorsprong van de geneeskunde. De geneeskunde heeft de middelen, gevonden in de natuur, geïsoleerd, eventueel moleculair verbeterd en getoetst op veiligheid en werkzaamheid. Ayurveda is een traditionele geneeswijze waarbij de patiënt via voeding, massage, oefeningen en meditatie wordt behandeld. Een behandelrisico van Ayurveda is de toediening van onder meer zware metalen. Cytostatica remmen de groei van tumoren en hebben bijwerkingen zoals bloedarmoede, misselijkheid, verminderde eetlust en haaruitval. *Dry needling* kan, bij incorrecte uitvoering, ernstige schade veroorzaken. Zo kunnen bij nikkelallergieën bijvoorbeeld allergische reacties op naalden optreden. Kunstmatige zoetstoffen zoals aspartaam kunnen veilig en effectief gebruikt worden in een vermageringsdieet. Carpaal tunnelsyndroom kan veroorzaakt worden door medicijngebruik, alcoholmisbruik en vitaminetekorten.

30.1   Fytotherapie – 212
30.1.1   Kruidengeneeskunde – 212
30.1.2   Kruiden in de moderne geneeskunde – 212

30.2   Ayurvedische geneeskunde – 212

30.3   Cytostatica – 213

30.4   Dry needling – 213

30.5   Kunstmatige zoetstoffen – 213

30.6   Carpaal tunnelsyndroom (CTS) – 214

H. van der Velde, *Fysiotherapie en medicatie*, DOI 10.1007/978-90-368-0471-4_30,
© 2016 Bohn Stafleu van Loghum, onderdeel van Springer Media BV

30.1 Fytotherapie

30.1.1 Kruidengeneeskunde

De term fytotherapie is een synoniem voor kruidengeneeskunde of plantengeneeskunde en betekent zoveel als de professionele toepassing van plantaardige middelen ter bevordering of behoud van de gezondheid. In de reguliere gezondheidszorg worden plantenextracten slechts beperkt toegepast. Het zijn voornamelijk de alternatieve behandelmethodes die gebruikmaken van planten of kruiden als therapeuticum (Nederlandse Vereniging voor Fytotherapie 2014). Plantaardige middelen zijn de eerste geneesmiddelen die de mens voorhanden had ter verlichting van allerhande kwalen en aandoeningen. Aanwijzingen voor het gebruik van geneeskrachtige planten zijn al gevonden in teksten en artefacten van een paar duizend jaar vóór onze jaartelling (Gerald 2014). De mensen en volkeren die duizenden jaren geleden leefden waren voor het overgrote deel afhankelijk van wat de natuur hun te bieden had en proefondervindelijk stuitte men dan wel eens op een plant, paddenstoel of kruid waar een bepaalde therapeutische of giftige werking van uitging. Deze door schade en schande opgedane kennis, werd in eerste instantie mondeling doorgegeven en later schriftelijk overgedragen op de volgende generaties.

30.1.2 Kruiden in de moderne geneeskunde

Vanaf de 18^e eeuw zijn wetenschappers bezig met het ontrafelen van de chemische samenstelling van therapeutisch inzetbare planten en het nauwkeurig documenteren van hun werkzaamheid door middel van wetenschappelijk onderzoek hiernaar. Zo werd onder andere kinine, een stof geïsoleerd uit cinchonabast ontwikkeld, als probaat middel tegen malaria. Ook werd er aspirine ontwikkeld, gebaseerd op stoffen die uit wilgenbast geïsoleerd konden worden, zoals salicine en salicylzuur. Deze middelen zijn in hun natuurlijke vorm echter giftig en beperkt effectief gebleken. Een chemische verbetering van de samenstelling leidde tot de ontwikkeling van acetylsalicylzuur, oftewel aspirine. Veel moderne geneesmiddelen zijn ontwikkeld uit natuurlijke bronnen. In deze gevallen zijn de werkzame stoffen echter geïdentificeerd en geïsoleerd uit hun plantaardige bron, en hebben ze waar nodig moleculaire verbeteringen ondergaan en worden ze in effectieve en niet-schadelijke doseringen als geneesmiddel geproduceerd (Gerald 2014). Enkele kruiden worden nog steeds in hun natuurlijke vorm toegepast in de westerse geneeskunde: Sint-Janskruid is hiervan de meest bekende.

30.2 Ayurvedische geneeskunde

Ayurveda is een duizenden jaren oude, traditionele geneeskunde die zich uit het Sanskriet laat vertalen als 'de wetenschap van het leven'. Volgens deze leer bestaan er drie levenskrachten of *dosha's* die met behulp van Ayurveda in balans kunnen worden gehouden ten einde gezond te blijven. De *vata dosha* betreft het hart, het verstand en de celdeling. De *kapha dosha* betreft immuniteit en de groei. De *pitta dosha* betreft de hormonen en spijsvertering. Afhankelijk van zijn lichaamstype krijgt de patiënt een behandeling die kan bestaan uit kruiden, specerijen, massage, lichamelijke oefeningen en meditatieve technieken om de gezondheid te bevorderen en/of de ziekte te bestrijden. Ayurvedische behandelingen zijn niet altijd zonder risico's omdat er in een aantal gevallen ook giftige metalen en kruiden medicinaal worden toegepast in de behandeling (Pickover 2013).

30.3 Cytostatica

Deze middelen worden ingezet om de groei van kwaadaardige cellen te remmen. Ze zorgen in sommige gevallen voor genezing en vertragen in andere situaties de progressie van kanker. De voornaamste bijwerkingen van deze middelen worden veroorzaakt door de aantasting van de celdeling van andere weefsels in het lichaam. Een gevolg hiervan kan onder andere bloedarmoede, een tekort aan witte bloedlichaampjes en bloedplaatjes, misselijkheid, braken, verminderde eetlust en haaruitval zijn (Römgens en Merkus 1995).

30.4 Dry needling

In toenemende mate wordt *dry needling* door fysiotherapeuten toegepast om zogenoemde *triggerpoints* te kunnen behandelen. Deze behandeling waarbij acupunctuurnaalden in het lichaam van de patiënt worden gestoken, lijkt een effectieve behandelmethode maar is niet zonder complicaties of contra-indicaties. De complicaties van deze therapie zijn met name letsels als gevolg van het incorrect inbrengen van de naald. Er zijn gevallen bekend waarbij de behandeling met naalden heeft geleid tot het ontstaan van pneumothorax, epiduraal hematoom en ruggenmergschade, kneuzingen, hematomen, punctie van nier en blaas, infectie en de beschadiging van perifere zenuwen. Tevens kan het voorkomen dat een patiënt flauwvalt of een tijdelijke toename van pijn ervaart na de behandeling. Een nikkelallergie kan bij deze therapeutische interventie leiden tot een allergische reactie rond de plaats waar een naald is geplaatst. Absolute contra-indicaties bij deze therapie zijn: bloedverdunners, huidinfecties, wonden, koorts en angst voor naalden. Relatieve contra-indicaties zijn: bloedstollingsziekten, diabetes mellitus, kanker of instabiele vormen van epilepsie (Laan en Moor 2013).

30.5 Kunstmatige zoetstoffen

Aspartaam (E951) wordt gebruikt als caloriearme zoetstof in een aanzienlijk aantal *light*-producten en is, ondanks zijn slechte imago, een veilige zoethouder die goed gebruikt kan worden om de inname van calorieën te beperken (Magnuson et al. 2007; European Food Safety Authority 2013). Hoewel aspartaam de bekendste zoetstof is op dit moment, zijn er nog vele andere. De eerste kunstmatige zoetstof werd in 1957 ontwikkeld, namelijk sacharine. Hierna volgden onder andere cyclamaat, sucralose, alitame en neotame. Wanneer deze middelen in normale hoeveelheden worden gebruikt zijn er geen negatieve gezondheidseffecten te verwachten (Weihrauch en Diehl 2003). Recentelijk is de zoetstof Stevia voor de Nederlandse markt goedgekeurd. Stevia is een natuurlijke zoetstof zonder calorieën en wordt in bepaalde kringen als gezonder ervaren dan de kunstmatige zoetstoffen zoals aspartaam. Hierachter zit de drogreden 'argumentum ad naturam' ('als het uit de natuur komt, dan moet het wel goed zijn'). Zowel de natuurlijke als de kunstmatige zoetstoffen zijn veilig bevonden, mits ze de aanvaardbare dagelijkse inname niet overschrijden. Het vervangen van suiker met caloriearme zoetstoffen kan tot een geringe vermindering van lichaamsgewicht, BMI, buikomtrek en vetpercentage leiden, waardoor het aan te bevelen valt in een gewichtreducerend dieet (Miller en Perez 2014). Een gevaar voor mensen met ongezonde eetgewoontes is dat het gebruik van producten met caloriearme zoetstoffen een excuus geeft om hiernaast een overmaat aan voedsel te blijven consumeren die calorierijk is. Het klassieke voorbeeld hierbij is het extra grote *fastfood*-menu met de caloriearme frisdrank. Op deze manier kan een land waar veel *light*-producten worden geconsumeerd, nog steeds te kampen hebben met een epidemie van overgewicht.

30.6 Carpaal tunnelsyndroom (CTS)

Pijn en sensibiliteitsstoornissen in de hand zijn de voornaamste symptomen van deze aandoening. De klachten zijn het gevolg van een afknelling van de n. medianus door de carpale tunnel in de pols. Fysiotherapeutische interventies bestaan voornamelijk uit mobiliserende technieken van de hand, pols en onderarm. Een infiltratie met methylprednisolon of een combinatie van hydrocortison met lidocaïne wordt ook vaak toegepast. Op de lange termijn heeft een operatieve klieving van de carpale tunnel het beste resultaat (Nederlandse Vereniging voor Anesthesiologie 2014). In een aantal gevallen zijn medicijnen of middelen verantwoordelijk voor het ontstaan van CTS; statines, orale anticonceptiemiddelen, NSAID's, alcoholmisbruik en vitaminetekorten kunnen CTS veroorzaken. In de meeste gevallen zijn dan beide zijden aangedaan. Wanneer een patiënt zich met een dubbelzijdige CTS meldt bij de fysiotherapeut, is het raadzaam om een systemische oorzaak van de klachten uit te laten sluiten door een arts (Goodman en Snyder 2007).

Waarom verstandige mensen soms rare dingen geloven

Samenvatting

De mens is van origine een bijgelovig wezen. Hij koppelt een specifieke oorzaak aan een voorval of gevolg. Maar niet altijd wordt de *juiste* oorzaak aan een gevolg verbonden. Wanneer een incorrecte oorzaak aan een gevolg wordt verbonden, ontstaat bijgeloof. De neiging tot bijgeloof neemt toe bij een te hoge concentratie dopamine in het brein. Dan is de mens meer geneigd om patronen te herkennen die er niet zijn, wat in extreme gevallen zelfs kan leiden tot paranoia of complottheorieën. Vooringenomen standpunten worden bevestigd door één enkel voorval, terwijl vele voorvallen die het standpunt ontkrachten worden genegeerd. Drogredeneringen en logische denkfouten zijn veelal de argumenten ter verdediging van deze specifieke vorm van bijgeloof. Het placebo-effect kan een reden zijn waarom mensen het gevoel hebben beter te worden na een niet-werkzame therapie. De 'regressie tot het gemiddelde' is de reden waarom patiënten soms beter worden *ondanks* een therapie.

31.1   Gekleurde feiten – 217

31.2   Geloven als de fabrieksinstelling van de mens – 217
31.2.1   Type I- en type II-fouten – 218
31.2.2   Pavlov en Skinner – 218

31.3   Dopamine en patroonherkenning – 219

31.4   Confirmation bias – 219

31.5   Post hoc ergo propter hoc – 220

31.6   Causaliteit en correlatie – 220

31.7   Argumentum ad naturam – 220

31.8   Holisme – 221

H. van der Velde, *Fysiotherapie en medicatie*, DOI 10.1007/978-90-368-0471-4_31,
© 2016 Bohn Stafleu van Loghum, onderdeel van Springer Media BV

31.9	**Anekdotisch bewijs – 222**	
31.10	**Argumentum ad antiquitatum – 222**	
31.11	**Placebo – 222**	
31.11.1	Het Hawthorne-effect – 223	
31.11.2	Placebo bij dieren – 224	
31.12	**Regressie tot het gemiddelde – 224**	

31.1 Gekleurde feiten

Wanneer we kijken naar de middelen die mensen innemen (of juist niet in willen nemen), dan zijn de motieven hiervoor niet altijd rationeel. Mensen zijn dan ook geen machines die zonder emotie tot een bepaald besluit kunnen komen. Onze gevoelens kleuren ons beeld van de realiteit en kunnen ons motiveren om een beslissing te nemen die rationeel gezien onlogisch is, maar die voor ons geluk of voor het geluk van onze dierbaren, het beste besluit is vanuit een sociaal-emotioneel perspectief.

Hiertegenover staat de kennis die we opdoen in ons onderwijs. Een groot deel van de kennis die we opdoen op school staat tegenover de emotionele besluitvorming en hier leren we de materie die de mensheid tot grote hoogten heeft doen komen. Vanaf onze eerste schooldag worden we voorbereid om te leren rekenen en lezen. Deze (en natuurlijk ook andere) vakken zijn de basis voor wiskunde, natuurkunde, biologie en scheikunde. Dit zijn de vakken die essentieel zijn voor het begrijpen van de natuurlijke wereld die we observeren. En wanneer we feiten willen achterhalen over deze natuurlijke wereld, dan hebben we hiervoor één instrument ter beschikking. Slechts één instrument wordt niet gekleurd door emotie, mening of geloof en dat is de wetenschappelijke methode. Wetenschappers kunnen emoties en meningen hebben en kunnen ergens in geloven ondanks wetenschappelijke ontdekkingen, maar de wetenschap zelf is onpartijdig en rationeel. En ondanks het feit dat we allemaal op de wetenschap vertrouwen wanneer het aankomt op onze computers, het internet, luchtvaart, autotechniek, de productie van staal, plastic of benzine, hebben we de neiging om de wetenschap de rug toe te keren wanneer het gaat om onze gezondheid.

31.2 Geloven als de fabrieksinstelling van de mens

Waarom schrikken we van geluiden in huis na het zien van een horrorfilm? Wanneer we voor de gein een muntje in een wensput gooien, is er diep binnen ons dan niet de stille hoop dat onze wensen uit zullen komen? Waarom is vrijdag de 13^e een dag die bij velen van ons geregistreerd wordt als een bijzondere dag of juist een ongeluksdag? We lijken over een ingebouwde neiging tot bijgeloof te beschikken. Voor onze voorouders, die in een gevaarlijke wildernis leefden, was dit mechanisme een zeer nuttig overlevingsinstrument. Een geritsel in de struiken werd geïnterpreteerd als een mogelijke bedreiging, zelfs wanneer het geritsel veroorzaakt werd door de wind. Beter één keer te voorzichtig, dan één keer, in een staat van onachtzaamheid, eindigen als het voedsel van een roofdier. De eigenschap om een fenomeen te herkennen als een mogelijk gevaar was voorheen (en soms nu nog) een belangrijke factor in de overleving van de soort. Patroonherkenning ten voordele van overleving, behoedzaamheid en persoonlijk gewin, kreeg zo voorrang boven andere, minder bedreigende patronen, zelfs wanneer deze patronen incorrect waren.

In het geval van bijgeloof denken we veelal patronen te herkennen in fenomenen, terwijl er geen patroon aanwezig is. Vroeger brachten we de goden offers met de hoop op een goede oogst. Ieder jaar werden deze offers gegeven, maar zeker niet ieder jaar volgde er ook een goede oogst. De oogsten die slaagden waren de bevestiging voor een bovennatuurlijke interactie, terwijl de oogsten die mislukten het geloof niet in twijfel brachten. De offers en rituelen die vanuit het bijgeloof worden uitgevoerd, geven een vals gevoel

Tabel 31.1 Type I- en type II-fouten.

	dreiging	geen dreiging
herkent de dreiging	correct	type I-fout
ziet geen dreiging	type II-fout	correct

van controle. Deze valse geruststelling, dit gevoel van controle over het eigen lot, speelt mee in de hardnekkigheid van bijgeloof. Tegenwoordig zijn de omstandigheden veiliger voor ons geworden, waardoor we de luxe hebben om sceptisch naar claims en fenomenen te kijken. De noodzaak voor bijgeloof is verdwenen, maar blijft desondanks diep binnen ons aanwezig en manifesteert zich in periodes van onzekerheid en wanneer we de controle dreigen te verliezen over ons leven. Het is in deze situaties dat we geneigd zijn om de contouren van personen te herkennen in een willekeurige schaduw, gezichten te herkennen in vegen en vlekken op tegels en geneigd zijn om woorden en zinnen te herkennen in muziek die achterstevoren wordt afgespeeld (Shermer 2002).

31.2.1 Type I- en type II-fouten

Wanneer we geritsel in het struikgewas horen, zijn er twee mogelijke foute beslissingen die we kunnen maken (zie ◘ tab. 31.1): de ene doet ons overleven en de ander wellicht niet.

Wanneer we het geritsel aangezien hebben voor een gevaarlijk roofdier terwijl het dat niet is, dan hebben we een 'type I fout' gemaakt: we dachten een dreiging te herkennen, maar er was geen dreiging aanwezig. In dit geval hebben we een fout zonder schadelijke gevolgen begaan. Wanneer we het geritsel aangezien hebben voor iets onschuldigs, terwijl het een gevaarlijk roofdier is, dan hebben we een 'type II fout' gemaakt die we wellicht met ons leven moeten bekopen: we zagen geen dreiging, maar er was wel een dreiging. In (levens)bedreigende situaties, waarbij direct gehandeld moet worden, is dan ook de aanname dat alle dreigingen daadwerkelijk bedreigend zijn, de beste strategie om te overleven. Patroonherkenning treedt op wanneer het maken van een 'type I-fout' minder kost, dan het maken van een 'type II-fout' (Shermer 2002).

31.2.2 Pavlov en Skinner

De experimenten van Ivan Petrovitsj Pavlov (1849–1936) en Burrhus Frederic Skinner (1904–1990) hebben aangetoond dat patroonherkenning en het herkennen van patronen die er niet zijn, vormen van dierlijk (en menselijk) gedrag zijn. De hond van Pavlov herkende, na herhaaldelijk gevoerd te worden na een lichtsignaal, een patroon tussen het branden van de lamp en het ontvangen van voedsel. De hond begon als gevolg hiervan, reeds te kwijlen bij het aanschouwen van de brandende lamp (Pavlov 1927). De duiven van Skinner leerden in de 'Skinner-box' ingewikkelde handelingen uit te voeren, doordat deze handelingen in delen opgesplitst waren en de duiven beloond werden met een graankorrel na iedere juist uitgevoerde deelhandeling (Skinner 1938). In een ander experiment van Skinner, beloonde hij de duif niet na een specifieke handeling, maar willekeurig. Het gevolg was dat de duif het gedrag dat hij vlak vóór de beloning vertoonde, herhaaldelijk liet zien om de beloning opnieuw te verkrijgen. Zo waren er duiven die steeds weer de kop naar links draaiden of herhaaldelijk de kop op-en-neer deden in de hoop voedsel te krijgen. Deze bijgelovige duiven bleven hun ritueel herhalen ondanks het uitblijven van de beloning, maar werden gesterkt in hun bijgeloof wanneer er weer een graankorrel op een willekeurig moment uit de dispenser in de 'Skinner-box' verscheen (Skinner 1948).

31.3 Dopamine en patroonherkenning

Wanneer door toediening van levodopa de hoeveelheid dopamine in het brein toeneemt, ziet men een toename van de patroonherkenning, ongeacht of het patroon reëel is of niet. Dopamineantagonisten of antipsychotica verminderen de hoeveelheid dopamine in het brein, waardoor de neiging tot het herkennen van (irreële) patronen afneemt. Dopamineagonisten, zoals amfetamines en cocaïne, zorgen voor een verhoogde hoeveelheid dopamine en leiden op deze manier tot een toegenomen waarneming van patronen, euforie en creativiteit. Te weinig dopamine zorgt er zo ook voor dat we aanwezige patronen minder snel waarnemen, terwijl een te hoog dopaminegehalte de neiging geeft om overal patronen in te herkennen of overal iets achter te zoeken, zoals het geloof in onwaarschijnlijke complottheorieën (Krummenacher et al. 2010).

31.4 Confirmation bias

In het Nederlands laat *confirmation bias* zich vertalen in 'voorkeur voor bevestiging' of 'het selecteren van informatie die het eigen gedachtegoed bevestigt'. We zien dit fenomeen in diverse situaties optreden. Een duidelijk voorbeeld van confirmation bias is: 'Mijn dochter gebruikt product X al jaren en is bijna nooit ziek.' De redenen dat de dochter al jaren niet meer ziek is kan vele oorzaken hebben, maar het geloof in product X doet de moeder aannemen dat het uitblijven van ziekte veroorzaakt is door product X. Een andere doorzichtige vorm van deze drogredenering zien we bij horoscopen. Wanneer we de financiële meevaller die ons beloofd is, daadwerkelijk krijgen, dan hebben we de neiging om ons horoscoop te valideren – hierbij vergetende dat onze horoscoop tien andere dingen had voorspeld die niet uitgekomen zijn. En zelfs vergetende dat de horoscoop vele keren in het verleden niets correct voor ons voorspeld had. De ene correcte voorspelling wordt onthouden, de vele missers worden vergeten. Nog een voorbeeld van *confirmation bias* is wanneer een therapeut een huilbaby heeft behandeld ter vermindering van het huilen. De ouders bevestigen na de behandeling dat het kindje veel minder huilt dan vóór de behandeling. Een onderzoeker komt helaas tot een andere conclusie. Hij heeft zowel vóór als na de behandeling het aantal minuten dat het kindje huilde gemeten; het kindje huilde na afloop net zoveel als voorheen. Zo ook kan de subjectieve ervaring van de eigenaar van een hond (of een ander dier) ten prooi vallen aan de confirmation bias. Nadat het dier behandeld is, maakt de eigenaar de observatie dat het dier beter uit de ogen kijkt of zelfs een kwiekere indruk maakt. Deze subjectieve interpretaties zijn vormen van *wishfull thinking* en bevestigen de verwachting. Het gebrek aan objectieve voor- en nameting laat ruimte voor interpretatiefouten, waardoor een onveranderde fysieke toestand of situatie, door de suggestie van genezing, als een verbeterde toestand kan worden gezien.

31.5 Post hoc ergo propter hoc

'Na dit, dus vanwege dit.' Deze stelling wordt ook wel voorgesteld als: *Cum hoc ergo propter hoc*, wat vrijwel hetzelfde betekent: 'Met dit, dus vanwege dit.' De drogreden komt veelvuldig voor, zelfs bij fysiotherapeuten. Het is nog niet zo lang geleden dat massage als een adequate therapie werd gezien voor een groot aantal vormen van lage rugpijn. Vaak hebben therapeuten ook ervaren dat de rugpijn van de patiënt verminderde of verdween na het toepassen van massage. Maar betekent dit dat de massage de rugpijn heeft doen verdwijnen? Of is de rugpijn verdwenen *ondanks* de therapie? Het is goed mogelijk dat de therapie geen invloed heeft gehad op de rugpijn, maar dat de patiënt is hersteld door een aangepast houdings- en bewegingsgedrag tijdens de pijnlijke periode. Naar alle waarschijnlijkheid heeft de patiënt gewoon veel gelopen, weinig gezeten en geprobeerd om zo goed mogelijk zijn dagelijks bezigheden te continueren.

31.6 Causaliteit en correlatie

Na een uitzinnig feest in de woestijn, ongeveer 200 jaar geleden, waarbij veel gedanst en gezongen wordt, begint het de volgende dag hard te regenen. De relatie tussen het dansfeest en het optreden van de regen wordt snel gelegd en zorgt ervoor dat er in de toekomst in het geval van droogte teruggegrepen wordt naar zang en dans. Hier wordt een verband tussen dansen en regen gemaakt (correlatie), die veronderstelt dat het dansen de regen heeft *veroorzaakt* (causaliteit). Deze incorrecte oorzaakgevolgrelatie is een voorbeeld van de vele die dagelijks gelegd worden – door burgers, door consumenten, door de media en door professionals in de gezondheidszorg. Een ander voorbeeld van een correlatie die te denken geeft is dat mensen die roken, tevens vaker last hebben van lage rugpijn. Maken de stoffen in de tabak de ruggen kwetsbaar? Of zijn rokers over het algemeen minder actief en minder bezig met het nastreven van een gezonde leefstijl? Hebben rokers over het algemeen lichamelijk zwaardere banen dan niet-rokers? Het is zelfs mogelijk dat mensen die vaker last van hun rug hebben, vaker geneigd zijn om te beginnen met roken.

31.7 Argumentum ad naturam

Dit is het argument dat natuurlijke producten beter voor je zijn dan producten die door de mens zijn gecreëerd. Het argument gaat uit van een bepaald ideaalbeeld van de natuur en/of een negatief beeld van synthetisch geproduceerde producten. De natuur is echter een genadeloze omgeving waarin de mens tot nog niet zo lang geleden een lijdend voorwerp is geweest. Iedere levensvorm vecht voor zijn eigen bestaan zonder zich druk te maken om de planten of dieren die hierbij het leven laten. Alleen de mens is hierop de uitzondering. De mens vindt het zielig wanneer de kat een vogeltje half dood bijt om er vervolgens mee te spelen. De mens grijpt in wanneer de aanleg van een snelweg het bestaan van de korenwolf bedreigt. De rest van de natuur en alles wat erin leeft, trekt zich daar niks van aan. De natuur is niet een idyllische vredige universele co-existentie van soorten. Het is een systeem waarbinnen levensvormen zich met elkaar voeden zonder enig moreel bezwaar en waarin de slechtst aangepaste soorten zonder pardon uitsterven. Het ligt dan ook niet in de verwachting dat de natuur het beste met de mens voorheeft of dat de natuur dusdanig in elkaar zit dat het de mens alles zal bieden wat het nodig heeft om langdurig en gezond te leven. Het is niet *dankzij*, maar *ondanks* de natuurlijke omstandigheden dat de mens zich heeft kunnen ontwikkelen tot de meest succesvolle soort van dit moment. Moderne huisvesting beschermt tegen natuurlijke elementen. Moderne voeding zorgt voor optimale niveaus van voedingsstoffen en moderne geneesmiddelen zorgen voor een optimale dosering van geneeskrachtige bestanddelen in de juiste samenstelling, zonder de mogelijk schadelijke stoffen die men er in natuurlijke producten gratis bij krijgt. De romantische gedachte die bij mensen opkomt wanneer we denken aan het leven van de natuur – zelfredzaam zijn en remedies kunnen vinden voor iedere kwaal die we kunnen bedenken in onze eigen achtertuin of ruigte – is aanlokkelijk. Maar men weet maar al te goed dat dit geen haalbare zaak is. Overleven in de natuur is een kunst, zoals uit de vele boeken hierover valt af te lezen (Wiseman 2011; Sweeney et al. 2012). Het zijn juist de menselijke innovaties die de mens een bepaalde mate van welvaart, welzijn en lange levensduur hebben geschonken. Vaccinaties, pasteurisatie, hartmedicatie, penicilline, endoprothese, neurochirurgie en nog heel veel andere niet-natuurlijke producten en diensten van de mensheid zijn de reden dat we nu onbezorgd een boek kunnen lezen (of schrijven). Toegegeven, in veel gevallen hebben we onze inspiratie uit de natuur kunnen halen, maar waar het natuurlijke product in slechts extreme hoeveelheden plantmateriaal effectief blijkt te zijn als geneesmiddel, daar heeft het synthetiseren van het effectieve bestanddeel geleid tot het redden van levens. Daar waar een effectief middel in een plant omgeven wordt door vele andere bestanddelen van dezelfde plant, mogelijk zelfs schadelijke bestanddelen, daar zal het synthetiseren van de werkzame stof leiden tot een puur geneesmiddel in een exact afgemeten hoeveelheid.

31.8 Holisme

Holisme komt van het woord *holon* en werd door Arthur Koestler (1905–1983) gebruikt om systemen binnen systemen te omschrijven. Voorbeeld: de organen als onderdelen van het individu; het individu als onderdeel van het gezin; het gezin als onderdeel van de gemeenschap enzovoort. Elke systeem binnen de hiërarchische ladder beïnvloedt zijn bovenliggende en onderliggende niveau. Het geheel is meer dan de som der delen. Dit is echter iets anders dan wat een aantal genezers suggereren met hun behandelmethodes. Zij bedoelen, naar alle waarschijnlijkheid, dat zij de mens in zijn geheel (*whole*) benaderen en behandelen. Klankschalen, chakra's, magneten, kristallen en mantra's krijgen op deze manier een plaats binnen de behandeling en genezing van de patiënt. Via deze weg is het eveneens mogelijk om volstrekt irrelevante vragen aan de patiënt te stellen, zonder dat deskundigheid in twijfel wordt getrokken. De knieklacht van de patiënt ligt niet aan zijn artrotische knie die sinds geruime tijd onderbelast is geweest, maar aan de resonantie van de quantumtrilling in zijn hartchakra, die veroorzaakt is door het onverwerkte verlies van zijn puppy toen hij 8 jaar oud was. Daarom stopt de patiënt met fysiotherapie. Het advies om toch maar eens een orthopeed te raadplegen is toch lang niet zo verstandig als het advies van de buurvrouw van zijn tante om toch maar eens de lokale holistische handoplegger te consulteren.

Binnen het geheel van de gezondheidszorg, alternatief of regulier, is er één professie die de kennis en kunde in huis heeft om het 'totaal plaatje' te kunnen beoordelen van de patiënt met zijn klachten: de huisarts. Hij is de algemeen manager van de gezondheid van de patiënt. Hij is de allround deskundige die oplossingen kan bieden voor algemene klachten en die door kan sturen naar de juiste specialist wanneer specifieke kennis en kunde gewenst is. Zolang een toegewijde huisarts, in overleg met zijn patiënt en specialisten, de casemanager blijft, kan men spreken van een waarlijk '*wholistische*' geneeskunde.

31.9 Anekdotisch bewijs

In de dagelijkse praktijk van de fysiotherapie worden de nodige anekdotische bewijzen gehoord. In eerste instantie kent de fysiotherapeut de verhalen van zijn patiënten over de successen van andere therapeuten, artsen of andere vormen van hulpverlening. Het anekdotisch bewijs is de laagste vorm van bewijsvoering die denkbaar is. Wanneer we als voorbeeld het succesverhaal van onze patiënt nemen, dan hebben we het over het verhaal van één patiënt, over één therapie, bij slechts één specifieke klacht, bij één persoon op één specifiek moment. De kans dat in een dergelijke situatie andere variabelen hebben meegespeeld in het herstel van de patiënt is zeer groot.

31.10 Argumentum ad antiquitatum

'Omdat de behandelmethode al honderden jaren oud is, heeft ze zichzelf als effectief bewezen', is een drogredenering die vaak wordt aangehaald in alternatieve kringen, maar op losse schroeven staat. Het tegenovergestelde kan vaak eerder beweerd worden. Het is pas sinds een kleine honderd jaar dat we een goed instrument hebben om de effectiviteit van behandelmethodes te toetsen: het dubbelblind gecontroleerde onderzoek. Deze onderzoeksmethode werd voor het eerst uitgevoerd in 1943, om de effectiviteit van patuline, een mycotoxine, ter behandeling van verkoudheid te toetsen. Het middel bleek echter ineffectief (Bhatt 2010). Eerder nog, in 1747, voerde dr. James Lind (1716-1794) als eerste arts een gecontroleerd onderzoek uit (ongeblindeerd weliswaar) op zeelieden met scheurbuik. Lind keek op een rationele, logische en deductionistische wijze naar de aandoening en besloot om de bemanning te verdelen in homogene groepen die elk een andere behandeling ondergingen. De verschillende behandelingen betroffen onder andere de toediening van cider, azijn, zeewater, vitriool of citrusvruchten. Zijn onderzoek toonde aan dat de toediening van citrusvruchten scheurbuik effectief kon behandelen en heeft later duizenden levens gered (Bhatt 2010). De tijd die voorafging aan de onderzoeken van Lind was medisch gezien een wereld van *trail and error* en 'op goed geluk'. Op basis van overlevering, gehuld in bijgeloof, met rituele handelingen en een gebrek aan medische kennis werden behandelingen uitgevoerd die in veel gevallen geen werking hadden of zelfs schadelijk waren. Patiënten werden in die tijd veelal beter *ondanks* de behandeling en niet *dankzij* de behandeling.

31.11 Placebo

Het woord placebo betekent zoveel als: 'ik zal behagen' en betreft het toedienen van middelen die geen werkzame bestanddelen bezitten of het uitvoeren van procedures die het gewenste of verwachtte effect niet kunnen veroorzaken (Stewart-Williams en Podd 2004). Velen van ons kennen het placebo als een fopmiddel – een middel dat aan patiënten gegeven wordt om pijn en andere kwaaltjes te bestrijden terwijl het slechts een suikerpil betreft. Een middel dat gegeven wordt aan patiënten die eigenlijk niks mankeren, waarbij de klachten 'tussen de oren' zouden zitten. Toch is dit beeld niet correct. Een placebo bevat geen werkzame stoffen, maar kan desalniettemin een echt effect hebben op reële klachten. De werkingsmechanismen achter dit fascinerende fenomeen worden nog steeds onderzocht, maar een aantal is reeds bekend. Een belangrijk deel van het effect wordt gegenereerd door de *verwachtingen* van de patiënt. Na een uitgebreide anamnese en een nauwgezet onderzoek verwacht de patiënt dat hij van de arts in de witte jas een effectief klachtenreducerend middel krijgt. De suggestie van een effectief medicijn verandert de suikerpil in een geneesmiddel. Wanneer de mate van suggestie toeneemt, neemt ook het placebo-effect toe. Het is hierom dat twee suikerpillen een sterkere werking hebben dan één suikerpil en de reden waarom een rode suikerpil effectiever is dan een witte (Blackwell et al. 1972; Craen et al. 1996). Wanneer het middel via een infuus toegediend wordt is dat effectiever dan wanneer het oraal wordt ingenomen. Henry Knowles Beecher (1904-1976) beschreef dit als eerste toen hij in een veldhospitaal een zwaargewonde man een zoutoplossing moest toedienen omdat de morfine op was. Wonderwel ervoer de patiënt een pijndempend effect van het zoute water dat via een naald zijn lichaam binnendrong (Beecher 1955). Het lijkt erop dat een groter dramatische effect de verwachtingen versterkt en de kracht van de placebo doet toenemen. De perceptie van pijn is een subjectieve beleving en is zeer sterk beïnvloedbaar (Pickover 2013). De illusie van effectiviteit kan ook versterkt worden door de therapeut zelf. Wanneer de therapeut een labjas draagt, een clipboard gebruikt of diploma's ingelijst aan de muur heeft hangen, dan versterkt hij het beeld van een deskundig hulpverlener. Neemt hij ruim de tijd voor zijn patiënt en knikt hij begripvol wanneer de patiënt zijn klachten vertelt, dan neemt het placebo-effect wederom toe, door het tonen van empathie voor de problemen van zijn patiënt (Heap 2007). Pijn kan sterk toenemen tijdens verontrusting en sterk dalen bij de toediening van een placebo.

Het nocebo-effect is het tegenovergestelde van het placebo-effect. In andere woorden: de negatieve effecten van een behandeling als gevolg van de persoonlijke ideeën die de patiënt over de therapie heeft.

Placebo-effecten
- Een placebo heeft een meetbaar effect boven 'niks doen'.
- Vier suikerpillen per dag hebben een sterkere werking dan twee suikerpillen per dag.
- Roze suikerpillen werken beter als concentratieversterkend middel dan blauwe suikerpillen.
- Een rode suikerpil werkt beter dan een witte suikerpil om pijn te dempen.
- Een placebo via infuus heeft een sterker effect dan een suikerpil.
- Tijd nemen voor de patiënt en het tonen van empathie heeft een placebo-effect.
- De illusie van deskundigheid, zoals het dragen van een witte labjas of het tonen van diploma's aan de praktijkwand, versterkt het placebo-effect.

Bronnen: Craen et al. (1999), Blackwell (1972), Beecher (1955) en Heap (2007).

31.11.1 Het Hawthorne-effect

Een specifieke vorm van placebo is het Hawthorne-effect. Dit fenomeen is voor het eerst waargenomen gedurende de jaren twintig van de vorige eeuw, tijdens een onderzoek in de 'Western Electrical Company's Hawthorne Works' in Chicago. Het onderzoek bekeek methodes om productiviteit toe te laten nemen en ontdekte dat productiviteit toeneemt zodra werknemers weten dat ze onderzocht worden, ongeacht de maatregel die wordt genomen om de productiviteit te stimuleren. Apart genomen worden en het gevoel krijgen belangrijk te zijn, geeft een psychologische stimulus. Dit placebo-effect wordt ook gezien in medische onderzoeken. Proefpersonen die meedoen aan medische onderzoeken ervaren een groter behandeleffect dan mensen die met dezelfde interventie niet meedoen aan een onderzoek (McCarney et al. 2007).

31.11.2 Placebo bij dieren

Kan een behandeleffect alleen op placebo berusten wanneer de interventie tevens effectief is bij dieren? Het is een argument dat dikwijls wordt gebruikt door voorstanders van onwerkzame therapieën. Een dier kan immers niet begrijpen dat het een behandeling ondergaat. Hoe zou het dier dan de suggestie van een behandeling met behulp van een placebo kunnen begrijpen? De denkfout begint door te stellen dat een reeds aangetoonde onwerkzame therapie een werking heeft boven het placebo-effect (Ramey 2008). Laten we als voorbeeld nemen dat we een lege capsule geven aan een kreupel paard. Wanneer we aannemen dat een placebo bij dieren niet mogelijk is en een lege capsule geen werking heeft, wat kan de reden dan zijn dat het paard na een aantal dagen toch weer kan galopperen? Wanneer we hier één of meer antwoorden op kunnen bedenken, dan kunnen we ook begrijpen waarom onwerkzame middelen een schijnbaar genezende werking kunnen hebben. Een deel van de mogelijke verklaring voor een placebo-effect bij dieren is conditionering, zoals beschreven door Ivan Petrovitsj Pavlov (zie Pavlov en Skinner) (Pavlov 1927). Honden die iedere keer voordat ze hun voer krijgen een lampje aan zien gaan, zullen niet alleen gaan kwijlen bij het aanblik van een maaltijd, maar zullen op den duur al kwijlen bij het zien van een brandend lampje. Sterker nog, wanneer een hond geïnjecteerd wordt met acetylcholine, zal zijn lichaam normaliter reageren met een verlaging van de bloeddruk. Echter, wanneer de hond geconditioneerd wordt met een specifiek geluid gevolgd door een injectie met acetylcholine, dan zal de hond ook reageren met een bloeddrukverlaging wanneer er na het geluid een injectie gegeven wordt met adrenaline. Normaalgesproken zou de hond in kwestie na een injectie met adrenaline een bloeddrukverhoging moeten doormaken (Sabbatini en Rocha do Amaral 1999). Een andere mogelijke verklaring voor het schijnbare effect van onwerkzame middelen op dieren, is het effect dat het resultaat geobserveerd en gerapporteerd wordt door derden, in de vorm van een *confirmation bias*.

31.12 Regressie tot het gemiddelde

Regressie tot het gemiddelde (RTHG) is de statistische theorie dat extreme waarden op latere meetmomenten weer in de richting van de gemiddelde waarde uitkomen (Thacker 2003). Een voorbeeld waarbij RTHG optreedt is het steekproefsgewijs fouilleren van buitenlandse toeristen. Wanneer na vele vruchteloze fouilleringen een vuurwapen wordt aangetroffen in de binnenzak van een Engelse toerist, dan neemt daardoor de kans nogmaals een vuurwapen op een toerist aan te treffen niet toe. Hoogstwaarschijnlijk zullen opnieuw vele vruchteloze fouilleringen plaatsvinden. De plotse extreme waarde – de aanwezigheid van een vuurwapen – binnen de onderzochte populatie wordt opgevolgd door de gemiddelde waarde. Een ander voorbeeld is wanneer bij een grote populatie de rusthartslag wordt gemeten. Wanneer in 20 % van de gevallen een hartslag boven de 90BPM gemeten is, terwijl de gemiddelde waarde van de rest van de groep op 70BPM uitkomt, dan valt het te verwachten dat een latere meting van de 20 %-groep ook dichter bij de gemiddelde waarde van 70BPM zal uitkomen.

In het kader van klachtenbeloop bij patiënten kan de RTHG ook toegepast worden. De meeste patiënten komen met hun klachten bij een hulpverlener wanneer deze klachten op zijn ergst zijn. Wanneer we aannemen dat de meeste klachten die een mens ervaart, uiteindelijk vanzelf overgaan, dan ligt het binnen de verwachting dat een interventie niet altijd verantwoordelijk hoeft te zijn voor het herstel van de patiënt. Binnen deze context kan de RTHG een verklaring geven voor de ogenschijnlijke werking van onwerkzame middeltjes en therapeutische handelingen. Zelfs handelingen of middeltjes die contraproductief zijn, kunnen op deze

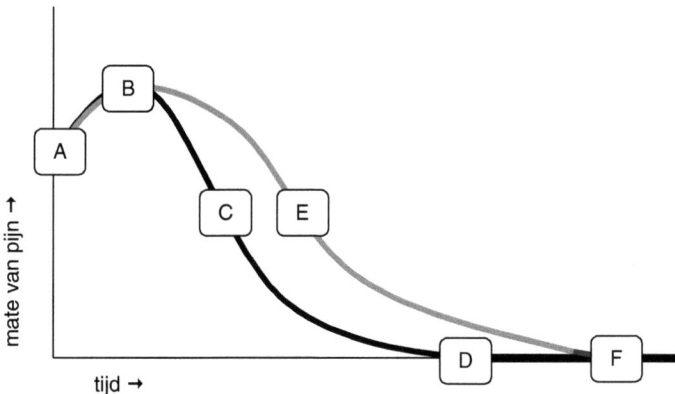

Figuur 31.1 Regressie tot het gemiddelde.

manier een schijnbare werking hebben. Zonder de interventie was de patiënt dan naar alle waarschijnlijkheid eerder genezen, maar dat valt natuurlijk niet te achterhalen. Ten onrechte wordt in dit geval de RTHG wel eens aangeduid als een placebo-effect maar, in tegenstelling tot het placebo-effect, staat de RTHG los van psychologische aspecten ten behoeve van zijn effect. Het niet-detecteren van de RTHG wordt ook wel de *regression fallacy* genoemd, als zijnde een van de logische denkfouten of drogredeneringen (Rümke 1984).

◘ Figuur 31.1 geeft schematisch weer hoe de RTHG werkt in het geval van de toepassing van onwerkzame therapieën bij de pijnklachten van uw patiënt. Het traject A, B, C, D geeft het natuurlijk beloop van de klachten weer. Het traject A, B, E, F geeft het vertraagde herstel weer van dezelfde klachten. Op punt A is de pijn zeer duidelijk aanwezig, maar nog niet op zijn ergst. Wanneer op punt A met een therapie wordt gestart, dan neemt de pijn nog enigszins toe tot punt B. Veel patiënten nemen dit als vanzelfsprekend aan vanuit de gedachte dat de therapie de klacht eerst nog doet toenemen voordat deze haar weldadige werking geeft. In het geval dat de patiënt zich tot de therapeut wendt op punt B, dan ervaart de patiënt een bijna directe vermindering van zijn klachten (wanneer de interventie de klachten niet heeft doen toenemen). Het beloop van de klachten vanuit punt B, via punt C naar punt D heeft zowel patiënt als therapeut overtuigd van de werkzaamheid van de therapie die is gegeven. En zelfs wanneer er een therapie is gegeven die het herstel heeft tegengewerkt, dus vertraagd, is een succes niet uitgesloten. Het beloop vanuit punt B, via punt E naar punt F geeft nog steeds een herstel weer. De vertraging die is opgedaan als gevolg van de toepassing van een slecht gekozen interventie zal patiënt noch therapeut opvallen aangezien de therapie in een succes is geëindigd.

Screenen van bijzondere claims

Samenvatting

Om gezondheidsclaims te toetsen kunnen we de wetenschappelijke publicaties rond die claim onderzoeken. Een voorselectie van de claims die we nader willen onderzoeken kan met behulp van een screeningsprocedure. De Baloney Detection Kit is een screeningsinstrument om bijzondere claims te toetsen op aannemelijkheid. De kit bestaat uit tien vragen die de aannemelijkheid van de claim ter discussie stellen en biedt de fysiotherapeut kritische kanttekeningen tegenover bijzondere claims, onbewezen middeltjes en behandelmethodes.

32.1 De Baloney Detection Kit – 228
32.1.1 Hoe betrouwbaar is de bron van de claim? – 228
32.1.2 Maakt de bron ook vergelijkbare claims? – 229
32.1.3 Zijn de claims bevestigd door andere partijen? – 229
32.1.4 Past de claim in het geheel van hoe de wereld werkt? – 229
32.1.5 Heeft er al iemand al geprobeerd de claim te ontkrachten? – 229
32.1.6 Waar wijst het overgrote deel van het bewijs naar? – 229
32.1.7 Houdt degene met de claim zich aan de regels van de wetenschap? – 230
32.1.8 Levert degene met de claim positieve bewijzen voor de claim? – 230
32.1.9 Geeft de nieuwe theorie inzicht in net zoveel fenomenen als de gevestigde theorieën? – 230
32.1.10 Wordt de claim aangedreven door persoonlijke overtuigingen? – 231

H. van der Velde, *Fysiotherapie en medicatie*, DOI 10.1007/978-90-368-0471-4_32,
© 2016 Bohn Stafleu van Loghum, onderdeel van Springer Media BV

32.1 De Baloney Detection Kit

In de fysiotherapeutische praktijk wordt de therapeut vaak geconfronteerd met allerhande claims. Claims die neergelegd worden door patiënten over wonderbaarlijke genezingen of over het positieve effect van therapieën die in het professionele veld reeds naar de prullenbak zijn verwezen. Bijvoorbeeld claims van genezers en therapeuten van divers pluimage over het succes van hun specifieke vorm van geneeskunst. Het is voor de fysiotherapeut zeer lastig om deze claims op waarde te schatten. Natuurlijk hebben we de mogelijkheid om de publicaties rond de therapie in kwestie door te nemen (wanneer deze bestaan). Het liefst nemen we hiervoor *randomised controlled trials* (RCT's) of *clinical reviews*. Deze onderzoeken hebben namelijk de hoogste bewijskracht. Helaas zijn deze soort onderzoeken niet beschikbaar voor iedere behandelvorm, laat staan voor iedere populatie of interventie binnen de behandelvorm in kwestie. In de gevallen waarbij we geen wetenschappelijke data kunnen raadplegen om de claim te bevestigen, of in de gevallen waarbij we eerst de claim op aannemelijkheid willen toetsen alvorens wetenschappelijke stukken door te nemen, lijkt de Baloney Detection Kit (BDK) een nuttig hulpmiddel. De BDK bestaat uit tien vragen, opgesteld om een claim op aannemelijkheid te toetsen. De vragenlijst is ontwikkeld door Michael Brant Shermer (1954) en is geïnspireerd op het idee van Carl Edward Sagan (1934-1996), namelijk dat er een trukendoos zou moeten bestaan om de grote hoeveelheid van bijzondere claims te kunnen toetsen op hun aannemelijkheid (Shermer 2001a, b, 2002).

> **De Baloney Detection Kit**
> 1. Hoe betrouwbaar is de bron van de claim?
> 2. Maakt de bron ook vergelijkbare claims?
> 3. Zijn de claims bevestigd door andere partijen?
> 4. Past de claim in het geheel van hoe de wereld werkt?
> 5. Heeft er al iemand geprobeerd de claim te ontkrachten?
> 6. Waar wijst het overgrote deel van het bewijs naar?
> 7. Houdt degene met de claim zich aan de regels van de wetenschap?
> 8. Levert degene met de claim positieve bewijzen voor de claim?
> 9. Geeft de nieuwe theorie inzicht in net zoveel fenomenen als de gevestigde theorieën?
> 10. Wordt de claim aangedreven door persoonlijke overtuigingen?
>
> Bronnen: Shermer (2001a, b, 2002).

32.1.1 Hoe betrouwbaar is de bron van de claim?

Wanneer we in de praktijk een bijzondere claim tegenkomen – zij het van een patiënt, een alternatief genezer, een arts of vanuit de beroepsgroep –, dan is de eerste logische stap om te kijken naar waar de claim vandaan komt. De claim kan ondersteund worden door wetenschappelijke publicaties, maar zou net zo goed slechts het gedachtegoed kunnen zijn van een enkeling of ontstaan zijn vanuit geruchten. Een zoektocht op internet kan veel duidelijk maken. Zijn er publicaties opgenomen in vooraanstaande wetenschappelijke tijdschriften en is het onderzoek van goede kwaliteit? Zijn er RCT's of reviews beschikbaar of betreft het een artikel dat opgenomen is in een tijdschrift van discutabele reputatie?

32.1.2 Maakt de bron ook vergelijkbare claims?

In het geval van pseudowetenschappelijke bronnen komt men tijdens de bestudering ervan vaak meerdere bijzondere claims tegen. Eén bijzondere claim valt vaak nog serieus te verdedigen, maar als het aantal bijzondere claims toeneemt, dan neemt de geloofwaardigheid van de bron af. Het is één ding als je beweert een dwerg gezien te hebben, maar wanneer je hier tevens het geloof in gevleugelde paarden, faunen, trollen, eenhoorns, cyclopen en engelen aan toevoegt, dan neemt de geloofwaardigheid van je claims af. In dezelfde categorie vallen de behandelaars die naast de verkoop van geneeskrachtige edelstenen tevens tarotkaarten, droomvangers, magneetarmbandjes en toverboeken aan de man brengen.

32.1.3 Zijn de claims bevestigd door andere partijen?

Wanneer de claim gepubliceerd is in een wetenschappelijk tijdschrift, dan zullen er onderzoeksdata vermeld worden. Wanneer andere onderzoekers met behulp van deze onderzoeksdata tot dezelfde conclusie komen, dan neemt de aannemelijkheid van de claim toe. Wel moet er goed gekeken worden naar de betrouwbaarheid van de tweede groep onderzoekers. Zijn zij aanhangers van dezelfde claim, waardoor hun geloofwaardigheid afneemt, of zijn zij juist uitgegaan van de onjuistheid van de bijzondere claim?

32.1.4 Past de claim in het geheel van hoe de wereld werkt?

Een bijzondere claim valt niet altijd te verenigen met wat we reeds weten over hoe de wereld werkt. Een voorbeeld zijn gezondheidsclaims die gebaseerd zijn op de werking van chakra's. Sinds de late middeleeuwen houdt de medische wetenschap zich bezig met anatomie en het nauwgezet ontleden van het menselijk lichaam. In al die tijd zijn er geen chakra's gevonden in het lichaam en zijn er ook geen aanwijzingen gevonden om aan te nemen dat ze desondanks toch bestaan.

32.1.5 Heeft er al iemand al geprobeerd de claim te ontkrachten?

Wanneer een bijzondere claim algemene bekendheid krijgt, dan zien we al snel dat er pogingen tot ontkrachting van deze claim op het internet verschijnen. Hierna volgen vaak ook wetenschappelijke artikelen die de claim onderuit proberen te halen. In de wetenschappelijke wereld is het een standaardprocedure om te proberen elkaars werk te falsificeren. Wetenschappers verwelkomen gedegen argumenten tegen hun claims, zodat deze getoetst kunnen worden op bestaansrecht. Wanneer er solide argumenten tegen hun claims gegeven worden, zullen zij hun claims laten varen en opnieuw onderzoek verrichten teneinde nieuwe claims te kunnen presenteren.

32.1.6 Waar wijst het overgrote deel van het bewijs naar?

Een bijzondere claim verliest veel van zijn geloofwaardigheid wanneer er bewijs is voor de tegenargumenten. De geloofwaardigheid neemt verder af wanneer de mate van bewijs tegen de claim overweldigend wordt. Desalniettemin zullen mensen die eenmaal in de claim geloven hier niet direct door overtuigd worden. Een goed voorbeeld is de claim dat de BMR-prik autisme zou veroorzaken, zoals Andrew Wakefield ons wil doen geloven. Deze claim blijft na jaren van ontkrachtende en kwalitatief hoogstaande wetenschappelijke onderzoeken nog steeds overeind in het gedachtegoed van een grote groep gelovers.

32.1.7 Houdt degene met de claim zich aan de regels van de wetenschap?

Wanneer een bijzondere claim gemaakt wordt, dan is de wetenschappelijke basis hiervoor niet altijd solide. De argumenten voor een bijzondere claim komen vaak in de vormen van drogredeneringen zoals: 'ik voel dat het zo is', 'het is natuurlijk, dus het is beter', 'vroeger deed men dat ook al zo', 'ik heb het zelf gezien' of 'het kan toch niet anders dan…'. Wanneer men volgens de regels van de wetenschap een bijzondere claim wil verdedigen, dan probeert men hiervoor een onderzoek op te zetten; in veel gevallen een dubbelblind gerandomiseerd onderzoek waarbij men niet naar de vooringenomen conclusie toewerkt, maar waarbij het onderzoek een bepaalde conclusie genereert.

32.1.8 Levert degene met de claim positieve bewijzen voor de claim?

In een aantal gevallen zullen claims verdedigd worden met behulp van een soort 'complottheorie' of een andere vorm van negatieve bewijsvoering. In plaats van positief bewijs voor de bijzondere claim te leveren, wordt er dan beweerd dat het bewijs vernietigd is of achtergehouden wordt door kwaadwillende partijen, zoals grote farmaceutische industrieën, de regering of geheime organisaties. Dit is negatieve bewijsvoering. Negatieve bewijslast telt niet als een geldig argument. Om de claim kracht bij te zetten zal er positief bewijs voor de claim gepresenteerd moeten worden. Er moet worden aangetoond waarom de claim steekhoudend is.

32.1.9 Geeft de nieuwe theorie inzicht in net zoveel fenomenen als de gevestigde theorieën?

Een aantal bijzondere claims tornt direct of indirect aan reeds bestaande wetenschappelijke wetten of theorieën. Het wordt in deze gevallen lastig om de claim nog te verdedigen, want dit vereist dat de bijzondere claim tevens een alternatief biedt voor de wetenschappelijke wetten en theorieën die het heeft uitgedaagd. Een voorbeeld is de claim dat een homeopathische verdunning een sterkere werking krijgt naarmate de verdunning toeneemt. Zelfs wanneer het middel dusdanig is verdund dat er geen molecuul van de originele stof meer in de oplossing aanwezig is, blijven homeopaten volhouden dat de potentie van het middel toeneemt. Vanuit de scheikunde weten wij dat reacties afnemen wanneer er van een reagens minder moleculen aanwezig zijn in een oplossing. De potentie van het middel kan derhalve niet toenemen wanneer het aantal moleculen reagens afneemt of zelfs niet meer aanwezig is. Deze contradictie dient daarom in de claim van de homeopathische verdunningen óók verklaard te worden.

32.1.10 Wordt de claim aangedreven door persoonlijke overtuigingen?

Dikwijls zal blijken dat degene met de claim deze blijft verdedigen omdat er voor hem een noodzaak in verborgen zit. Zo zal degene die een levendige edelstenenhandel heeft, de geneeskrachtige werking van de stenen blijven geloven en zal degene die *Therapeutic Touch* bedrijft, hierin blijven geloven ondanks de publicatie van Emily Rosa (Rosa et al. 1998).

Bijlagen

Literatuur – 235

Register – 243

Literatuur

H. van der Velde, *Fysiotherapie en medicatie*, DOI 10.1007/978-90-368-0471-4,
© 2016 Bohn Stafleu van Loghum, onderdeel van Springer Media BV

Actiz, BTN, LHV, & Verenso (2012). *Handleiding voorbehouden handelingen bij verpleging, verzorging & thuiszorg.* Utrecht: ActiZ, BTN, LHV en Verenso.

Afzal, M., Ozoemena, L., O'Hare, A., Kidger, K., Bentley, M., & Minor, P. (2006). Absence of detectable measles virus genome sequence in blood of autistic children who have had their MMR vaccination during the routine childhood immunization schedule of UK. *Journal of Medical Virology, 78*(5), 623–630.

American Physical Therapy Association. (sd). *Official Statement. The role of physical therapists in medication management.* ► http://www.apta.org/uploadedFiles/APTAorg/Payment/Medicare/Coding_and_Billing/Home_Health/Comments/Statement_MedicationManagement_1026. Geraadpleegd op: 2012.

Australian Government National Health and Medical Research Council. (2015). NHMRC Statement on Homeopathy and NHMRC Information Paper – Evidence on the effectiveness of homeopathy for treating health conditions. NHMRC: ► http://www.nhmrc.gov.au/guidelines-publications/cam02. Geraadpleegd op: 10. juli 2015.

Banga, J. (2001). Myotoxiciteit en rhabdomyolysis ten gevolge van statinen. *Nederlands Tijdschrift voor Geneeskunde, 145,* 2371–2376.

Barnes, R. (2007). Enemies of reason [Film]. United Kingdom.

Barrett, S. (2009). Quackwatch: ► http://www.quackwatch.org/01QuackeryRelatedTopics/homeo.html. Geraadpleegd op: 2013.

Beecher, H. K. (1955). The powerful placebo. *JAMA, 159,* 1602–1606.

Bekkering, G., Hendriks, H., Lanser, K., Oostendorp, R., Peters, G. G. M., Verhagen, A., & Windt, D. van. (2005). KNGF-richtlijn Whiplash. *Nederlands Tijdschrift voor Fysiotherapie, 115*(1).

Berens, N., Borsboom, J., Schelvis, C., Verhey, G., & Wolthuis, P. (2011). *Zorg basisboek Verpleegtechnische handelingen.* Amersfoort: ThiemeMeulenhoff.

Berg, F. van den. (Red.). (2003). *Toegepaste Fysiologie deel 3.* Utrecht: LEMMA BV.

Bhatt, A. (2010). Evolution of clinical research: A history before and beyond James Lind. *Perspectives in Clinical Research, 1*(1), 6–10.

Bijniervereniging NVACP, de Vereniging Samenwerkende Ouder-en Patiëntenorganisaties (VSOP) en het Nederlands Huisartsen Genootschap (NHG). (2011). *Informatie voor de huisarts over bijnierziekten.* Soest: NVACP.

Blackwell, B., Bloomfield, S., & Buncher, C. (1972). Demonstration to medical students of placebo responses and non-drug factors. *The Lancet, 1,* 1279–1282.

Blanker, M., Breed, S., Heide, W. van der, Norg, R., Vries, A. de, Wolters, R., Klomp, M., et al. (2014). NHG-Standaard Mictieklachten bij mannen. (Nederlands Huisartsen Genootschap). ► https://www.nhg.org/standaarden/volledig/nhg-standaard-mictieklachten-bij-mannen. Geraadpleegd op: 26. april 2015.

Boomsma, L., Van Dijk, P., Dijkstra, R., Van der Laan, J., Van der Meulen, P., Ubbink, J., Verduijn, M., et al. (2006). NHG-Standaard Enuresis nocturna. (Nederlands Huisartsen Genootschap). ► https://www.nhg.org/standaarden/volledig/nhg-standaard-enuresis-nocturna#idm8025536. Geraadpleegd op: 29. april 2015.

Boomsma, L., Drost, I., Larsen, I., Luijkx, J., Meerkerk, G., Valken, N., Sijbom, M., et al. (2014). NHG-Standaard Problematisch alcoholgebruik. (Nederlands Huisartsen Genootschap). ► https://www.nhg.org/standaarden/volledig/nhg-standaard-problematisch-alcoholgebruik. Geraadpleegd op: 25. mei 2015.

Bosch, W. van, Schermer, T., & Chavannes, N. (2009). In J. Eekhof (Red.), *De saturatiemeter in de huisartsenpraktijk. Huisarts en Wetenschap.* ► http://www.henw.org/archief/volledig/id1850-de-saturatiemeter-in-de-huisartsenpraktijk.html. Geraadpleegd op: 18. juni 2015.

Bosch, H. In den, Straaten-Huygen, A. van, & Hendriks, W. (2011). *Anatomie en ziekteleer voor verzorgenden IG deel 1.* Amersfoort: ThiemeMeulenhoff.

Bouchard, M. P. (2012). Medications and exercise. *ACSM's Health & Fitness Journal, 16*(2), 34–36.

Breedveld, B. C, Peters, J. A. C. (sd). *Cafeïne.* Voedingscentrum. ► http://www.voedingscentrum.nl/encyclopedie/cafeine.aspx. Geraadpleegd op: 8. juni 2015.

Brooks, M. (2013). Prikjes met superkrachten. *New Scientist, 4,* 50–56.

Centraal Bureau voor de Statistiek. (2011). In C. Hupkens (Red.), *Zelfzorgmedicijnen populairder bij vrouwen en hoogopgeleiden.* Centraal Bureau voor de Statistiek. ► http://www.cbs.nl/nl-NL/menu/themas/gezondheid-welzijn/publicaties/artikelen/archief/2011/2011-3476-wm.htm. Geraadpleegd op: 5. juli 2015.

Ciccone, C. (1995). Basic pharmacokinetics and the potential effect of physical therapy interventions on pharmacokinetic variables. *Physical Therapy, 75*(5), 343–351.

College ter Beoordeling van Geneesmiddelen. (sd). *Aanvraag handelsvergunning homeopathisch diergeneesmiddel.* ► http://www.cbg-meb.nl/voor-dieren/inhoud/handelsvergunning-diergeneesmiddelen/aanvragen-handelsvergunning/homeopathische-diergeneesmiddelen. Geraadpleegd op: 12. juli 2015.

Constant, P. M. (2009). *Filosofie & geneeskunde.* Delft: Eburon Uitgeverij B.V.

Craen, A. de, Roos, P. V., & Kleijnen, J. (1996). Effect of colour of drugs: Systematic review of perceived effects of drugs and of their effectiveness. *BMJ, 313,* 1624–1626.
Craen, A. J., Moerman, D. E., Heisterkamp, S. H., Tytgat, G. N., Tijssen, J. G., & Kleijnen, J. (1999). Placebo effect in the treatment of duodenal ulcer. *British Journal of Clinical Pharmacology, 48,* 853–860.
Davenas, E., Beauvais, F., Amara, J., Oberbaum, M., Robinzon, B., Miadonna, A., Belon, P., et al. (1988). Human basophil degranulation triggered by very dilute antiserum against IgE. *Nature, 333*(6176), 816–818.
Dehner, L. R. (2014). Medication review and implications for physical therapy.
Dijk, C. van, Verheij, R., & Schellevis, F. (2009). Huisartsenzorg in cijfers: polyfarmacie bij ouderen. *Huisarts en Wetenschap, 52*(7), 315.
Dito, J., & Stavast, T. Z. (2008). *Basiszorg Boek 1.* Houten: Bohn Stafleu van Loghum.
Effectieve Ouderenzorg. (sd). Effectieve Ouderenzorg. ► http://www.effectieveouderenzorg.nl/Portals/0/PDF/Toolkit%2026-03-2012/Toolkit%20therapietrouw.pdf. Geraadpleegd op: oktober 2015.
Ernst, E. (2014). *Homeopathic immunisation is dangerous, unethical madness.* ► http://edzardernst.com/2014/07/homeopathic-immunisation-is-dangerous-unethical-madness/. Geraadpleegd op: 10. juli 2015.
European Food Safety Authority. (2011). Scientific Opinion on the substantiation of health claims related to proanthocyanidins from cranberry (Vaccinium macrocarpon Aiton) fruit and defence against bacterial pathogens in the lower urinary tract (ID 1841, 2153, 2770, 3328). *EFSA Journal, 9*(6), 2215.
European Food Safety Authority. (2013). Statement on two reports published after the closing date of the public consultation of the draft Scientific Opinion on the re-evaluation of aspartame (E 951) as a food additive. EFSA Panel on Food Additives and Nutrient Sources added to Food. *EFSA Journal, 11*(12), 3504.
Ferrari, M., & Haan, J. (2004). *Alles over hoofdpijn en aangezichtspijn* (4e druk). Utrecht: A.W. Bruna Uitgevers B.V.
Geneesmiddelenbulletin. (2000). Aristolochia: Na nierfalen nu ook kanker Artsennet. ► http://gebu.artsennet.nl/Archief/Tijdschriftartikel/Aristolochia-na-nierfalen-nu-ook-kanker.htm. Geraadpleegd op: 2013.
General Medical Council. (2010). *Determination on serious professional misconduct and sanction.* London: General Medical Council.
Gerald, M. C. (2014). In D. Toering, E. Venis, & Vitataal (Red.), *De geschiedenis van geneesmiddelen.* Kerkdriel: Librero b.v.
Gezondheidsraad. (2002). *Bijwerkingen vaccinaties Rijksvaccinatieprogramma 1997–2001.* Den Haag: Gezondheidsraad.
Gezondheidsraad. (2014). *Werknemers en infectieziekten – Criteria voor vaccinatie.* Den Haag: Gezondheidsraad.
Goldacre, B. (2011). *Wetenschap of kwakzalverij.* Breda: De Geus.
Goldmann, D. (2003). Het Medisch Handboek. Utrecht: Kosmos – Z & K Uitgevers.
Goodman, C. C., & Snyder, T. E. (2000). *Differential diagnosis in physical therapy.* Philadelphia: Saunders.
Goodman, C. C., & Snyder, T. E. (2007). *Differential diagnosis for physical therapists screening for referral* (4e ed.). St. Louis: Saunders.
Gosselink, R., Langer, D., Burtin, C., Probst, V., Hendriks, H., Schans, C. van, Muris, J., et al. (2008a). KNGF-richtlijn Chronisch obstructieve longziekten. *Nederlands Tijdschrift voor Fysiotherapie, 118*(4).
Grimmer, K., Kumar, S., Gilbert, A., & Milanese, S. (2002). Non-steroidal anti-inflammatory drugs (NSAIDs): Physiotherapists' use, knowledge and attitudes. *Australian Journal of Physiotherapy, 48*(2), 82–92.
Heap, M. (2007). In R. Nanninga (Red.), Placebotherapie. *Handleiding voor startende ondernemers.* Tijdschrift Skepter. ► http://www.skepsis.nl/placebotherapie.html. Geraadpleegd op: 18. september 2014.
Hirsch Ballin, E. (1993). Wet op de beroepen in de individuele gezondheidszorg. ► http://wetten.overheid.nl/BWBR0006251/Hoofdstuk1/Artikel1/geldigheidsdatum_24-12-2013. Geraadpleegd op: 3. juni 2015.
Hirsch Ballin, E. (2007). Geneesmiddelenwet. ► http://wetten.overheid.nl/BWBR0021505/geldigheidsdatum_22-12-2013#Slotformulierenondertekening. Geraadpleegd op: 2. juni 2015.
Hollinger, M. A. (2003). *Introduction to pharmacology* (2e ed.). New York: Taylor & Francis Inc.
Horssen, N. van, Labots-Vogelesang, S., Buur, V., Dommers, J., Dijk, P. van, Dijkers, F., Lelie-van der Zande, A., et al. (2010). *LESA Actueel medicatieoverzicht in de eerste lijn.* Utrecht: NHG, KNMP, FNT, Verenso, Activite.
Huizinga-Arp, C. (2011). NSAID's: pijnstillers met gebruiksaanwijzing. *Physios, 3*(1), 49–54.
Hurkmans, E., Giesen, F. van der, Bloo, H., Boonman, D., Esch, M. van der, Fluit, M., Vliet-Vlieland, T., et al. (2008). KNGF-richtlijn Reumatoïde artritis. *Nederlands Tijdschrift voor Fysiotherapie, 118*(5).
Instituut voor Verantwoord Medicijngebruik. (2011). *Handboek Medicijnen en Gezondheid.* Haarlem: Zorgt Communicatie bv.
Instituut voor Verantwoord Medicijngebruik. (2013). In M. Nelissen-Vrancken (Red.), *Werken met cijfers in het FTO. Polyfarmacie.* Utrecht: Instituut voor Verantwoord Medicijngebruik.
Instituut voor Verantwoord Medicijngebruik. (sd). *Rij veilig met medicijnen.* ► http://www.rijveiligmetmedicijnen.nl/medicijnen/lijst-medicijnen. Geraadpleegd op: 2014.

Jans, M., Vreede, P. de, Tak, E., & Meeteren, N. van. (2008). *Ontwikkeling van een beweegnorm voor ouderen (samenvatting)*. Leiden: TNO, Preventie en Zorg.
Jansen, P., Joosten, E., & Vingerhoets, H. (1988). Spierkramp; een pijnlijk probleem. *Nederlands Tijdschrift voor Geneeskunde, 132*, 621–624.
Jüngen, I. D., & Tervoort, M. J. (2013). *Toegepaste geneesmiddelenkennis*. Houten: Bohn Stafleu van Loghum.
Kabel, J., Stegenga, S., & Puijenbroek, E. van. (2006). Tendinitis en peesruptuur als bijwerking van antibiotica. *Fysiopraxis, 15*(6), 2–5.
Kievits, F., & Adriaanse, M. (2006). Geloof niet in homeopathie als profylaxe tegen malaria. *Nederlands Tijdschrift voor Geneeskunde.* ▶ https://www.ntvg.nl/artikelen/nieuws/geloof-niet-homeopathie-als-profylaxe-tegen-malaria. Geraadpleegd op: 10. juli 2015.
Knapp, J., Aerni, G., & Anderson, J. (7. 2014). Eating disorders in female athletes: Use of screening tools. *Current Sports Medicine Reports, 13*(4), 214–218.
KNMG – V & VN – NAPA. (2012). *Handreiking implementatie taakherschikking*. Artsennet. ▶ http://knmg.artsennet.nl/Publicaties/KNMGpublicatie/123144/Handreiking-implementatie-taakherschikking-2012.htm. Geraadpleegd op: 3. juni 2015.
KNMP. (2013). *User requirements specification Medicatieoverzicht 2.0 versie 0.8 – definitief*. Den Haag: KNMP.
Knuistingh Neven, A., Bartelink, M., De Jongh, T., Ongering, J., Oosterhuis, W., Weerd, P. van der, Grol, M., et al. (2004). NHG-Standaard Hoofdpijn. *Huisarts Wet, 46*(9), 411–422.
Koninklijke Nederlandse Maatschappij ter bevordering der Pharmacie. (2015). *Diclofenac*. ▶ http://www.apotheek.nl/medicijnen/diclofenac. Geraadpleegd op: 9. Juni 2015.
Krummenacher, P., Mohr, C., Haker, H., & Brugger, P. (2010). Dopamine, paranormal belief, and the detection of meaningful stimuli. *Journal of Cognitive Neuroscience, 22*(8), 1670–1681.
Kwaliteitsinstituut voor de Gezondheidszorg CBO. (2003). *NSAID-gebruik en preventie van maagschade*. Alphen aan den Rijn: Van Zuiden Communications BV.
Laan, D. van der, & Moor, J. de. (2013). De bijwerkingen en risico's van dry needling. *Fysiopraxis, 22*(11), 32–35.
Lagro-Janssen, A., Breedveldt Boer, H., Van Dongen, J., Lemain, T., Teunissen, D., & Van Pinxteren, B. (2006). *NHG-Standaard Incontinentie voor urine*. Nederlands Huisartsen Genootschap. ▶ https://www.nhg.org/standaarden/volledig/nhg-standaard-incontinentie-voor-urine#idp23086240. Geraadpleegd op: 24. april 2015.
Lansbury, G., & Sullivan, G. (1998). Physiotherapists and drug administration: A survey of practices in New South Wales. *Australian Physiotherapy, 44*(4), 231–237.
Linde, K., Scholz, M., Ramirez, G., Clausius, N., Melchart, D., & Jonas, W. (1999). Impact of study quality on outcome in placebo-controlled trials of homeopathy. *Journal of Clinical Epidemiology, 52*(7), 631–636.
Lüllmann, H., Mohr, K., Hein, L., & Bieger, D. (2005). *Color atlas of pharmacology* (3e ed.). Stuttgart: Georg Thieme Verlag.
Maddox, J., Randi, J., & Stewart, W. (7. 1988). "High-dilution" experiments – a delusion. *Nature, 334*(6180), 287–291.
Madsen, K., Hviid, A., Vestergaard, M., Schendel, D., Wohlfahrt, J., Thorsen, P., Melbye, M., et al. (2002). A population-based study of measles, mumps, and rubella vaccination and autism. *New England Journal of Medicine, 347*(19), 1477–1482.
Magnuson, B., Burdock, G., Doull, J., Kroes, R., Marsh, G., Pariza, M., Williams, G., et al. (2007). Aspartame: A safety evaluation based on current use levels, regulations, and toxicological and epidemiological studies. *Critical Reviews in Toxicology, 37*(8), 629–727.
McCarney, R., Warner, J., Steve, I., Haselen van, R., Griffin, M., & Fisher, P. (2007). The Hawthorne effect: A randomised, controlled trial. *BMC Medical Research Methodology, 7*, 30.
McInerney, J., Dias, J., Durham, S., & Evans, A. (5. 2003). Randomised controlled trial of single, subacromial injection of methylprednisolone in patients with persistent, post-traumatic impingement of the shoulder. *Emergency Medicine Journal, 20*(3), 218–221.
Merck Manual Medisch Handboek. (februari 2003). *Alcohol* (tweede, geheel herziene editie). ▶ http://www.merckmanual.nl/mmhenl/print/sec07/ch108/ch108b.html. Geraadpleegd op: 31. mei 2015.
Middelbeek, E. (2003). (Red.). *De ideale lichaamswaarden*. Geel: Allegrio.
Miller, P. E., & Perez, V. (2014). Low-calorie sweeteners and body weight and composition: A meta-analysis of randomized controlled trials and prospective cohort studies. *American Journal of Clinical Nutrition, 100*(3), 765–777.
Minetto, M., Holobar, A., Botter, A., & Farina, D. (1. 2013). Origin and development of muscle cramps. *Exercise and Sport Sciences Reviews, 41*(1), 3–10.
Ministerie van Volksgezondheid, Welzijn en Sport. (2009). *Harm-Wrestling*. Den Haag: Ministerie van Volksgezondheid, Welzijn en Sport.

Ministerie van Volksgezondheid, Welzijn en Sport. (2011). Inspectie voor de Gezondheidszorg. ▶ http://www.igz.nl/actueel/nieuws/strengeroptredentegenmisbruikzwangerschapshormoonvoorafslanken.aspx. Geraadpleegd op: 2014.
Naranjo, C., Busto, U., Sellers, E., Sandor, P., Ruiz, I., Roberts, E., Greenblatt, D., et al. (8. 1981). A method for estimating the probability of adverse drug reactions. *Clinical Pharmacology & Therapeutics, 30*(2), 239–245.
Nederlands Bijwerkingencentrum Lareb. (2012). *Meldingen van bijwerkingen Rijksvaccinatieprogramma.* 's Hertogenbosch: Lareb.
Nederlands Huisartsen Genootschap. (2012). *Multidisciplinaire Richtlijn Polyfarmacie bij ouderen.* ▶ https://www.nhg.org/themas/publicaties/multidisciplinaire-richtlijn-polyfarmacie-bij-ouderen. Geraadpleegd op: 26. maart 2015.
Nederlands Huisartsen Genootschap. (juli 2014). *Slaapproblemen en slaapmiddelen.* ▶ https://www.nhg.org/standaarden/samenvatting/slaapproblemen-en-slaapmiddelen. Geraadpleegd op: 7. juni 2015.
Nederlands Paramedisch Instituut. (2004). *Basismodule Directe Toegankelijkheid Fysiotherapie.* Amersfoort: NPi KNGF.
Nederlandse Vereniging voor Anesthesiologie. (2014). In M. Terheggen (Red.), *Artsenwijzer Pijn.* Utrecht: Nederlandse Vereniging voor Anesthesiologie (NVA).
Nederlandse Vereniging voor Fytotherapie. (2014). *Definities.* ▶ http://www.fyto.nl/definities.htm#Fytotherapie. Geraadpleegd op: 2. mei 2015.
Nederlandse Vereniging voor Neurologie. (2008). In P. M. Minderhoud (Red.), *Whiplash.* Diliguide. ▶ http://www.diliguide.nl/document/3411/whiplash.html. Geraadpleegd op: 30. december 2014.
Nienhuis, J. W. (2009). Homeopathie en verdunningen. *Skepter, 22*(2). ▶ http://skepsis.nl/verdunningen.html.
Noble, B. J., & Robertson, R. J. (1996). *Perceived exertion.* Champaign: Human Kinet.
Olson, J. (2011). *Clinical pharmacology made ridiculously simple* (4e ed.). United States of America: MedMaster, incorporated.
Osteoporosestichting. (2009). *Veiligheid en valpreventie.* ▶ http://www.osteoporosestichting.nl/veiligheid-en-valpreventie.html. Geraadpleegd op: 2013.
Parker, B., & Thompson, P. (2012). Effect of statins on skeletal muscle: Exercise, myopathy, and muscle outcomes. *Exercise and Sport Sciences Reviews, 40*(4), 188–194.
Pavlov, I. P. (1927). In G. V. Anrep (Ed.), *Conditioned reflexes: An investigation of the physiological activity of the cerebral cortex.* Oxford: University Press.
Peel, C., & Mossberg, K. (1995). Effects of cardiovascular medication on exercise responses. *Physio Therapy, 75*(5), 387–396.
Peltola, H., Patja, A., Leinikki, P., Valle, M., Davidkin, I., & Paunio, M. (1998). No evidence for measles, mumps, and rubella vaccine-associated inflammatory bowel disease or autism in a 14-year prospective study. *Lancet, 351*(9112), 1327–1328.
Perez, K. S., & Garber, C. E. (2011). Exercise prescription the menopausal years: Promoting and enhancing well-being. *ACSM'S Health & Fitness Journal, 15*(3), 8–14.
Pickover, C. (2013). *Het medische boek.* Kerkdriel: Librero b.v.
Platform Ouderenzorg. (sd). Toolkit Polyfarmacie. ▶ http://www.platformouderenzorg.nl/uploads/files/downloads/toolkit_polyfarmacie.pdf. Geraadpleegd op: 2012.
Polosa, R., Caponnetto, P., Morjaria, J. B., Papale, G., Campagna, D., & Russo, C. (2011). Effect of an electronic nicotine delivery device (e-Cigarette) on smoking reduction and cessation: A prospective 6-month pilot study. *BMC Public Health, 11*, 786.
Pols, H. van der. (2014). In M. van Ooijen (Red.), *Het Oranje Kruis Boekje. De officiële handleiding voor eerste hulp.* Amersfoort: ThiemeMeulenhoff.
Praet, S., Uden, C. van, Hartgens, F., Savelberg, H., Toereppel, K., & Bie, R. de. (2009). *KNGF-standaard Beweeginterventie diabetes mellitus type 2.* Amersfoort: Koninklijk Nederlands Genootschap voor Fysiotherapie.
Ramey, D. (2008). Is there a placebo effect for animals? Science-Based Medicine. ▶ http://www.sciencebasedmedicine.org/is-there-a-placebo-effect-for-animals/. Geraadpleegd op: 21. oktober 2014.
Rijksinstituut voor volksgezondheid en milieu (RIVM). (2008). *Melden van infectieziekten conform de Wet publieke gezondheid.* Bilthoven: Centrum Infectieziektebestrijding RIVM.
Rijksinstituut voor volksgezondheid en milieu (RIVM). (2014). *E-sigaretten factsheet.* Ministerie van Volksgezondheid, welzijn en sport. Bilthoven: RIVM.
Rijksinstituut voor volksgezondheid en milieu (RIVM). (oktober 2014). In S. van Hof & S. Zwakhals (Red.), Mazelenepidemie bij niet-ingeënte kinderen, 4.18. *Nationale Atlas Volksgezondheid.* ▶ http://www.zorgatlas.nl/gezondheid-en-ziekte/ziekten-en-aandoeningen/infectieziekten/mazelenepidemie-1999-2000#breadcrumb. Geraadpleegd op: 12. juli 2015.

Rijksinstituut voor Volksgezondheid en Milieu. (sd). *Griepprik*. ▶ http://rivm.nl/Onderwerpen/G/Griepprik. Geraadpleegd op: 21. mei 2015.

Rijksoverheid .(sd). *Personeel in de zorg – Wat zijn voorbehouden handelingen en wie mag ze uitvoeren?* ▶ http://www.rijksoverheid.nl/onderwerpen/personeel-in-de-zorg/vraag-en-antwoord/wat-zijn-voorbehouden-handelingen-en-wie-mag-ze-uitvoeren.html. Geraadpleegd op: 3. juni 2015.

Römgens, M., & Merkus, J. (1995). *Omgaan met geneesmiddelen*. Amsterdam: Lemma.

Rosa, L., Rosa, E., Sarner, L., & Barrett, S. (1998). A close look at therapeutic touch. *Journal of the American Medical Association, 279*(13), 1005–1010.

Rümke, C. L. (1984). De teruggang (= regressie) naar het gemiddelde. *Nederlands Tijdschrift voor Geneeskunde, 128*(4), 158–160.

Rümke, H., & Visser, H. (2004a). Vaccinaties op de kinderleeftijd anno 2004. I. Effectiviteit en acceptatie van het Rijksvaccinatieprogramma. *Nederlands Tijdschrift voor Geneeskunde, 148*, 356–363.

Rümke, H., & Visser, H. (2004b). Vaccinaties op de kinderleeftijd anno 2004. II. Echte en vermeende bijwerkingen. *Nederlands Tijdschrift voor Geneeskunde, 148*, 364–371.

Sabbatini, R. M., & Rocha do Amaral, J. (1999). In S. H. Cardoso (ed.), Placebo effect: The power of the sugar pill. *Brain & Mind. Electronic Magazine on Neuroscience.* ▶ http://www.cerebromente.org.br/n09/mente/placebo1_i.htm. Geraadpleegd op: 20. oktober 2014.

Schmidt, K., & Ernst, E. (2003). MMR vaccination advice over the Internet. *Vaccine, 21*(11–12), 1044–1047.

Shang, A., Huwiler-Müntener, K., Nartey, L., Jüni, P., Dörig, S., Sterne, J., Egger, M., et al. (2005). Are the clinical effects of homoeopathy placebo effects? Comparative study of placebo-controlled trials of homoeopathy and allopathy. *Lancet, 366*(9487), 726–732.

Shermer, M. (2001a). Baloney detection. How to draw boundaries between science and pseudoscience, Part 1. *Scientific American, 285*(5), 36.

Shermer, M. (2001b). More baloney detection. How to draw boundaries between science and pseudoscience, Part II. *Scientific American, 285*(6), 34.

Shermer, M. (2002). *Why people believe weird things*. New York: Henry Holt and Company, LLC.

Skinner, B. F. (1938). *The behavior of organisms: An experimental analysis*. New York: Appleton-Century.

Skinner, B. F. (1948). 'Superstition' in the pigeon. *Journal of Experimental Psychology, 38*, 168–172.

Smeeth, L., Cook, C., Fombonne, E., Heavey, L., Rodrigues, L., Smith, P., & Hall, A. (9. 2004). MMR vaccination and pervasive developmental disorders: A case-control study. *Lancet, 364*(9438), 963–969.

Smits-Engelsman, B., Kam, D. de, & Hendriks, H. (2011). KNGF-richtlijn Osteoporose. *Nederlands Tijdschrift voor Fysiotherapie, 121*(2).

Sorace, P., Churilla, J., & Magyari, P. (2012). Resistance training for hypertension design safe and effective programs. *ACSM'S Health & Fitness Journal, 16*(1), 13–18.

Stewart-Williams, S., & Podd, J. (2004). The placebo effect: Dissolving the expectancy versus conditioning debate. *Psychological Bulletin, 130*, 324–340.

Stichting Leerplan Ontwikkeling. (2010). Medicijnen van molecuul tot mens. *Natuur Leven Technologie.* ▶ http://betavak-nlt.nl/downloads/v107/v107_Medicijnen_van_Molecuul_tot_Mens_ev_ll_13092010.pdf. Geraadpleegd op: 2012.

Suissa, S., Kezouh, A., & Ernst, P. (2010). Inhaled corticosteroids and the risks of diabetes onset and progression. *The American Journal of Medicine, 123*(11), 1001–1006.

Sweeney, M. S., Kayal, M., & Towner, E. (2012). *Survival gids* (3e druk). Washington: National Geographic Society.

Stichting Wetenschappelijk Onderzoek Verkeersveiligheid. (2011). *Rijden onder invloed van alcohol. SWOV-factsheet*. Leidschendam: Rijksoverheid.

Taylor, B., Miller, E., Lingam, R., Andrews, N., Simmons, A., & Stowe, J. (2002). Measles, mumps, and rubella vaccination and bowel problems or developmental regression in children with autism: population study. *BMJ, 324*(7334), 393–396.

Thacker, M. A. (2003). Pijbehandeling – een nieuw perspectief voor de fysiotherapie. In F. van der Berg (Red.), *Toegepaste fysiologie Therapie, training, tests* (vol. Pijnbehandeling). Utrecht: LEMMA BV.

The DIPART Group. (2010). Patient level pooled analysis of 68 500 patients from seven major vitamin D fracture trials in US and Europe. *BMJ Publishing Group Ltd., 340*, b5463.

The Editors of The Lancet. (2010). Retraction. Ileal-lymphoid-nodular hyperplasia, non-specific colitis, and pervasive developmental disorder in children. *Lancet, 375*(9713), 445.

Tomlinsen, S., & Mangione, K. (2005). Potential adverse effects of statins on muscle. *Physcial Therapy, 85*, 459–465.

Towheed, T., Maxwell, L., Anastassiades, T., Shea, B., Houpt, J., Welch, V., Wells, G., et al. (2009). Glucosamine therapy for treating osteoarthritis. *Cochrane Database of Systematic Reviews, 2009*(2), CD002946.

Trimbos-instituut. (2006). In Medisch Redactiebureau Dominicus (Red.), *Multidisciplinaire richtlijn Eetstoornissen Diagnostiek en behandeling van eetstoornissen*. Houten: Trimbos-instituut in opdracht van Landelijke Stuurgroep Multidisciplinaire Richtlijnontwikkeling in de GGZ.
U.S. Food and Drug Administration (F.D.A.). (Augustus 2008). Information for Healthcare Professionals: Fluoroquinolone Antimicrobial Drugs [ciprofloxacin (marketed as Cipro and generic ciprofloxacin), ciprofloxacin extended-release (marketed as Cipro XR and Proquin XR), gemifloxacin (marketed as Factive), levofloxa. (FDA U.S. Food and Drug Administration) ▶ http://www.fda.gov/drugs/drugsafety/postmarketdrugsafetyinformationforpatientsandproviders/ucm126085.htm. Geraadpleegd op: 20. maart 2014.
Van Wijck, K., Lenaerts, K., Van Bijne, A., Boonen, B., Van Loon, L., Dejong, C., & Buurman, W. (2012). Aggravation of exercise-induced intestinal injury by Ibuprofen in athletes. *Medicine & Science in Sports & Exercise, 44*(12), 2257–2262.
Verduijn, M., & Folmer, H. (2007). *Pijnbestrijding Farmacotherapeutische richtlijn*. Nederlands Huisartsen Genootschap. ▶ http://download.nhg.org/FTP_NHG/standaarden/FTR/Pijnbestrijding_text.html. Geraadpleegd op: 2013.
Verduijn, M., Folmer, H., & Draijer, L. (2009). NHG-Farmacotherapeutische richtlijn nachtelijke spierkrampen in de benen. *Huisarts & Wetenschap, 2009*(10), 491–495.
Verhagen, S., Jongert, M., Koers, H., Toereppel, K., Walhout, R., & Staal, J. B. (2009). *KNGF-standaard Beweeginterventie coronaire hartziekten*. Amersfoort: KNGF.
Verheij, A., Van Weert, H., Lubbers, W., Van Sluisveld, I., Saes, G., Eizenga, W., Van Lieshout, J., et al. (2002). *NHG-Standaard Duizeligheid*. Nederlands Huisartsen Genootschap. ▶ https://www.nhg.org/standaarden/volledig/nhg-standaard-duizeligheid. Geraadpleegd op: 30. oktober 2014.
Vermeij, T. (2010). *Snelgids klinische vaardigheden*. Amsterdam: Pearson Education Benelux.
Verslavingszorg Noord Nederland. (2015). *Drugsoverzicht* (7). Groningen: VNN.
Vingerhoets, R., Marum van, R., & Jansen, P. (2005). De Beers-lijst als hulpmiddel om ernstige geneesmiddelbijwerkingen bij ouderen te voorkomen. *Nederlands Tijdschrift voor Geneeskunde, 149*(38), 2099–2103.
Visser-Fijn Draat, B. van, Slooten, H. van, & Vis, A. (2012). *Beroepsethiek en gedragsregels voor de fysiotherapeut*. Amersfoort: KNGF.
Vrijenhoek, J. (1994). *Pathologie en geneeskunde voor de fysiotherapeut*. (2e druk). Boom: Lemma BV.
Wakefield, A., Murch, S., Anthony, A., Linnell, J., Casson, D., Malik, M., Walker-Smith, J., et al. (2 1998). Ileal-lymphoid-nodular hyperplasia, non-specific colitis, and pervasive developmental disorder in children. *Lancet, 351*(9103), 637–641.
Weihrauch, M. R., & Diehl, V. (2003). Artificial sweeteners. Do they bear a carcinogenic risk? *Annals of Oncology, 2004*(15), 1460–1465.
Wiersma, B., Mencke, H., & Brouwers, J. (2002). Peesletsels na gebruik van antibacteriële middelen: cave fluorchinolonen bij sporters! *Geneeskunde en Sport, 35*(1), 4–5.
Winkel, D., & Aufdemkampe, G. (1994). *Orthopedische geneeskunde en manuele therapie, Studenteneditie deel 1 Extremiteiten* (1e druk). Houten: Bohn Stafleu Van Loghum.
Winkel, D., Meijer, O., Aufdemkampe, G., Vleeming, A., & Vaart, R. van der. (1988). *Weke delen aandoeningen van het bewegingsapparaat* (eerste druk; tweede oplaag ed., Vol. III). Utrecht: Bohn Scheltema & Holkema.
Wiseman, J. (2011). In J. Cornelder & P. D. Rijk (Red.), *Het SAS survival handboek* (4e druk). Utrecht: Kosmos Uitgevers b.v.
World Confederation for Physical Therapy. (2013). *News & Events*. ▶ http://www.wcpt.org/node/101751. Geraadpleegd op: 3. juni 2015.
Zorginstituut Nederland. (2014a). *Buprenorfine. Farmacotherapeutisch Kompas*. ▶ http://www.farmacotherapeutischkompas.nl/preparaatteksten/b/buprenorfine.asp#bijwerkingen. Geraadpleegd op: 21. december 2014.
Zorginstituut Nederland. (2014b). *Glucocorticoïden. Farmacotherapeutisch Kompas*. ▶ http://www.farmacotherapeutischkompas.nl/inleidendeteksten/l/inl%20glucocorticoiden.asp. Geraadpleegd op: 31. augustus 2014.
Zorginstituut Nederland. (2014c). Hydromorfon. *Farmacotherapeutisch Kompas*. ▶ http://www.farmacotherapeutischkompas.nl/preparaatteksten/h/hydromorfon.asp#bijwerkingen. Geraadpleegd op: 21. december 2014.
Zorginstituut Nederland. (2014d). Middelen bij reumatische aandoeningen. *Farmacotherapeutisch Kompas*. ▶ http://www.farmacotherapeutischkompas.nl/inleidendeteksten/i/inl%20middelen%20bij%20chronische%20gewrichtspijnen.asp?route=bladeren. Geraadpleegd op: 1. augustus 2015.
Zorginstituut Nederland. (2014e). Methadon. *Farmacotherapeutisch Kompas*. ▶ http://www.farmacotherapeutischkompas.nl/preparaatteksten/m/methadon.asp. Geraadpleegd op: 21. december 2014.
Zorginstituut Nederland. (2014f). Morfine. *Farmacotherapeutisch Kompas*. ▶ http://www.farmacotherapeutischkompas.nl/preparaatteksten/m/morfine.asp#bijwerkingen. Geraadpleegd op: 21. december 2014.

Zorginstituut Nederland, Z. (sd). Heparinegroep. *Farmacotherapeutisch Kompas*. ▶ http://www.farmacotherapeutischkompas.nl/inleidendeteksten/i/inl%20heparinegroep.asp#heparine. Geraadpleegd op: 8. Februari 2015.

Zorginstituut Nederland. (2015a). Acetylsalicylzuur als trombocytenaggregatieremmer. *Farmacotherapeutisch Kompas*. ▶ https://www.farmacotherapeutischkompas.nl/Preparaatteksten/A/acetylsalicylzuur%20als%20trombocytenaggregatieremmer.asp. Geraadpleegd op: 9. juli 2015.

Zorginstituut Nederland. (2015b). Amantadine. *Farmacotherapeutisch Kompas*. ▶ http://www.farmacotherapeutischkompas.nl/Preparaatteksten/A/amantadine.asp#eigenschappen. Geraadpleegd op: 15. april 2015.

Zorginstituut Nederland. (2015c). Angststoornissen. *Farmacotherapeutisch Kompas*. ▶ https://www.farmacotherapeutischkompas.nl/inleidendeteksten/i/inl%20anxiolytica.asp. Geraadpleegd op: 11. juli 2015.

Zorginstituut Nederland. (2015d). Bètareceptor blokkerende sympathicolytica. *Farmacotherapeutisch Kompas*. ▶ https://www.farmacotherapeutischkompas.nl/inleidendeteksten/i/inl%20beta%20receptorblokkerende%20sympathicolytica.asp. Geraadpleegd op: 16. juli 2015.

Zorginstituut Nederland. (2015e). Diuretica. *Farmacotherapeutisch Kompas*. ▶ https://www.farmacotherapeutischkompas.nl/inleidendeteksten/i/inl%20diuretica%20 % 28middelen%20bij%20hartfalen%29.asp. Geraadpleegd op: 9. juli 2015.

Zorginstituut Nederland. (2015f). Glucocorticoïden. *Farmacotherapeutisch Kompas*. ▶ https://www.farmacotherapeutischkompas.nl/inleidendeteksten/I/inl%20glucocorticoiden.asp. Geraadpleegd op: 6. juli 2015.

Zorginstituut Nederland. (2015g). Insulinen. *Farmacotherapeutisch Kompas*. ▶ https://www.farmacotherapeutischkompas.nl/inleidendeteksten/i/inl%20insulinen.asp. Geraadpleegd op: 25. juni 2015.

Zorginstituut Nederland. (2015h). *Lipidenverlagende middelen*. (Farmacotherapeutisch Kompas). ▶ https://www.farmacotherapeutischkompas.nl/inleidendeteksten/i/inl%20lipidenverlagende%20middelen.asp. Geraadpleegd op: 15. maart 2015.

Zorginstituut Nederland. (2015i). Methylprednisolon. *Farmacotherapeutisch Kompas*. ▶ https://www.farmacotherapeutischkompas.nl/Preparaatteksten/M/methylprednisolon.asp. Geraadpleegd op: 6. juli 2015.

Zorginstituut Nederland. (2015j). Middelen bij astma en chronisch obstructieve longziekte. *Farmacotherapeutisch kompas*. ▶ https://www.farmacotherapeutischkompas.nl/inleidendeteksten/i/inl%20middelen%20bij%20astma%20en%20chronisch%20obstructieve%20longziekte.asp. Geraadpleegd op: 22. juni 2015.

Zorginstituut Nederland. (2015k). Middelen bij dementie. *Farmacotherapeutisch Kompas*. ▶ https://www.farmacotherapeutischkompas.nl/inleidendeteksten/i/inl%20middelen%20bij%20dementie.asp. Geraadpleegd op: 20. april 2015.

Zorginstituut Nederland. (2015l). Middelen bij urineretentie. *Farmacotherapeutisch Kompas*. ▶ https://www.farmacotherapeutischkompas.nl/inleidendeteksten/i/inl%20middelen%20bij%20urineretentie.asp. Geraadpleegd op: 27. april 2015.

Zorginstituut Nederland. (2015m). Nitraten. *Farmacotherapeutisch Kompas*. ▶ https://www.farmacotherapeutischkompas.nl/inleidendeteksten/i/inl%20nitraten.asp. Geraadpleegd op: 21 maart 2015.

Zorginstituut Nederland. (2015n). Osteoporose. *Farmacotherapeutisch Kompas*. ▶ https://www.farmacotherapeutischkompas.nl/inleidendeteksten/i/inl%20middelen%20bij%20osteoporose.asp. Geraadpleegd op: 6. juli 2015.

Zorginstituut Nederland. (2015o). Paracetamol. *Farmacotherapeutisch Kompas*. ▶ https://www.farmacotherapeutischkompas.nl/Preparaatteksten/P/paracetamol.asp. Geraadpleegd op: 8 april 2015.

Zorginstituut Nederland (2015p). Parasympathicolytica. *Farmacotherapeutisch Kompas*. ▶ https://www.farmacotherapeutischkompas.nl/inleidendeteksten/i/inl%20parasympathicolytica.asp. Geraadpleegd op: 18. april 2015.

Zorginstituut Nederland. (2015q). Prostaglandinesynthetaseremmers. *Farmacotherapeutisch Kompas*. ▶ https://www.farmacotherapeutischkompas.nl/inleidendeteksten/i/inl%20prostaglandinesynthetaseremmers.asp#bijwerkingen. Geraadpleegd op: 3. juni 2015.

Zorginstituut Nederland. (2015r). Slapeloosheid en hypnotica. *Farmacotherapeutisch Kompas*. ▶ https://www.farmacotherapeutischkompas.nl/inleidendeteksten/i/inl%20slapeloosheid%20hypnotica.asp. Geraadpleegd op: 11. juli 2015.

Zorginstituut Nederland. (2015s). Vitamine K-antagonisten. *Farmacotherapeutisch Kompas*. ▶ https://www.farmacotherapeutischkompas.nl/inleidendeteksten/i/inl%20vitamine%20K-antagonisten.asp?route=bladeren. Geraadpleegd op: 23. maart 2015.

Zorginstituut Nederland. (sd). Vertigomiddelen. *Farmacotherapeutisch Kompas*. ▶ http://www.farmacotherapeutischkompas.nl/inleidendeteksten/i/inl%20vertigomiddelen.asp#R42. Geraadpleegd op: 30. oktober 2014.

Register

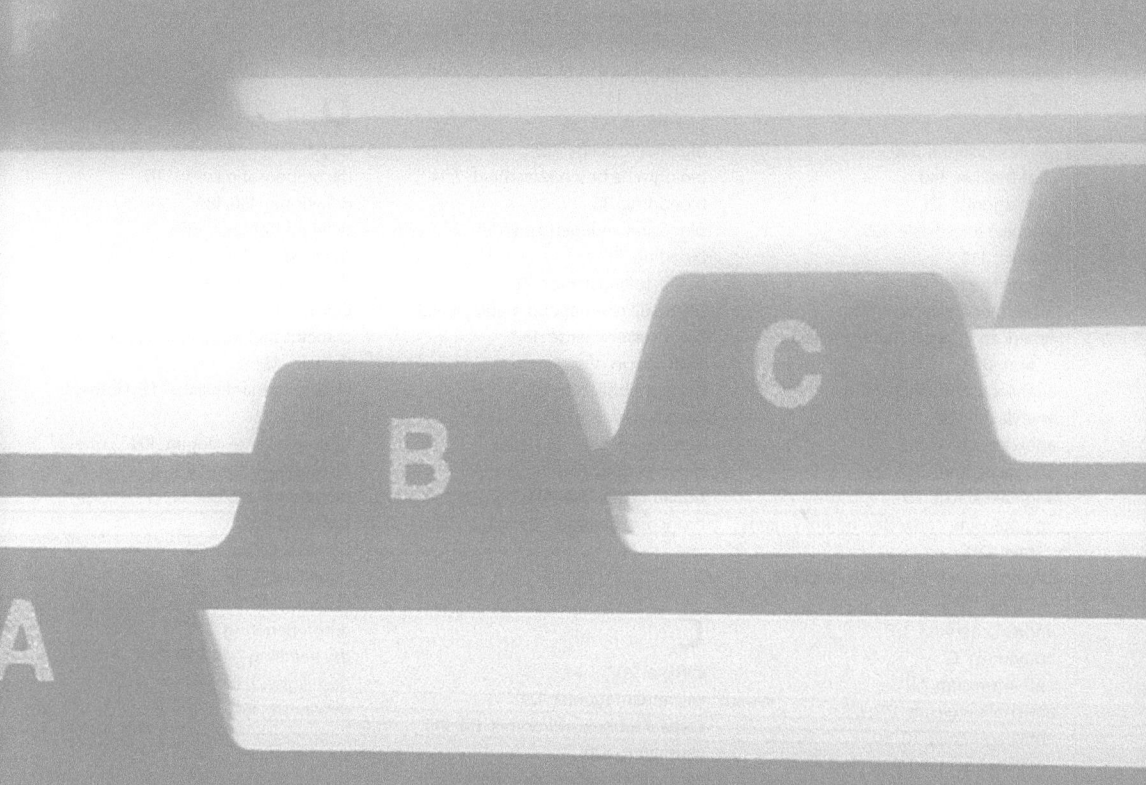

H. van der Velde, *Fysiotherapie en medicatie*, DOI 10.1007/978-90-368-0471-4,
© 2016 Bohn Stafleu van Loghum, onderdeel van Springer Media BV

hartfalen (chronisch) 132
5-alfa1-reductaseremmer 140

A

aannemelijkheid 229
absorptie 14
absorptiefase 6
abstinentieverschijnsel 45
ACE-remmers 128
acetylcholine 172
actueel medicatieoverzicht 19
Addison-crisis 79
ademdepressie 95
ademhalingsfrequentie 35, 124
adrenaline 147
afhankelijkheid 45
afslankmiddel 31, 195
agonist 6
alcohol 198
alcoholmisbruik 200
alfa1-blokker 140
alfa2-agonist 121
algehele anesthesie 105
allergie 144
allergische rhinitis 145
Alzheimer, ziekte van 178
American Physical Therapy Association IX
anafylactische shock 147
anafylaxie 147
anekdotisch bewijs 222
angina pectoris 127, 129
anginale klacht 127
angiotensine-converterend-enzymremmer 128
angiotensine-II-receptorantagonist (ARA) 128
anorexia nervosa 193
antagonist 6
anti-aritmicum 131
anticholinergicum 139, 173
anticoagulantia 70
anticonceptiepil 170
antidepressivum 85, 174
anti-epilepticum 85
antihistamine 144
antihypertensivum 120
antipsychoticum 172
antitromboticum 72
anxiolyticum 175
Apotheekkennisbank 43
argumentum ad antiquitatum 222
argumentum ad naturam 213, 220
aritmie 117
artrose 108

aspartaam 213
aspirine 88
astma 201
autisme 186
Avogadro 207
Ayurveda 212

B

Baloney Detection Kit (BDK) 228
Bayer 88
bedplassen 140
Beers-lijst 56
benzodiazepine-agonist 173
bètablokker 112, 122
beweegnorm voor ouderen 61
bijgeloof 217
bijnierschorshormoon 76
bijsluiter 43
bijwerking 42, 54
bijzondere claim 228
biologische beschikbaarheid 7, 14
bloeddruk 36
bloeddrukverlagend middel 121
bloeding 71
bloedstollingsfactor 72
bloedsuikerverlagend medicijn 165
bloedsuikerwaarde 167
BMR-vaccin 186
boezemfibrilleren 132
Borg-schaal 35, 118
Borg-score 124
borstvoeding 51
boulimia nervosa 193
bronchusverwijder 113

C

cafeïne 202
calciumantagonist 127
carpaal tunnelsyndroom (CTS) 214
causaliteit 220
centraal werkende pijnstiller 91
cervicogene hoofdpijn 100
chinolinederivaat 109
chinolonen 152
cholesterol 133
chronische hoofdpijn 97
chronische pijn 96
chronische refractaire angina pectoris 129
clearance 11
clusterhoofdpijn 99
coccygodynie 104

complex regionaal pijn syndroom (CRPS) 105
complicatie bij diabetes 164
confirmation bias 219
COPD 112, 201
coronaire hartziekte 117
correlatie 220
corticosteroïde 76
corticosteroïdmyopathie 80
cortisol 76
COX-2-remmer 88
cranberry 140
creatinineklaring 95
cumulatie 10
Cushing, syndroom van 77, 78
cyclo-oxygenase 88
cytostatica 213

D

de pil 170
decompensatio cordis 117
dehydratie 130, 180
delirium tremens 199
depressie 165
dermatologica 156
desensibilisatie 146
diabetes mellitus (DM) 77, 164
digitalis 132
Directe Toegankelijkheid Fysiotherapie IX, 22
discogene lage rugpijn 104
distributievolume (Vd) 8
diureticum 89, 130
DMARD's 109
doorbraakpijnen 94
dopamine 172
dosering 48
drogredenering 219
dry needling 144, 213
duizeligheid 65
dyskinesie 160

E

eetlust 193
eetlustremmer 195
eetlustvermindering 65
eetstoornis 193, 195
eliminatiefase 7
epidurale toediening 104
epipen® 144, 147
ergotamine 99
extractieratio (ER) 11

F

facettaire pijn 103
farmaceutische fase 6
farmacodynamische fase 7
farmacon 2
Farmacotherapeutisch Kompas 43
fluorchinolonen 152
fytotherapie 212

G

gastro-intestinale klacht 89
geneesmiddelziekte 206
generieke naam 4
genotsmiddel 198
glucagen injectiepen 168
glucosamine 110
glutamaat 178
goudverbinding 109
graded activity 97
graded exercise-programma's 132
griepprik 188

H

handoplegger 221
hartfalen 89, 129
- chronisch 130, 132
hartritme 35
hartritmestoornis 131
- middel tegen 131
hartslag 34
hartslagmeting 130
hartslagrecuperatie 124
Hawthorne-effect 223
heparine 71
histamine 144
holisme 221
homeopathie 206
homeopathische arts 209
hooikoorts 145
houdbaarheid 11
hydrocortison 76
hydrocortisonacetaat 80
hyperglykemie 77, 164
hyperkinesie 172
hypertensie 78, 117, 118
hypnoticum 173
hypocortisolisme 79
hypoglykemie 123, 165, 168
hypokinesie 172
hypoxemie 112
hypoxie 50

I

immunosuppressivum 109
infectie 78
infectieziekte 150
infiltratie 79
inhalatie 10
inhalatiemiddel 113
injectie 9
inspanningstest, symptoomgelimiteerde 124
inspanningstolerantie 124
insuline 164, 166
intoxicatie 11
intra-articulaire infiltratie 80
intrathecale toediening 104
ischemie 117

K

ketoacidose 165
kind 51
kinine 181
klaring 7, 10, 15
klinisch onderzoek 3
koffie 202
kramp 180
kruisberekening 48

L

latex 18, 144
laxantium 142
laxeermiddel 142
lead finding 2
leverfunctiestoornis 95
leverprobleem 134
levodopa (L-dopa) 160, 219
lichaamstemperatuur 37
ligand 6
loco-preparaat 4
lokale anesthesie 105
longembolie 170
luchtwegverwijder 113

M

malabsorptie 192
mazelen 184
medicatieanamnese 31
medicatieoverzicht 19
medicijn voorschrijven 16
medicijnen ter handstellen 17
medicijnen toedienen 17
medicijnenallergie 146
medisch rekenen 48
meeroken 201
meldingsplicht besmettelijke ziekten 153
memantine 178
merknaam 4
metabolische fase 7
me-too preparaat 4
micro-organisme 150
middel tegen ritmestoornissen 131
middelengeïnduceerde hoofdpijn 97
middelengeïnduceerde klacht 44
migraine 99
monoamine oxidase inhibitor (MAO) 161
morfine 91
muscarinereceptorantagonist 139
myalgische klacht 134
myocardiale zuurstofbehoefte 117

N

naproxen 87
Naranjo, causaliteitsschaal van 43
narcotisch analgeticum 91
negatieve bewijslast 230
nervus occipitalisneuralgie 100
nervus trigeminusneuralgie 101
neuropathische pijn 84
nierfunctiestoornis 90, 95
nitraat 125
nocebo 209, 223
nociceptieve pijn 83
noodsituatie 18

O

obstipatie 142
oertinctuur 207
on/off- fenomeen 160
oncologische pijn 104
onlogisch 217
onrustige patiënt 65
ontstekingsremmer 86
onttrekkingsverschijnsel 45, 204
ontwenningsverschijnsel 95, 199
opioïd 91
- sterk werkend 94
- zwakwerkend 94
oraal 8

orale trombocytenaggregatieremmer 71
orthostatische hypotensie 37, 161
osteoporose 66, 76
over- of onderdosering 42
overloopincontinentie 139
over-the-counter-drug (OTC) 39

P

Paracelsus 42
paracetamol 86
parasympathicolyticum 139, 162
parenteraal 8, 9
Parkinson, ziekte van 160
Pavlov, Ivan Petrovitsj 218
peesprobleem 152
penicilline 150
per os (p. o.) 8
pijnladder 83
pijnmedicatie 83
pijnstiller 86
placebo 222
placebo-effect bij dieren 224
plasmahalfwaardetijd (T1/2) 11
plaspil 89
poliomyelitis 184
polyfarmacie 54
post hoc ergo propter hoc 220
potentiëren 206
prehypertensie 118
pseudowetenschappelijke bron 229
psychofarmacum 172
psychotrope stof 203
purgeren 195

R

radiculaire pijn 103
reactievermogen 46
recept 38
recreatieve drug 203
reflexincontinentie 139
regressie tot het gemiddelde 224
reumatoïde artritis (RA) 108
rhabdomyolyse 134
Rijksvaccinatieprogramma 184
rijvaardigheid 46
roken 200, 203
- stoppen met 203

S

sacro-iliacale pijn 104
screening 22
screening naar systemen 23
sedatief hypnoticum 64, 174
selectieve bètablokker 123
senior 54
sensitisatie 96
shock 147
Skinner, Burrhus Frederic 218
slijmvlies 9
slow-acting anti-rheumatic drug (SAARD's) 108
specialité 4
sportprestatie 91
statine 134
steady state 118
STOPP-criteria 56
stressincontinentie 139
suffix 37
sulfapreparaat 153
sympathicolyticum 121, 125

T

tabak 200
tape 144
target finding 2
tegenargument 229
thee 202
therapietrouw 60
thermische applicatie 16
TNF-alfablokker 109
toedienen van medicijnen 157
training van patiënten met diabetes 167
transcutaneous electro nerve stimulation (TENS) 100
transdermaal 9
transdermale toediening 18
traumatische plexuslaesie 105
triptaan 99
trombose 170
type I-fout 218
type II-fout 218
tyramine 161

U

urge-incontinentie 138
urine-incontinentie 138

V

vaatspanning 35
vaatverwijdende middel 125
vaccin 184
valgevaar 62, 173, 175
valincidentie 62
valpreventie 64
vasodilatantium 125
verdelings- of distributiefase 7
vitale functie 33, 127
vitamine K-antagonist 71
voedingsdeficiëntie 192
voedingssupplement 31
voedselallergie 145
voedselintolerantie 145

W

watergeheugen-hypothese 208
Wetenschap, volgens de regels van de 230
wetenschappelijke methode 217
whiplash associated disorders (WAD) 102

Z

zelfzorgmedicijn 39
zuurstofsaturatie 36, 112
zuurstoftherapie 50
zuurstoftoediening 50
zwangerschap 51, 90

MIX
Papier aus verantwortungsvollen Quellen
Paper from responsible sources
FSC® C105338

If you have any concerns about our products,
you can contact us on
ProductSafety@springernature.com

In case Publisher is established outside the EU,
the EU authorized representative is:
**Springer Nature Customer Service Center GmbH
Europaplatz 3, 69115 Heidelberg, Germany**

Printed by Libri Plureos GmbH
in Hamburg, Germany